脊柱 源性疼痛

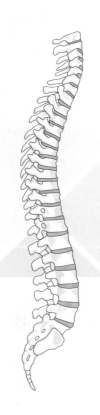

主　编　王祥瑞　程志祥

副主编　张小梅　张洪新　冯智英　郑拥军

主　审　刘延青　张达颖

上海科学技术出版社

图书在版编目（CIP）数据

脊柱源性疼痛 / 王祥瑞，程志祥主编. -- 上海：
上海科学技术出版社，2021.1
ISBN 978-7-5478-4939-2

Ⅰ．①脊⋯ Ⅱ．①王⋯ ②程⋯ Ⅲ．①脊柱病－诊疗
Ⅳ．①R681.5

中国版本图书馆CIP数据核字（2020）第089772号

脊柱源性疼痛
主编　王祥瑞　程志祥

上海世纪出版（集团）有限公司
上海 科 学 技 术 出 版 社　出版、发行
（上海钦州南路71号　邮政编码200235　www.sstp.cn）
上海展强印刷有限公司印刷
开本 787×1092　1/16　印张 16.25
字数：350 千字
2021 年 1 月第 1 版　2021 年 1 月第 1 次印刷
ISBN 978 - 7 - 5478 - 4939 - 2/R・2098
定价：168.00 元

内容提要

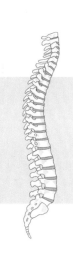

脊柱源性疼痛是临床常见症候群。为提高我国脊柱源性疼痛的临床诊疗水平,中华医学会疼痛学分会脊柱源性疼痛学组编撰此书。全书共七章,第一章为脊柱相关解剖总论;第二章至第六章为脊柱源性疼痛各论,从疾病定义、病因、发病机制、临床表现、影像学、诊断及鉴别诊断、治疗、典型病例分析等方面,阐述了颈椎源性疼痛、胸椎源性疼痛、腰椎源性疼痛、骶尾椎源性疼痛和其他脊柱源性疼痛;第七章对脊柱源性疼痛的治疗方法进行了总结。本书还对一些与脊柱相关但易误诊的疾病也进行了详细叙述,如与脊柱相关的会阴痛、脊柱源性腹痛、颈源性头痛等。疼痛的治疗是本书的重点内容,方法上注重保守、微创及与手术相结合,从家庭自我康复到门诊治疗、手术室治疗,针对疾病不同发展阶段选择合适的治疗方式。

本书内容由浅入深,力求寻根溯源,对患者病情做全面评估,加强多学科会诊管理,强调临床诊治思维,适用于不同阶段的疼痛诊疗相关学科医师学习使用。

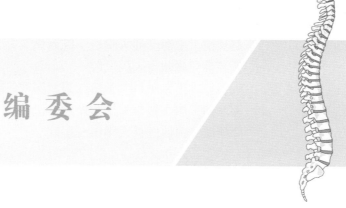

编 委 会

主　编：王祥瑞　中华医学会疼痛学分会脊柱源性疼痛学组组长
　　　　程志祥　中华医学会疼痛学分会脊柱源性疼痛学组副组长

副主编：张小梅　中华医学会疼痛学分会脊柱源性疼痛学组副组长
　　　　张洪新　中华医学会疼痛学分会脊柱源性疼痛学组副组长
　　　　冯智英　中华医学会疼痛学分会脊柱源性疼痛学组副组长
　　　　郑拥军　中华医学会疼痛学分会脊柱源性疼痛学组秘书

主　审：刘延青　中华医学会疼痛学分会主任委员
　　　　张达颖　中华医学会疼痛学分会候任主任委员

编　委：（按姓氏笔画排序）
　　　　王秋石　中国医科大学附属第一医院
　　　　王晓丰　湖南航天医院
　　　　王祥瑞　同济大学附属东方医院
　　　　王新春　青海省中医院
　　　　白念岳　中南大学湘雅医院
　　　　冯智英　浙江大学医学院附属第一医院
　　　　刘伯龄　厦门大学附属福州第二医院
　　　　孙雪华　滨州医学院烟台附属医院
　　　　李　菁　武警海南省总队医院
　　　　张小梅　昆明医科大学第一附属医院
　　　　张洪新　空军军医大学唐都医院
　　　　欧册华　西南医科大学附属医院
　　　　郑启斌　福建医科大学附属第一医院
　　　　郑拥军　复旦大学附属华东医院

赵长清　上海交通大学医学院附属第九人民医院
贺纯静　贵州省人民医院
程志祥　南京医科大学第二附属医院
阚厚铭　南京医科大学附属逸夫医院
薛朝霞　山西医科大学第一医院

审　校：（按姓氏笔画排序）
王祥瑞　同济大学附属东方医院
冯智英　浙江大学医学院附属第一医院
张小梅　昆明医科大学第一附属医院
张洪新　空军军医大学唐都医院
郑拥军　复旦大学附属华东医院
程志祥　南京医科大学第二附属医院
魏　俊　赣南医学院第一附属医院

编写秘书：阚厚铭　南京医科大学附属逸夫医院

前　言

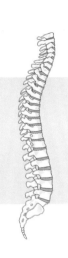

　　脊柱源性疼痛是一组由脊柱相关病变引起头面、颈肩、胸背、腰臀部、骶尾部及四肢疼痛的临床症候群，是临床常见病。脊柱源性疼痛病因复杂，临床表现形式多样，极易引起误诊和漏诊。基于目前市场上脊柱源性疼痛相关书籍匮乏，不能满足临床诊疗需要，中华医学会疼痛学分会脊柱源性疼痛学组专门组织部分学组委员撰写了这本《脊柱源性疼痛》，以指导脊柱源性疼痛的临床诊疗，造福广大慢性疼痛患者。

　　本书第一章介绍脊柱解剖，第二章至第五章依据脊柱解剖结构，分为颈椎源性疼痛、胸椎源性疼痛、腰椎源性疼痛和骶尾椎源性疼痛四大部分，按照疼痛部位分别叙述常见疾病的诊断、鉴别诊断与治疗，重点是各种疼痛的治疗。第六章按照病种介绍其他脊柱源性疼痛，尽可能囊括由脊柱引起的疼痛性疾病，指导疼痛科医生在临床实践中增强诊断与鉴别诊断疾病的能力，避免漏诊、误诊。第七章对脊柱源性疼痛的治疗方法进行了总结。

　　为进一步突出本书主旨与特点，增强实用性，书中对疼痛治疗及进展，尤其是主要治疗方法和新的治疗方法，都做了具体而详细的描述。另外，本书每节介绍一个与疾病相关的临床经典病例，增强读者对脊柱源性疼痛的认识，将理论与临床实践完美结合。

　　《脊柱源性疼痛》的撰写与出版得到中华医学会疼痛学分会、中华医学会疼痛学分会脊柱源性疼痛学组全体委员及上海科学技术出版社的鼎力支持，在此致以真诚的感谢。感谢各位编委在极度繁忙的医疗、教学、科研工作中，抽出宝贵的时间与读者分享专业知识，感谢上海科学技术出版社高度严谨、热情的工作态度与合作精神。同时希望广大读者对本书的不足之处提出宝贵意见，以便再版时改进。

王祥瑞　程志祥

2020 年 10 月

目　录

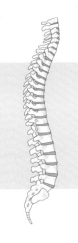

第一章

脊 柱 解 剖

脊柱(vertebral column)是由椎骨(vertebrae)(包括24块独立的椎骨、1块骶骨和1块尾骨)、关节及韧带连结结构组成。脊柱为人体中轴,具有传递载荷、保护脊髓、提供三维生理活动、保持人体直立等功能。独立的椎骨包括7块颈椎、12块胸椎和5块腰椎。椎间盘牢固连结相邻椎体,既坚韧又富有弹性,可缓冲脊柱承载重量、活动时产生的冲击和震荡。脊柱周围强壮的韧带和肌肉具有稳定脊柱和调节脊柱运动的作用。

一、脊柱整体观

成年男性脊柱长约70 cm,女性及老年人稍短。脊柱的长度可因姿势的不同而略有差异,如卧位与站立相比较,一般可长2～3 cm,这是由于站立时椎间盘承受压力被压缩造成。

(一)脊柱前面观

椎体自上而下逐渐增大,第2骶椎最宽。骶骨耳状面以下因重力经髂骨传至下肢骨,已无承重意义,因此逐渐变小。

(二)脊柱后面观

所有椎骨的棘突在后正中线形成纵行的嵴,两侧为纵沟,容纳背部深层的肌肉。不同部位的棘突形态不一,颈椎棘突短而分叉,近似水平位。胸椎棘突细长,向后下方倾斜排列,呈叠瓦状。腰椎棘突呈板状并平伸向后。

(三)脊柱侧面观

侧面看成人脊柱有4个生理弯曲,颈曲和腰曲向前凸,胸曲和骶曲向后凸。脊柱的这些生理性弯曲使脊柱的弹性更大,对减轻外部冲击震荡和维持人体重心均起到十分重要的作用。胸曲和骶曲还可起到扩大胸腔和盆腔容积的作用。在脊柱侧面还可见相邻上下椎弓根之间的椎间孔,其间有脊神经和血管通过。

脊柱的整体观见图1-1。

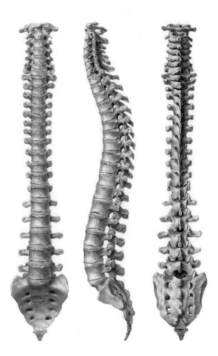

▲ 图1-1 脊柱整体观

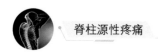

二、椎骨一般形态和结构

(一)椎骨一般形态

典型的椎骨包括椎体(centrum)和椎弓(vertebral arch),两者间形成椎孔(vertebral foramen),全部椎孔连接构成椎管(vertebral canal),其内有脊髓、脊膜、血管等组织。相邻椎体间由纤维软骨盘结构的椎间盘相连。

椎体呈圆柱形,位于椎骨前部,其大小和形态在不同部位存在一定的差异。大部分椎体的水平切面呈前凸,后面锥孔处呈凹陷状。矢状切面多为前凹后平。椎体前面和侧面可见许多小血管孔,后面则是一些小动脉孔和不规则的孔,大孔是椎体静脉的出口。

椎弓的前部狭窄处称椎弓根,后部较宽称椎弓板,其连接处有成对的横突、上关节突和下关节突。横突可作为肌肉和韧带的支点,与脊柱的旋转和侧屈相关。上下关节突成对存在,上关节突向上突出,关节面向内侧或外侧;下关节突向下突出,关节面向前、内侧或外侧,相邻椎骨的关节突组成小的滑膜性关节突关节,可使椎骨间存在一定的活动度。椎弓板后面正中有1个棘突,不同椎骨棘突形状、大小、方向不同,其为附着于棘突肌肉的支点,维持脊柱的形态和主动运动,其尖端可在体表扪及。椎弓根上下缘分别是椎上切迹和椎下切迹,两个切迹、两椎体后外侧、椎间盘和滑膜性关节突关节的关节囊共同形成完整的椎间孔。

(二)各部椎骨主要特征

1. 颈椎(cervical vertebrae) 椎体较小,椎孔较大,呈三角形。横突根部的横突孔内有椎动静脉通过。C2~C6椎棘突较短。C1颈椎呈环形,无椎体、棘突和关节突,由前弓、后弓及侧块构成。C2颈椎特点为椎体向上伸出齿突。C7颈椎棘突较长,呈结节状,体表易触及,为计数椎骨的重要标志。

2. 胸椎(thoracic vertebrae) 椎体从上到下逐渐增大,棘突较长,斜向后下方呈叠瓦状排列。椎体侧面和下缘有半圆形肋凹,横突末端前方有横突凹,分别与肋头及肋结节构成关节。

3. 腰椎(lumbar vertebrae) 椎体较为粗大,棘突宽厚呈板状,呈水平后伸。棘突间隙较宽,临床上常选取相邻腰椎棘突间作穿刺部位。

4. 骶骨(sacrum) 5块骶椎融合形成骶骨,形状约为三角形。有一底、一尖、两面和两侧缘,中央是骶管。骶管上与椎管相通,下端开口为骶管裂孔,裂孔两侧有向下突出的骶角,可在人体体表扪及,常作为临床骶管麻醉的体表标志。背面正中线的骨嵴为骶正中嵴,外侧有4对骶后孔,与骶管相通,骶神经后支从此处通过。前面横线上有4对骶前孔,也与骶管相通,骶神经前支由此通过。骶骨外侧缘上方关节面为耳状面,与髋骨耳状面相关节。

5. 尾骨(coccyx) 由3~4块尾椎融合形成,略呈三角形,是人体退化的一块骨。

椎骨不同形态见图1-2。

(三)椎骨的连接

各椎骨间借助韧带、软骨和关节相连,可分为椎体间连接和椎弓连接。

1. 椎体间的连接 指相邻椎体间由椎间盘、前纵韧带和后纵韧带相连(见图1-3和图1-4)。椎间盘位于相邻两个椎体间,韧带纵行附着于椎体和椎间盘的前后面,将两者连在

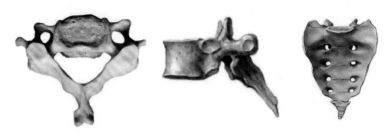

▲ 图 1-2 椎骨形态

一起。

（1）椎间盘（intervertebral disc）：C1/2 椎间、骶椎间、骶尾椎间及尾椎间无椎间盘组织，因此椎间盘数量为 23 个。椎间盘由中央的髓核和外周的纤维环构成。髓核为柔软丰富具有弹性的胶状物质。纤维环由呈同心圆排列的纤维软骨环组成，质地坚韧，牢固连结相邻椎体，具有保护髓核避免其向外膨出。不同部位椎间盘厚薄不一，胸部较薄，腰部最厚。椎间盘除可以起到连接椎体的作用外，还具有承受压力、缓冲震荡的作用，也可以使脊柱向不同方向运动。当脊柱受外力撞击、急转或过度劳累时，可能引起纤维环破裂，导致髓核突入椎管或椎间孔，可压迫脊髓或脊神经根出现临床症状，称作椎间盘脱出症，以腰椎多见。

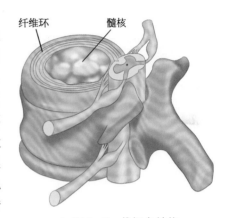

纤维环　　髓核

▲ 图 1-3 椎间盘结构

（2）前纵韧带（anterior longitudinal ligament）：牢固附着于椎体和椎间盘前面的纵行韧带，上起自枕骨大孔前缘，下至骶骨，是人体最长的韧带。前纵韧带的宽度和厚度在不同部位存在差异，其在颈区上段最窄，向下逐渐变宽，在下腰椎区前纵韧带向两侧延伸几乎覆盖椎体和椎间盘的前外侧。前纵韧带不同部位与深部结构附着的紧密程度不一样，韧带中部与椎体结合较疏松，边缘较牢固。前纵韧带具有较强的张力，可限制脊柱过度后伸，防止椎间盘向前脱出。

椎间盘　　　　　　　　前纵韧带　　　　　　　　后纵韧带

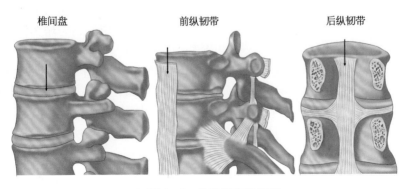

▲ 图 1-4 椎体及韧带解剖

（3）后纵韧带（posterior longitudinal ligament）：位于椎管内,是附着于椎体和椎间盘后面的纵行韧带。上起自枢椎,下至骶骨,其特点是呈锯齿状,即在椎体处窄,椎间盘处较宽。后纵韧带较为坚韧。其中央部较厚,椎间盘突出时髓核可突出并在韧带下向两侧蔓延。后纵韧带可限制脊柱过度前屈,防止椎间盘向后突出。

2. 椎弓间的连接　包括黄韧带、横突间韧带、棘间韧带和棘上韧带（图 1-5）。

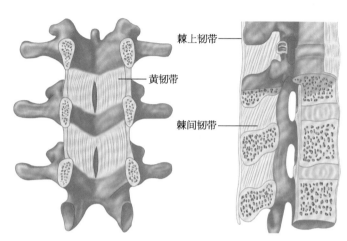

▲ 图 1-5　椎弓间的连接

（1）黄韧带（ligamenta flava）：黄韧带是连接相邻椎弓板间的短韧带,由黄色的弹力纤维构成,坚韧且富有弹性,参与构成椎管的后壁。黄韧带上缘附着于上一椎板前面下 2/3,下缘附着于下位椎板的上缘和背部。黄韧带前面光滑、凹陷,后中央部与棘间韧带相连,向外至关节突关节内侧缘,其内侧缘构成椎间孔的软组织性后壁。腰部黄韧带最厚。黄韧带有限制脊柱过度前屈的作用,且可起到维持椎骨间的正常位置。黄韧带连续损伤后可出现增生肥厚,导致椎管狭窄。

（2）棘间韧带（interspinal ligaments）：棘间韧带是连接相邻棘突间的薄片状韧带,位于成对的棘突间肌深面,向前与黄韧带、向后与棘上韧带相连。棘间韧带的纤维向后下倾斜排列,连于上一棘突的基底部与下一棘突的尖端之间。腰部较为发达。棘间韧带有限制脊柱过度前屈的作用。

（3）棘上韧带（supraspinal ligament）：棘上韧带是附着于各个椎骨棘突尖端的纵行韧带,上起自第 7 颈椎棘突尖,向下延伸到骶正中嵴,两侧与背部筋膜相延续,前方与棘间韧带相延续。在颈部棘上韧带向后扩展成三角形矢状位的膜状结构,称为项韧带。棘上韧带具有一定弹性,当脊柱前屈时棘上韧带被拉直,后伸时可被复原,可限制脊柱过度前屈。

（4）横突间韧带（intertransverse ligaments）：横突间韧带是连接相邻椎骨横突间的细索状韧带,不同部位的横突间韧带的形态不同,其与周围组织分界较明确,有些甚至为孤立的膜状条带,在下 2 个腰椎水平,横突间韧带参与构成髂腰韧带。横突间韧带可限制脊柱过度侧屈。

（5）关节突关节（zygapophysial）：属于滑膜关节,能完成有限的滑动。由相邻椎骨的

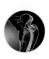

上、下关节突的关节面构成,为平面关节。关节面有透明软骨覆盖,其大小、形态和方位随脊柱的不同而存在差异。在颈部关节面近水平位,胸部近冠状位,腰部近矢状位。该韧带可因关节的退行性变而变得更加松弛。关节突关节的关节面方向决定了不同区域脊椎的运动特点,颈椎关节面近水平位,因此颈椎运动范围大,但是稳定性差,易受外力而发生脱位;胸椎关节突关节面呈冠状位,较为稳定,活动度较小,不容易发生脱位,但受外力作用关节突较易发生骨折;腰椎关节突关节面呈矢状位,因此可自如伸屈活动,也可一定程度侧屈,而其他活动则受限制,腰椎关节突关节非常稳定,受外力后极少发生脱位。

3. 寰枕关节和寰枢关节

(1) 寰枕关节(atlantooccipital joint):寰枕关节是由寰椎侧块的上关节面与枕髁构成的椭圆关节,属联动关节,可使头作俯仰、侧屈和环转运动。

(2) 寰枢关节(atlantoaxial joint):①寰枢外侧关节,左右各一个,由寰椎侧块的下关节面与枢椎上关节面构成,类似其他椎骨间的关节突关节;②寰枢正中关节,由枢椎齿突与寰椎前弓后面的齿突凹和寰椎横韧带构成,属于车轴关节,可使头与寰椎同时进行旋转。

三、脊椎血管

(一)脊柱动脉

脊柱的动脉供应有明显的阶段性,相邻节段间还存在吻合链,每个椎骨都接受来自节段动脉多组营养血管的供应,这些血管又存在横行吻合。按其分布的位置可分为椎骨内动脉和椎骨外动脉。这种典型的动脉血液供应模式分布在第2胸椎至第5腰椎之间。节段动脉成对出现,包括肋间动脉和腰动脉,直接来源于主动脉。节段动脉可于椎体前发出分支滋养椎骨,也可发出纵行动脉供养前纵韧带。于近横突时分为背侧支和外侧支。背侧支可达椎间孔发出脊支,该支是椎骨和椎管的主要供应血管。脊支可进入椎间孔,也可是来自背侧支的一小分支,最终形成3个终支:①后中央支,供应相邻两个椎体,还可供应同一水平后纵韧带和硬膜;②椎板前支,发出许多细小分支可供应椎板、黄韧带和局部硬膜外组织;③根动脉,供应软脊膜、脊髓和神经根。

(二)脊柱静脉

1. 椎管外静脉丛(extravertebral venous plexus) 以横突为界分为前丛和后丛。前丛接受来自椎体前方和侧方的静脉,后丛则接受节段动脉后侧分支供应区域的血液回流。椎管外后静脉丛构成一套成对的静脉系统,分别位于两侧椎骨骨沟内,两侧椎管外后静脉丛之间与横行的吻合支接受椎管内静脉丛的节段属支,最终汇入腔静脉系和奇静脉系的腰静脉和肋间静脉。椎外后静脉丛在颈后部最为丰富,接受通过椎静脉来的各脊间属支的血液,汇入颈深静脉和颈内静脉。

2. 椎管内静脉丛(intravertebral venous plexus) 从尾椎一直分布到枕骨大孔,以相互交叉连接的方式分布。该丛前部由两个连续的通道构成,在行造影时可观察到阶段性菱形链状结构。前部于椎体后正中凹处,接受骨松质内椎体内静脉窦的血液。椎管内静脉汇集后成为椎间静脉,出椎间孔后与椎管外静脉汇合后注入椎静脉、肋间后静脉、腰静脉和骶外侧静脉。椎管内静脉丛与盆腔器官、大脑间的血管均相通,是盆腔肿瘤转移的通路。

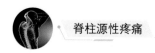

四、脊柱神经

(一)脊神经后支

脊神经后支的内侧支分布与椎骨外侧骨膜、关节及神经弓的韧带连接,内侧支在进入乳突副突骨性纤维管之前发出分支于关节突关节的上部。

(二)窦椎神经

椎管内和椎间孔内有多支窦椎神经分布,一般其中一支较粗大。大部分窦椎神经在椎间孔内,位于脊神经节腹侧,并在该处发出许多细小分支。在进入椎管后,可发出许多与节段动脉的后中央支分布区域一致的分支,每支神经可以通过直接的上、下分支支配两个椎间盘,向下的分支从椎间盘的背面进入椎管处,再发出分支支配硬脊膜的前面部分。硬脊膜后面正中位置无神经分布,是理想的无痛性穿刺部位。

(贺纯静)

第二章
颈椎源性疼痛

人体头、颈、肩、上肢、上胸、上背部等部位的慢性疼痛多不是局部病因引起,除了与颈椎有关外,还与颈部的神经,特别是颈交感神经的关系非常密切。颈交感神经的功能异常与椎动脉的供血障碍有密切关系。

近年来,将与颈部各种组织有关的疼痛统称为颈源性疼痛(cervicogenic pain),为多学科的医务工作者描述颈部相关性疼痛提供了方便。

长期以来,临床医生习惯用"颈椎病"来描述颈部相关性疼痛,但当颈椎的影像学检查无明显异常时,临床上就难以解释,特别是很多颈源性颈痛、颈源性头痛、颈源性肩背上肢痛等患者,在颈部 X 线、CT、MRI 等检查均正常时,再将这些疾病称为"颈椎病"就不太合适了。

此外,仅用颈椎的骨质增生来解释颈源性疼痛和颈源性眩晕,显得有些简单。至于颈部神经病理性疼痛与颈椎病的关系更显得遥远。如何能更加有针对性地描述颈椎源性疼痛是大多数非疼痛科医生临床诊疗工作中需面临的问题。

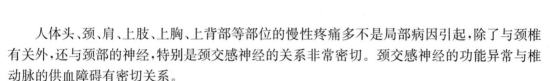

第一节 颈 椎 病

一、定义

第二届全国颈椎病专题座谈会(1992 年,青岛)明确了颈椎病定义,即颈椎间盘组织退行性改变及其继发病理改变累及其周围组织结构(神经根、脊髓、椎动脉、交感神经等),出现相应的临床表现。仅有颈椎的退行性改变而无临床表现者则称为颈椎退行性改变。

二、病因

颈椎病的病因及发病机制尚未完全清楚。一般认为是多种因素共同作用的结果。颈椎间盘的退行性改变及其继发性椎间关节退变是颈椎病的发病基础。由于颈椎的活动度比胸椎和腰椎大,更容易发病。目前比较公认的有以下三种学说。

(一)机械压迫学说

1. 静态性压迫因素　一般而言,自 30 岁开始出现颈椎间盘退行性改变。随着纤维环中弹力纤维含量的逐渐减少,胶原纤维含量的逐渐增多,以及髓核含水量的逐渐降低,纤维环耐受牵拉、压缩负荷的能力减退,出现椎间隙减小、椎间盘膨出或突出。同时,由于椎间隙的高度降低导致椎间关节周围韧带松弛、椎体间活动度增加,在椎体上、下缘韧带附着部出现牵拉性骨刺。椎间盘的膨出或突出、椎体后缘的骨刺突入椎管,导致脊髓或神经根受到压迫。

2. 动态性压迫因素　当人体颈椎屈曲时,脊髓被拉长,脊髓的横截面变小,脊髓变细;当颈椎处于仰伸位时,脊髓的横截面增加,脊髓变粗、变短。这时突入椎管的椎间盘以及椎体后缘的骨赘就会压迫脊髓腹侧。同时颈椎黄韧带由于椎间隙高度降低而松弛,并出现代偿性肥厚,加上退变因素使其弹性降低,黄韧带就可以形成皱褶并突入椎管,压迫脊髓。

（二）不稳定学说

颈椎不稳定是颈椎病发病的因素之一。当颈椎屈伸活动异常时,脊髓在椎体后缘的骨赘上反复摩擦,可引起脊髓微小创伤而导致脊髓病理损害。另外,不稳定造成的椎间关节活动幅度增加,可刺激小关节、纤维环及其周围韧带内的交感神经末梢,通过窦椎神经的反射引起脊髓及神经根周围营养血管的痉挛,导致脊髓和神经根局部缺血。脊髓压迫不稳定节段的异常活动,导致颈部脊髓反复发生一过性缺血,如果频繁出现、持续时间长,可逐渐发生脊髓病。营养血管的反复痉挛,形成局部的缺血与再灌注,由此导致自由基的大量产生,对脊髓和神经根造成损害。不稳定导致的椎间关节周围的创伤性炎症反应,也可能对脊髓、神经根和交感神经造成直接刺激。受到刺激的交感神经末梢还可通过颈前交感神经链的反射,引起整个交感神经系统的功能紊乱。

（三）血运障碍学说

脊髓血液循环障碍也参与了颈椎病的发生。在颈椎间盘突出所致的脊髓受压病理中,脊髓损害区域与脊前动脉供血区域基本一致,推测可能是突出的椎间盘压迫、扭曲脊前动脉及其分支导致血供减少造成脊髓缺血性损害。也有报道神经根袖周围纤维化束缚了根动脉,导致脊髓血供减少,并强调根动脉在椎间孔内受压是导致脊髓缺血性损害的原因。

三、发病机制

颈椎间盘多节段膨出、突出是颈椎病的主要原因。由于颈椎位于较为固定的胸椎与有一定重量的头颅之间,活动的幅度和频繁程度比腰椎大,因而就更加容易发生劳损,使颈椎椎间关节退变速度加快。椎间盘由于承担着负重与屈伸活动双重功能,最先发生退行性改变。一般在30岁以后开始退变,其顺序多为C5/6和C6/7以及C4/5。随着年龄增长,退变逐渐加重,但是这是一种生理性老化变性现象。如果变性超过了相应的年龄范围,就成为病理性改变。

四、分型及临床表现

颈椎间盘多节段膨出突出有三个特点:①颈椎间盘突出一般为多节段的,C3/4、C4/5、C5/6、C6/7都可能同时膨出、突出;②颈椎间盘突出,以膨出为主,幅度轻微,多为1～2 mm,但引起的症状可能很严重,容易被误解装病;③全症状多发、遍布全身,常见的症状有颈肩、上肢酸胀疼痛,手指麻木、僵硬、无力、疼痛,头晕、头痛、耳鸣、心慌、气短、胸闷、胸痛,后背酸胀、疼痛,腹部不明原因不适,下肢发软、乏力,甚至足底"踩棉花感"等。

根据受累组织和结构、临床表现的不同,颈椎病可分为神经根型、脊髓型、交感型、椎动脉型以及其他型(主要指食管压迫型)。如果两种以上类型同时存在,称为"混合型",颈椎病往往是混合型。

（一）神经根型颈椎病

此型是由于椎间孔处有致压物压迫颈神经根所致。在各型中发病率最高,占60%～70%,是临床上最常见的类型。多为单侧、单根发病,但是也有双侧、多根发病者。多见于30～50岁,一般起病缓慢,但是也有急性发病者。多数患者无明显外伤史。男性比女性多1倍。

（1）颈痛和颈部发僵:是最早出现的症状。有些患者还有肩部及肩胛骨内侧缘疼痛,这是由于椎间盘退变、突出对受累颈神经根(C6和C7)后支所支配的纤维环、后纵韧带等刺激,通过发自相同神经根的肩胛背神经引发牵涉性疼痛和肌肉痉挛所致。

（2）根性疼痛:上肢放射性疼痛或麻木沿着受累神经根的走行和支配区域放射,具有特征性,因此称为根性疼痛。疼痛或麻木可以呈发作性,也可以是持续性的。有时症状的出现与缓解与患者颈部的位置和姿势有明显关系。颈部活动、咳嗽、打喷嚏、用力及深呼吸等,可以造成症状加重。

（3）患侧上肢感觉沉重、握力减退,有时出现持物坠落,晚期可以出现肌肉萎缩。可有血管运动神经的症状,如手部肿胀、皮肤潮红或者苍白、干燥无汗等。尤其是手部肿胀表现为非可凹性水肿,手指屈曲困难伴有疼痛,导致患者很难完成抓捏动作,长久以后出现患侧手指屈曲性挛缩。

（4）临床检查颈部僵直、活动受限。患侧颈部肌肉紧张,棘突、棘突旁、肩胛骨内侧缘以及受累神经根所支配的肌肉有压痛,椎间孔部位出现压痛并伴上肢放射性疼痛或麻木,或者使原有症状加重具有定位意义。椎间孔挤压试验阳性臂丛神经牵拉试验阳性。仔细、全面的神经系统检查有助于定位诊断。

（二）脊髓型颈椎病

脊髓型颈椎病的发病率为12%～30%,可造成四肢瘫痪,因而致残率高。通常起病缓慢,以40～60岁的中年人为多。合并发育性颈椎管狭窄时,患者的平均发病年龄比无椎管狭窄者小。多数患者无颈部外伤史。有些患者可同时合并神经根型颈椎病。

（1）多数患者首先出现一侧或双侧下肢麻木、沉重感,随后逐渐出现行走困难,下肢各组肌肉发紧,抬步慢,不能快走。有些患者出现下楼梯时感觉一侧或者双侧下肢有发软或者不稳的情况,好像踏不准台阶。继而出现上下楼梯时需要借助上肢扶着拉手才能登上台阶。严重者步态不稳,更不能跑。患者双脚有踩在棉花垛上的感觉。有些患者起病隐匿,往往是自己想追赶汽车,却突然发现双腿不能快走。

（2）接着出现一侧或双侧上肢麻木、疼痛,双手无力、不灵活,写字、系扣、持筷等精细动作难以完成,持物易落,严重者甚至不能自己进食。

（3）躯干部出现感觉异常,患者常感觉在胸部、腹部或双下肢有如皮带样的捆绑感,称为"束带感"。同时躯干或者下肢可有烧灼感、冰凉感、蚁行感。

（4）部分患者出现膀胱和直肠功能障碍,如排尿踌躇、尿频、尿急、尿不尽、尿失禁或尿潴留等排尿障碍,大便秘结,性功能减退。病情进一步发展,患者须拄拐或借助他人搀扶才能行走,直至最后双下肢呈痉挛性瘫痪,卧床不起,生活不能自理。

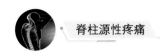

（5）临床检查颈部多无体征。四肢肌张力增高，可有折刀感；腱反射活跃或亢进，包括肱二头肌、肱三头肌、桡骨膜、膝腱、跟腱反射；髌阵挛和踝骨阵挛阳性。病理反射阳性，如上肢Hoffmann征、Rossolimo征及下肢Babinski征、Chaddock征阳性。浅反射如腹壁反射、提睾反射减弱或消失。上肢或躯干部出现节段性分布的浅感觉障碍，深感觉多正常。如果上肢腱反射减弱或消失，提示病损在相应的神经节段水平。

（三）交感型颈椎病

交感型颈椎病症状繁多，多数表现为交感神经兴奋症状，少数为交感神经抑制症状。

1. 头部症状　如头晕、头痛或偏头痛、头沉、枕部痛，记忆力减退、注意力不易集中等。偶有因头晕而跌倒者。

2. 眼部症状　眼胀、干涩、视力变化、视物不清、眼前好像有雾等。

3. 耳部症状　耳鸣、耳堵、听力下降等。

4. 胃肠道症状　恶心甚至呕吐、腹胀、腹泻、消化不良、嗳气以及咽部异物感等。

5. 心血管症状　心悸、心律失常、血压变化等。

6. 其他　面部或某一肢体多汗、无汗、畏寒，有时感觉疼痛、麻木但是又不按神经节段或走行分布。以上症状往往与体位或活动有明显关系，坐位或站立时加重，卧位时减轻或消失。颈部活动多或劳累时明显，休息后好转。

7. 临床检查　颈部活动多正常、颈椎棘突间或椎旁小关节周围的软组织压痛。有时还可伴有心率、心律、血压等变化。

（四）椎动脉型颈椎病

正常人当头向一侧歪曲或扭动时，其同侧的椎动脉受挤压使椎动脉的血流减少，但是对侧的椎动脉可以代偿，从而保证椎-基底动脉血流不受太大的影响。当颈椎出现节段性不稳定和椎间隙狭窄时，可以造成椎动脉扭曲并受到挤压；椎体边缘以及钩椎关节等处的骨赘可以直接压迫椎动脉，或刺激其周围的交感神经使椎动脉痉挛，出现椎动脉血流瞬间变化，导致椎-基底动脉供血不全而出现症状。

（1）发作性眩晕，复视伴有眼震。有时伴随恶心、呕吐、耳鸣或听力下降。这些症状与颈部位置改变有关。

（2）下肢突然无力猝倒，但是意识清醒，多在头颈处于某一位置时发生。

（3）偶有肢体麻木、感觉异常，可出现一过性瘫痪，发作性昏迷。

（五）其他类型颈椎病

1. 食管型颈椎病　指由于颈椎前缘巨大的骨赘挤压食管，并且对食管的蠕动运动造成明显影响，以患者出现吞咽困难为临床特征的颈椎病。

2. 颈型颈椎病　指由于颈椎间盘退变、突出，导致患者以颈部疼痛为主要临床表现的颈椎病。但是，这种"椎间盘源性颈痛"缺乏特征性表现，目前也缺乏可靠的辅助检查手段与颈部软组织的劳损、炎症等疾病相鉴别。

五、影像学检查

颈椎的正、侧位以及过屈、过伸侧位X线摄片是最常用的平片检查，左、右斜位片所显示的钩椎关节、关节突关节、椎间孔等结构的形态由于受投照角度的影响较大，已经较少应用。

由于发生颈椎病的病理基础是颈椎间盘的退行性改变,因此常可以观察到颈椎退行性改变的 X 线特征性表现:正位片可见钩椎关节变尖或横向增生、椎间隙狭窄;侧位片见颈椎序列不佳、反曲、椎间隙狭窄、椎体前后缘骨赘形成、椎体上下缘(终板)骨质硬化、发育性颈椎管狭窄等;有时还可见到在椎体后缘有高密度的条状阴影——颈椎后纵韧带骨化。

CT 可显示出椎管的形状以及细微骨结构的变化,还可以发现早期或者细小的后纵韧带骨化。利用三维重建技术可以实现矢状位、冠状位以及立体层面的图像重建,更加直观,有助于制定更加详细、具体的手术计划。脊髓造影配合 CT 检查可显示硬膜囊、脊髓和神经根受压的情况。

MRI 可以清晰地显示出椎管内、脊髓内部的改变及脊髓受压部位及形态改变,分辨出突出的椎间盘组织是否已经突破后纵韧带、是否合并后纵韧带肥厚等细微变化,了解这些细节对于手术中能否实现彻底减压至关重要。

CT 和 MRI 有各自的成像特点,联合应用可以相互补充,提供全面的影像学信息,为制定手术方案、确定减压范围提供依据,进而获得最佳临床疗效奠定基础。

六、诊断和鉴别诊断

(一)神经根型颈椎病

具有根性分布的症状(麻木、疼痛)和体征;压颈试验或臂丛牵拉试验阳性;影像学所见与临床表现相符合;除外颈椎外病变(胸廓出口综合征、网球肘、腕管综合征、肘管综合征、肩周炎、肱二头肌长头腱鞘炎等)所致以上疼痛者。

(二)脊髓型颈椎病

出现颈脊髓受损的临床表现;影像学显示颈椎退行性改变、颈椎管狭窄,并证实存在脊髓压迫;除外进行性肌萎缩性脊髓侧索硬化症、脊髓肿瘤、脊髓损伤、继发性粘连性蛛网膜炎、多发性末梢神经炎等。

(三)交感型颈椎病

诊断较难。出现交感神经功能紊乱的临床表现、影像学显示节段性不稳定。对部分症状不典型的患者,如果行星状神经节阻滞或颈椎高位硬膜外阻滞后,症状有所减轻,则有助于诊断。除外其他原因所致的眩晕:①耳源性眩晕,由于内耳出现前庭功能障碍,导致眩晕,如梅尼埃综合征、耳内听动脉栓塞等;②眼源性眩晕,如屈光不正、青光眼等眼科疾患;③脑源性眩晕,因动脉粥样硬化造成椎-基底动脉供血不全、腔隙性脑梗死,脑部肿瘤,脑外伤后遗症等;④血管源性眩晕,椎动脉的 V1 和 V3 段狭窄导致椎-基底动脉供血不全,高血压病,冠心病,嗜铬细胞瘤等;⑤其他原因,糖尿病、神经症、过度劳累、长期睡眠不足等。

(四)椎动脉型颈椎病

曾有猝倒发作并伴有颈性眩晕;旋颈试验阳性;影像学显示阶段性不稳定或钩椎关节增生;已经除外其他原因导致的眩晕,经颅彩色多普勒(TCD)、DSA、MRA 可探查基底动脉血流,推测椎动脉缺血情况,是检查椎动脉供血不足的有效手段,也是临床诊断颈椎病,尤其是椎动脉型颈椎病的常用检查手段。椎动脉造影和椎动脉 B 超对诊断有一定帮助。

(五)食管型颈椎病

具有明确的进行性吞咽困难病史,影像学检查显示颈椎前缘巨大骨赘形成;食管镜检查

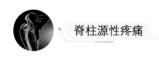

或者影像学检查已经除外食管和纵隔占位性病变。

（六）混合型颈椎病

颈椎病绝大多数是混合型。

七、治疗

颈椎病治疗应遵循先内科后外科、先微创后开放的原则。

（一）保守治疗

保守治疗适用于绝大多数的神经根型颈椎病、绝大多数的交感型颈椎病以及少数早期症状轻微的脊髓型颈椎病。即使需要微创、开放手术治疗的颈椎病患者，在手术前的准备时期以及手术后的康复时期，采取诸如卧床休息、中西药物治疗、颈部制动、理疗等非手术的治疗方法也是有必要的。这些非手术疗法可以延缓病情的进一步发展，对于术后康复的患者，有利于功能的恢复以及缓解手术部位的疼痛、麻木、僵硬等局部症状。

颈椎病的保守治疗，是通过休息、颈部制动、消炎止痛中西药物、理疗等治疗措施，减轻周围组织反应性的炎性充血、肿胀等反应，减缓对脊髓、神经根、交感神经及椎动脉的炎症性刺激或机械性压迫，使其临床症状得以改善。

（二）微创治疗

对于保守治疗无效或效果不良的颈椎病，采用手术治疗可以获得良好效果，但传统的颈椎手术也存在着诸如手术创伤、出血、损伤脊髓神经根、植骨块脱落、植骨不融合、内固定物松动移位、手术切口感染等并发症，而且手术后患者大多需要一段时间的恢复期，因而部分患者惧怕手术；同时，一部分患者全身情况差，不能耐受手术和麻醉，从而限制了手术的开展。随着脊柱影像技术的不断发展和微创外科技术的不断进步，近年来颈椎病的微创治疗得到了迅速发展。

颈椎间盘突出是颈椎病的主要原因。颈椎间盘突出以膨出为主、节段多发的特点，决定了微创治疗选择的是盘内减压术手段。盘内减压术有五大手段：经皮穿刺颈椎间盘切吸术、经皮穿刺颈椎间盘激光汽化减压术、经皮穿刺颈椎间盘射频热凝术、经皮穿刺颈椎间盘等离子热凝术和经皮穿刺三氧脱水减压术。颈椎椎体小、椎板大、椎板包绕椎体的特点，决定了颈椎间盘突出盘内减压术的穿刺入路采用前入路，即经皮、经椎间盘前缘进入，一路向后直达椎间盘后缘，不超过椎体后缘的位置。由于颈椎间盘突出幅度一般都在 1～3 mm，切吸、激光、射频和低温等离子射频都对脊髓有损伤，直接在这个位置使用会损伤脊髓，需后退 3～5 mm 使用，因而疗效会打折扣。经皮穿刺三氧脱水减压术不损伤脊髓，可以直接在突出部位使用，因而疗效更好。

（三）手术治疗

开放手术是颈椎病的终极治疗方式。手术治疗可以直接切除突出的椎间盘或增生的骨赘，或通过椎板成形术，开大狭窄的颈椎椎管，直接或间接解除对脊髓神经根或椎动脉的压迫；或通过植骨融合稳定手术，使不稳定的病变节段重新达到稳定，从而解除对脊髓神经根、交感神经或椎动脉的不良刺激。手术治疗对脊髓型颈椎病和神经根型颈椎病有良好的临床效果。但颈椎手术比较复杂、技术要求较高，面临手术创伤、出血、损伤脊髓神经根、植骨块脱落、植骨不融合、内固定物松动移位、手术切口感染等并发症的风险以及患者的惧怕心理，因而对手术医师的理论认识及手术技术有更高的要求。手术医师对颈椎病的发病机制、各型颈椎病的手术适应证以及可能的手术并发症应该有非常清醒的认识,应该严格掌握手术适应证,仔细选择对患者创伤小、安全合理的手术方式。

绝大多数颈椎病采用保守治疗有效,除脊髓型颈椎病外,绝大多数神经根型、椎动脉型和交感型颈椎病应首选保守治疗。手术治疗原则上适合于绝大多数的脊髓型颈椎病以及少数长期保守治疗效果不明显的神经根型及交感型和椎动脉型颈椎病。

八、预防

(一)医疗体育保健操的锻炼

无任何颈椎病的症状者,可以每日早、晚各数次进行缓慢屈、伸、左右侧屈及旋转颈部的运动,加强颈背肌肉等长抗阻收缩锻炼。颈椎病患者戒烟或减少吸烟对缓解症状、逐步康复,意义重大。避免过度劳累而致咽喉部的反复感染炎症,避免过度负重,减少人体震动对椎间盘的冲击。

(二)避免长期低头姿势

银行与财会专业人士、办公室伏案工作人员、电脑操作人员等要避免长时间低头工作。这种体位使颈部肌肉、韧带长时间受到牵拉而劳损,促使颈椎椎间盘发生退变,工作 1 小时左右后改变一下体位。改变不良的工作和生活习惯,如卧在床上阅读、看电视等。

(三)颈部放置在生理状态下休息

一般成年人颈部垫高约 10 cm 较好,高枕使颈部处于屈曲状态,其结果与低头姿势相同。侧卧时,枕头要加高至头部不出现侧屈的高度。

九、典型病例

(一)诊疗过程

一般情况　患者男性,35 岁。

主诉　头晕、头痛、耳鸣、视物模糊、颈肩胳膊酸胀疼痛、手指麻木、下肢发软乏力两年,加重 5 个月。

病史　患者从事文案工作 15 年,两年前开始陆续出现头晕、头痛、耳鸣、视物模糊、颈肩胳膊酸胀疼痛、手指麻木、下肢发软乏力等症状。曾行颈肩部保健按摩、理疗、针灸、刮痧、牵引等治疗无效。5 个月前因频繁加班、业务繁重,症状明显加重。

查体　颈部僵直,活动受限。患侧颈部肌肉紧张,棘突、棘突旁、肩胛骨内侧缘以及受累神经根所支配的肌肉有压痛,椎间孔部位出现压痛并伴上肢放射性疼痛或麻木。椎间孔挤压试验阳性、臂丛神经牵拉试验阳性。四肢肌张力增高;肱二头肌、肱三头肌、桡骨膜、膝腱、跟腱腱反射活跃或亢进;髌阵挛和踝骨阵挛阳性。上肢或躯干部出现节段性分布的浅感觉障碍。

影像检查　磁共振显示 C3/4、C4/5、C5/6、C6/7 椎间盘不同程度向后膨出、突出,颈椎脊髓硬膜囊受压变形明显(图 2-1)。

诊断　C3～C7 椎间盘多节段膨出、突出。

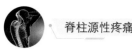

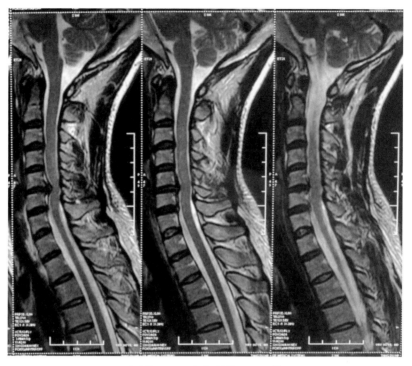

▲ 图 2-1　患者颈椎 MRI 图像

治疗　入院后完善常规检查,排除手术禁忌证,采取仰卧位、前入路 C3/4、C4/5、C5/6、C6/7 椎间盘三氧盘内减压术(图 2-2 和图 2-3)。术后颈托制动、仰卧床 6 小时。观察 3 天,无不良问题发生后出院。嘱颈托固定保护,1 个月后适当颈部肌肉韧带康复训练。观察 3 个月后复诊。

随访　分别于术后 1、2、3 个月电话随访,无不良事件发生,症状逐渐减轻。3 个月后

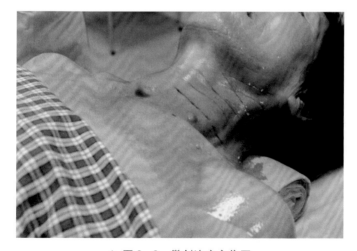

▲ 图 2-2　微创治疗定位图

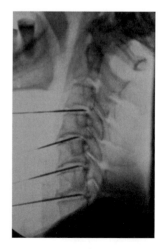

▲ 图 2-3　微创治疗 X 线图

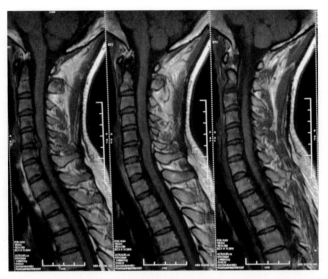

▲ 图 2-4　治疗后随访颈椎 MRI 图像

面诊复查,自诉多数症状明显缓解。复查磁共振显示各节段椎间盘膨出、突出均不同程度缩小(图 2-4)。

（二）诊疗分析

1. 诊断明确　该患者具有典型的颈椎间盘突出症的临床症状、体征和影像学表现。

2. 治疗方法选择得当

（1）该患者病史时间长,内科保守治疗无效,具有微创介入治疗指征。

（2）该患者颈椎间盘突出节段多、幅度小但症状重,最适合能够一次处理多个部位的微创介入治疗。

3. 随访到位　术后1、2、3个月电话随访、指导康复训练,症状逐渐减轻。

4. 重视预防　该患者被诊断为颈椎间盘突出症前,对颈椎病的知识缺乏,不注意颈椎病的预防训练,经过微创治疗、康复训练,对颈椎病的认识加深,有利于防止复发。

十、总结与思考

颈椎病是临床常见病、多发病。通过病史、症状、体征及影像学检查,诊断不难。治疗上内科保守治疗、微创介入治疗、开放手术等方法多样。如何选择合适的治疗办法,需根据患者实际情况进行综合判断。

第二节　颈神经后支卡压综合征

一、定义

颈神经后支综合征(cervical dorsal rami syndrome,CDRS)是由多种病因引起的一组疾病的总称,主要表现为头痛、颈肩痛、上肢的放射性疼痛等,可伴有运动和感觉障碍。CDRS

主要的病因是颈椎横突或关节突肥大,颈部肌肉劳损、撕裂、肌纤维、腱纤维或韧带的肿胀、出血等原因使颈神经后支受压而引起一系列症状。颈神经后支受压是本病的根本原因,而颈神经后支所支配的组织发生病变也可诱发本病。

二、解剖基础

颈神经后支走行于颈部后方的骨骼、肌肉、韧带和筋膜之间,颈神经后支传入冲动以协调颈部肌肉张力来维持颈椎关节稳定。第1颈神经(C1)后支也称为枕下神经,属运动神经。C1从寰椎与枕骨之间出椎管,向外横过寰椎侧块后外上方时发出C1后支,C1后支在椎动脉第3段和寰椎后弓之间向后进入枕下三角,支配位于第一、二颈椎和枕骨之间的椎枕肌肉(头上、头下斜肌,头后大小直肌,头半棘肌);第2颈神经(C2)后支于寰椎后弓与枢椎椎板之间,经头下斜肌下方穿出,分为较小的外侧支和较大的内侧支。外侧支支配头夹肌、头最长肌和头半棘肌。内侧支为枕大神经,为颈神经后支中最大的神经,接受第三枕神经的交通支,先斜向后内上,穿过头半棘肌,斜向外上,在斜方肌腱膜深面潜行后,穿出该肌腱膜及项部深筋膜至皮下,分成数支,分布于上项线至颅顶部的皮肤;C2前支降支与C3前支升支形成枕小神经(或发自C2/3前支形成的颈丛第二襻),沿胸锁乳突肌上行,至头部附近穿出深筋膜,越过胸锁乳突肌止点的后部,继续上升,到头的侧面,分布于耳郭后面,支配耳郭后上部、乳突及枕部外侧区域的皮肤。第3颈神经(C3)后支,即第3枕神经,从C2/3椎间孔处发自第3颈神经,向后绕C2/3关节突关节下方的骨纤维管至横突间肌后内侧,然后向后上方走行至头半棘肌,穿过头半棘肌或斜方肌,在头半棘肌或斜方肌浅而竖直向上走行与枕大神经相通,分布于枕部皮肤。C4~C7后支由相应颈神经分出,出椎间孔后弧形向后经过颈神经后支骨纤维孔,进入头、颈最长肌和头夹肌横突附着部与关节突腰部之间的疏松结缔组织内,分为外侧支和内侧支:外侧支分布于头最长肌、颈最长肌和夹肌;内侧支向后穿过关节突腰部外侧的骨纤维管,出管后行向内侧,走在头半棘肌与回旋肌之间,后内侧深支在颈半棘肌外缘处穿行于颈半棘肌与回旋肌之间,支配这两块肌肉和棘突间肌。颈神经后支走行见图2-5。

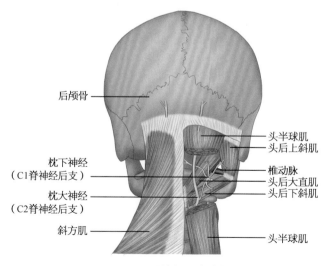

后颅骨

头半球肌
头后上斜肌

枕下神经
(C1脊神经后支)

椎动脉
头后大直肌
头后下斜肌

枕大神经
(C2脊神经后支)

斜方肌

头半球肌

▲ 图2-5 颈神经后支走行图

三、病因

（一）颈部组织结构紊乱是颈神经后支卡压的根本病因

颈部肌肉的痉挛和关节突结构的紊乱，使颈神经后支在穿过这些结构受到卡压，产生神经压迫症状，引起疼痛。

（二）慢性损伤是颈神经后支卡压的主要原因

颈部的频繁弯曲、旋转等活动，颈神经后支可长期受到椎骨和周围肌肉及肌腱形成的骨纤维束压迫刺激。颈神经后支常在出肌点、骨纤维管、骨纤维孔等部位受到卡压。骨纤维孔位于椎间孔的后外方，开口向后外，与椎间孔方向成 80°～100°夹角。颈神经后支穿过横突间骨纤维孔后进入横突间区，并发出内外侧支，内侧支进入上下关节突之间骨纤维管。枕大神经穿出斜方肌腱膜和深筋膜时，由于此处存在大量的腱纤维和筋膜束包绕神经和血管，紧贴枕骨膜，不易分离，容易形成卡压。第三枕神经穿在斜方肌、头半棘肌时处于转折状态（弯曲度约 82°）且有大量的纤维组织包裹，也容易被卡压。

四、发病机制

（一）机械压迫机制

低强度、短时间的神经压迫即可启动神经受压的病理过程，导致组织结构改变，改变可持续 1 个月以上。压力、持续时间与神经压迫的结果之间存在明显的叠加效应。神经受压后的机械变形可能导致运动无力或感觉障碍。神经受压可引起神经纤维内部结构改变，较长时间的神经压迫可使神经内源性静脉回流障碍，引起静脉压的增加和可逆性的腔内水肿。静脉压持续增高可使血管的通透性增高，导致神经纤维的慢性水肿和纤维化，从而改变神经纤维的反应阈值，提高神经根对疼痛的敏感性。当神经发生水肿、炎症和纤维化时，可引起所支配的颈部肌肉痉挛和纤维化。颈部肌肉的痉挛又可以压迫神经，在其神经支配区域引起疼痛和感觉障碍。

（二）炎性级联反应

多种炎症反应会进一步产生和加重疼痛。感觉神经元细胞体释放的疼痛神经源性化学介质和非神经源性介质（如白细胞介素-6、白细胞介素-8、一氧化氮、肿瘤坏死因子和前列腺素 E2 等）在启动和维持这种炎症反应中发挥作用。这种炎症反应使位于神经节内的伤害感受纤维敏感性增加，导致 P 物质、神经肽 Y 和降钙素基因相关肽的转运而引发疼痛。

五、临床表现

（一）症状

1. 疼痛　主要表现为头颈、肩部及上肢的酸胀、疼痛不适，或伴枕项部皮肤刺痛，关节突关节处局限性压痛。

2. 感觉异常　枕项部及肩胛部皮肤刺痛或感觉减退。

3. 活动受限　头颈旋转活动受限，少数患者可出现肩部及上肢的活动受限。

（二）体征

患者头部旋转活动受限，颈部特别是关节突关节有明显压痛点，可向枕部、肩胛区或上肢放射,项部夹棘肌可有萎缩、触痛或索条状,颈枕部相应皮肤感觉减退,肩部活动正常,上肢肌力检查无明显异常。叩顶试验呈阳性,Wright实验(肩外展、外旋,深吸气时桡动脉搏动消失或减弱)常为阴性,腱反射正常,Hoffman征阴性。颈神经后支受压引起的疼痛往往沿着神经的走行和支配区放射,具有特征性,颈神经后支病变的神经定位见表2-1。

表2-1 颈神经后支病变的神经定位

疼痛部位	病变关节突关节	病变神经
枕部	C2/3	C2后支
颈部后外上侧	C1/2、C2/3	C3后支
颈部后侧上侧	C2/3、C3/4	C3、C4后支
颈部后侧中段	C3/4、C4/5	C4后支
颈部后侧下段	C4/5、C5/6	C4、C5后支
肩胛上区	C4/5、C5/6	C4后支
肩胛上角区	C6/7	C6、C7后支
肩胛中区	C7/T1	C7后支

（三）辅助检查

1. X线平片或CT、MRI检查　常无阳性发现,或枕项部感觉改变与影像学检查不一致;关节突关节腔造影是通过向关节腔内注射对比剂使关节扩张,使患者症状再现或加重而被应用于颈神经后支卡压综合征的诊断。

2. 神经肌电图　也可用于辅助颈神经后支综合征的诊断,可以排除并发现由其他原因引起周围神经压迫性疾病。

3. 超声成像　可以通过测量神经的横截面积,检测神经节段性或弥漫性收缩或肿胀,以及其回声性的变化,对各种原因引起的神经压迫而引起的局灶性神经损伤具有较高的诊断敏感性和特异性。

六、诊断

目前无统一诊断标准,可依据以下几项进行诊断。

（1）枕项部酸胀、疼痛。

（2）枕项部皮肤刺痛或感觉减退。

（3）头颈旋转活动受限。

（4）关节突关节处局限性压痛。

（5）项部夹棘肌可有萎缩、触痛或索条状。

（6）X线平片或CT、MRI检查常无阳性发现,或枕项部感觉改变与影像学检查不一致。

（7）颈神经后支阻滞是确定性的诊断方法。

七、鉴别诊断

（一）颈椎病

本病容易和颈椎病相混淆：颈型颈椎病常表现为较急性的持续性酸痛或钻痛，头部呈偏向一侧的强迫体位，多伴有颈椎影像学的改变。而颈神经后支综合征患者较少有颈椎影像学的改变。神经根型颈椎病除颈项部症状外，可有一侧上臂麻痛、无力，颈部活动与上臂疼痛有关，叩顶试验阳性、Hoffman 征可阳性，腱反射亢进，颈肩牵拉试验可阳性，颈部 X 线片和 MRI 检查有利于鉴别诊断。

（二）肩周炎

多见于 50 岁左右的中年人，主要表现为肩关节酸痛和活动受限，肱二头肌长、短头肌腱腱鞘处压痛明显。

（三）C5 神经根受压

疼痛性质与颈神经后支卡压很相似，但常有腋神经同时受累，三角肌萎缩，肩外侧感觉减退，压痛点主要在胸锁乳突肌后缘中点。

（四）肩关节撞击症

肩关节疼痛有一个 80°～120°的疼痛弧，压痛主要在肩峰下，可有叩痛。通常有明确的肩部撞击外伤史。

八、治疗

颈神经后支卡压综合征不仅存在颈部肌肉痉挛或损伤的刺激，腱性结构之间、骨纤维孔或管的卡压，同时还存在颈神经支分布的关节突关节疾病的机械性卡压，因此，对局部卡压点的消炎和松解是治疗本综合征的关键。

（一）一般治疗

大多数症状较轻的颈神经后支卡压综合征患者通过非手术治疗，如改变生活工作中的不良姿势和习惯，病情可缓解或治愈。适当的限制颈部活动以免损伤加重。疼痛缓解后方可适当、缓慢地增加颈部的活动，以免复发。

（二）物理治疗

主要有推拿、按摩、颈椎牵引、针灸、红外线、超激光照射、体外冲击波等，治疗机制为消炎镇痛、营养神经、扩张血管等。

（三）药物治疗

药物是治疗颈神经后支卡压综合征最基本的方法，包括镇痛药、镇静药、肌肉松弛药、糖皮质激素、血管扩张药物等。对于疼痛程度较轻、病程较短、发作频率较低的患者，非甾体类抗炎药（NSAIDs）是药物治疗的首选，在减轻炎症反应的同时可减轻疼痛。中枢性肌松药如乙哌立松、盐酸替扎尼定等可消除肌肉炎症、缓解肌肉痉挛而发挥治疗作用。病情严重的患者，可使用甘露醇、糖皮质激素等消炎脱水，能明显减轻疼痛。

（四）微创治疗

1. 神经阻滞疗法　通过阻断疼痛冲动的传导，改善病变区域的血液循环，促进局部炎性渗出物和致痛物质的吸收，增强组织新陈代谢，阻断疼痛-肌肉组织缺血-疼痛的恶性循环。

常用药物为局部麻醉药复合糖皮质激素,或联合维生素 B$_{12}$(如甲钴胺注射液),可抑制局部炎症,改善微循环,促进细胞代谢,还能通过下调星形胶质细胞再活化和抑制硫酸软骨素蛋白聚糖表达来促进神经修复,促进轴突生长。

(1)枕大神经、枕小神经和第三枕神经阻滞:适应证有颈源性头痛、枕大神经和枕小神经痛。①枕大神经阻滞:枕大神经出肌点阻滞:上项线枕外隆突与乳突连线中内 1/3 交界处(枕大神经出肌点)为穿刺点,(超声引导)紧贴枕动脉内侧进针,患者会出现枕部放射痛或异感时,即稍退针尖,回抽无血后注入治疗液。超声引导头下斜肌处枕大神经阻滞:C2 棘突水平确认头下斜肌。在头下斜肌与头半棘肌之间,可见枕大神经,超声引导进行阻滞。②枕小神经阻滞点:在枕外隆突与乳突连线中外 1/3 交界处(枕大神经穿刺点外侧约 2.5 cm)。③第三枕神经出肌点阻滞:枢椎棘突水平穿越头半棘肌的位置(枢椎棘突与横突中点)或上项线水平出肌点为穿刺点,超声引导进行阻滞。神经阻滞一般无严重并发症,因头皮血管丰富,容易出血,阻滞后应压迫数分钟。

(2)颈椎小关节阻滞:除 C1、C2 后支,其余颈神经后支从椎间孔处发出后,向后绕颈椎关节突关节(即颈椎小关节),因此可在颈椎小关节处进行颈神经后支阻滞。颈椎小关节阻滞通常需要超声、X 线或 CT 引导。目前超声引导安全性和准确性更高,超声长轴扫描颈椎小关节为典型的叠瓦状结构,容易辨别。近年有学者采用短轴扫描,以棘突为标志,可清晰显示颈椎小关节(包括上下关节突)。

(3)颈椎横突阻滞:颈椎横突阻滞既往常用 CT 或 X 线引导,使用超声引导时可提高操作的安全性和准确性。患者可取侧卧位、俯卧位,超声根据颈椎棘突确定颈椎节段,从颈椎棘突由后向前滑动超声探头确定相应的颈椎横突。C2 后支在寰椎后弓与椎弓板之间(寰椎关节外侧)、C3~C7 后支在脊柱轴外侧最凹点,即颈椎横突后结节与颈椎小关节之间,超声、X 线或 CT 引导均容易实施。颈椎关节突关节、横突与颈神经后支关系及后支颈椎横突阻滞见图 2-6。

(4)C2 背神经节阻滞:需要在 X 线、超声或 CT 引导下实施。C2 背根神经节解剖上位于外侧寰枢关节后面内侧中部的固定位置上,以超声引导下 C2 神经节阻滞为例:①患者体

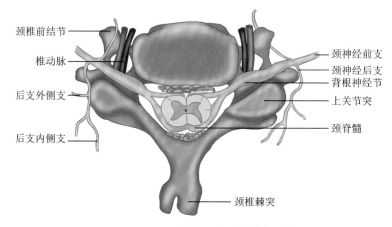

颈椎前结节
椎动脉
后支外侧支
后支内侧支
颈神经前支
颈神经后支
背根神经节
上关节突
颈脊髓
颈椎棘突

▲ 图 2-6　颈神经后支颈椎横突阻滞

位：取俯卧位,胸部垫枕,双手放置舒适;②注射定位：在超声引导下以 C2 背根神经节为目标进行探查并做好相应的体表标记。③注射方法：以标记点作为穿刺点,在超声引导下调整进针方向,针尖抵达 C2 背根神经节时可诱发枕部、顶部的放射样疼痛,性质与原发疼痛区一致,回抽无异常时缓慢注入治疗液。④混合液构成：利多卡因 40 mg＋曲安奈德 10 mg＋生理盐水。特别注意超声确定 C2 背根神经节外侧椎动脉、内侧为椎管,穿刺时避开。

（5）星状神经节(stellate ganglion, SG)阻滞：SG 多位于 C7～T1 椎体横突水平,在颈总动脉、椎前筋膜深面,其外侧为前斜角肌,内侧为食管、气管、喉返神经,后方为颈长肌、颈椎横突,下方为锁骨下动脉和胸膜顶。然而,人体颈交感链的解剖位置和形态常发生变异,高精度超声能够识别 SG,而不仅单纯依赖其周围的解剖结构,则能最大限度地减少 SG 阻滞并发症的出现。通常注入 1％利多卡因 4～6 ml。SG 阻滞成功的标准是注射侧出现霍纳征。

此外,椎旁阻滞、痛点阻滞等,均有一定的疗效。

2. 射频治疗

（1）射频热凝治疗：基于射频电流通过一定阻抗的神经组织时,在高频电场作用下消耗电能产热,在组织内形成一定范围的蛋白质凝固破坏灶,局部神经末梢的感觉纤维灭活,达到神经毁损的目的。以 X 线引导下 C2 后支射频热凝治疗为例：①患者取俯卧位,胸部垫枕,双手放置舒适;②采用一次性射频穿刺针,在 X 线透视引导下穿刺 C2 椎横突(C2 横突的结节间沟为 C2 神经后支),当感到有骨性组织阻碍后,回抽无血、无脑脊液时,进行感觉运动测试,感觉测试能复制患者疼痛为测试成功,也可注射 0.5％利多卡因 0.2～0.3 ml 进行实验性阻滞,测试成功后实施射频热凝治疗,热凝温度控制在 65～70 ℃,时间为 90～120 秒,1 个或 2 个循环。在进行热凝过程中,如患者出现严重疼痛,应立即终止操作,注射局麻药或镇痛药等控制疼痛后再继续实施射频热凝治疗。另一个常用方法是 C2 背根神经节射频热凝术。

（2）脉冲射频治疗：由射频仪间断发出的脉冲式电流传导至电极尖端的神经组织,射频电流通过在局部组织引起分子移动、摩擦等产生微热量,电极尖端温度一般不超过 42 ℃,且作用机制不是通过蛋白凝固来破坏痛觉传递,而是针对神经突触活性、细胞因子等产生影响,进而通过神经调节达到治疗目的。脉冲射频的优势是不会造成神经病理性损毁、不会破坏运动神经功能、可重复应用等,是一种简单、有效的治疗神经性疼痛的方法。

C2 神经节脉冲射频治疗：①患者取俯卧位,头稍倾斜,张口位显露寰枢关节,胸前垫枕并固定头部,无创监测心电及血氧饱和度变化,开放静脉通道。②采用一次性射频穿刺针,选择患侧寰枢关节中点稍下方作为穿刺点,针尖方向略向内侧倾斜,使针尖触及骨面,调整针尖至 C2 神经节。当针尖刺入 C2 神经节时可引出枕部到头顶部放散痛。③进行复制测试放散性头痛症状,采用 42 ℃脉冲射频治疗(每次 120 秒,连续 2 次)。颈背根神经节、颈神经根、颈神经干、颈神经后支均可实施该治疗。

3. 神经毁损术　对于反复治疗效果不佳,疼痛症状严重的患者可采取化学和物理的方法对病变的颈神经后支进行毁损。化学性毁损是在神经旁注入药物,使神经组织变性,结构损伤,传导功能不同程度破坏,从而获得较长时间的镇痛效果。常用的神经破坏药物有乙醇、苯酚制剂、亚甲蓝、阿霉素、高浓度局麻药、甘油等。物理性神经毁损是指通过射频热凝、等离子、冷冻、压迫、切断等方法破坏神经的传导功能,达到止痛的目的。

（1）化学毁损术：化学毁损术是通过注射神经破坏性药物,对神经元或神经纤维产生不同程度的损害,阻断神经组织冲动的传导或降低神经纤维的传导速度。乙醇毁损神经的作用机制:直接接触并损伤神经元,产生蛋白质变性、坏死,引起细胞皱缩,对神经产生完全性破坏作用,进而彻底阻断神经传导。无水乙醇可通过直接注射给药,作用于颈神经节或后支。注射无水乙醇之初对神经组织刺激较强烈,会出现剧烈疼痛,因此注射前应该用局麻药进行神经阻滞。高浓度局麻药作用于神经组织时,其动作电位不可恢复,组织学表现为神经轴索脱髓变性,同时电镜下可发现轴索周围水肿和脂肪蓄积。此外,局麻药所致细胞内钙离子浓度升高,同样可导致神经毒性。首先用普通浓度的局麻药进行神经阻滞,起效后,再注入高浓度局麻药,用量尽量少。

(2) 物理毁损术:①冷冻神经毁损术。冷冻神经阻滞是利用冷冻探头的低温效应,以一氧化二氮作为冷冻剂,采用冷冻系统贴近相应部位的神经,破坏髓鞘,从而阻断神经传导,达到止痛目的。神经冷冻后立即出现轴索收缩,与髓鞘分离、轴突内线粒体肿胀,嵴断裂或消失,微丝、微管结构不清;髓鞘消失、板层排列紊乱。神经内血管淤血、扩张,血管内皮坏死,血管通透性改变和神经水肿。神经冷冻温度一般在 $-70 \sim -90\ ℃$。冷冻神经阻滞的优势使神经炎发生率低,费用较射频神经毁损术低。避免了药物毁损和射频消融所带来的并发症,如神经炎、神经瘤的形成,但临床较少应用。②低温等离子神经毁损术。低温等离子神经毁损术的作用机制是通过产生 $100 \sim 500\ kHz$ 射频电场,在双极刀头局部产生低温等离子体层,离子体层动能较大,通过打断分子间切割或毁损神经组织,使其分解汽化并从穿刺针道中排出体外,从而阻断疼痛信号传导。低温等离子神经毁损术中不易产生麻木感。其原理是在毁损过程中只阻断了温觉、疼痛的传导纤维,对触觉的粗纤维影响较小,因此产生的麻木感较小。低温等离子以往主要应用于椎间盘突出引起的疼痛治疗,近年来被广泛用于治疗各种疑难的神经性疼痛,特别是在治疗脊神经后支引起的疼痛具有明显的优势。原因是脊神经后支相对细小,毁损过程中不易产生麻木感。

4. 针刀治疗　针刀疗法是一种介于手术方法和非手术疗法之间的闭合性松解术,通过在治疗部位刺入深度到病变处进行切割、剥离等不同的刺激,以达到止痛祛病的目的,主要用于软组织损伤性病变和骨关节病变。针刀疗法优点是治疗过程操作简单,不受环境和条件的限制。治疗时切口小,不用缝合,对人体组织的损伤也小,且不易引起感染,不良反应少,患者也无明显痛苦和恐惧感,术后无需休息,治疗时间短,疗程短,患者易接受。与其他治疗方法相比,针刀治疗可有效地解除受卡压的神经,彻底消除了病因。传统方法是盲穿治疗,近年来有学者在影像引导下实施,效果更好,安全度更高。

(1) 体位:俯卧位,头部伸出治疗床头,上胸部垫薄枕,下颌前面抵于薄枕上,并保持呼吸道畅通。

(2) 体表标志:①枕外隆凸。枕骨外面中央部的骨性隆起,位于头颈的交界处。枕外隆突正中及其两侧有项韧带附着。沿项正中沟(项沟)向上摸,在枕骨触到的骨性隆起即是。②上项线。在枕外隆凸的两侧,向乳突基部伸展并可触及向上凸起的横向弧形骨突起。③颞骨乳突。位于耳垂后方的圆丘状骨性隆起,是颞骨的一部分。若将头旋向对侧,胸锁乳突肌终止处即是乳突。④枕下凹:枕骨下方,颈部上端交界处的凹陷,可以清楚触及,其凹陷的底为 C1 的后弓后结节,是头下斜肌的起始部,以手压之则为骨性硬结。⑤第二颈椎棘突。从枕骨下正中线向下触摸,首先触到的是枕下凹,然后触到的便是第二颈椎棘突顶,高耸而粗大,可清楚触及。第二颈椎棘突是头下斜肌和头后大直肌的起点。

(3) 针刀操作:①上项线点。刀口线与躯干矢状面平行,刀体与皮面垂直,快速刺入皮肤,直达骨面;调转刀锋90°,切开头后小直肌、头后大直肌和头上斜肌的肌腱2~4刀;纵行疏通、横行剥离,刀下有松动感后出刀。多点时,各点均同样操作。②枕下凹点。刀口线与躯干矢状面平行,刀体与皮面垂直,快速刺入皮肤;进入皮下后,匀速推进直达骨面;在骨面上纵行疏通、横行剥离,刀下有松动感后出刀。也可以将刀口线调转90°将刀锋移至后结节的上缘骨面,切开肌着点1~2刀即可。③第二颈椎棘突点。刀口线与头后大直肌走行平行,即与脊柱纵轴线上端呈15°角,刀体与皮面垂直。快速刺入皮肤,匀速推进,直达第二棘突顶骨面。调整刀锋达棘突病侧的上缘(即棘突上端的左侧或右侧),沿棘突上缘骨面,稍深入(不超过5 mm),可感到进入韧带内的阻滞感。行纵行疏通、横行剥离,刀下有松动感受后出刀。④第1颈椎横突尖点。松解头上、下斜肌起、止点,都在横突尖,区别在横突的上或下缘。首先以手指紧紧压住横突尖骨面,使横突尖就在皮下。刀口线与肢体纵轴平行,刀体与皮面垂直,刺入直达横突尖骨面。然后,先行纵行疏通,再横行剥离。一般到此可结束。如病情较重,可再将刀体向纵轴上、下倾斜刀体,与上或下皮面呈30°角,再进刀至骨面,在骨面切开下、上肌附着处1~2刀,纵横剥离后,出刀。后者操作,不可在横穿横突上、下缘骨面。

(五) 手术治疗

对受压相应节段颈神经后支减压术可以得到长期的疗效,如外科手术对受压枕大神经解压。患者采取侧卧位,手术区域局部麻醉,于患侧乳突和第2颈椎棘突连线的中点(枕大神经在此处穿出皮下)为中心纵行切开颈部皮肤,分离皮下的脂肪、组织,找出枕大神经,并仔细剥离周围组织,使枕大神经及其分支得到减压,同时清除粘连的淋巴结、血管。

九、预防

颈神经后支卡压综合征目前尚无明确的预防措施。主要是通过培养良好的生活习惯,保持正确的姿势,减少颈部组织炎症发生,从而减少对颈神经后支压迫产生临床症状。

十、典型病例

(一) 诊治过程

一般情况　患者男性,52岁,农民。

主诉　反复右侧枕部、项部疼痛2年余,加重伴向头顶放射痛3天。

病史　患者2年前"感冒"后出现右侧后脑勺、头顶、颈部疼痛,呈间断性放射痛,每次发作持续数秒钟,间隔数分钟不等,经治疗后缓解,但疼痛未完全消失。1~3个月发作1次,发作时头皮发麻、触摸头皮疼痛,按压右颈部发际上方某一位置可缓解疼痛。3天前上述疼痛加重,阵发性针刺样、触电样疼痛,疼痛位于头右颈部、枕部,向头顶放射,头颈活动可诱发疼痛。每次发作持续数秒钟,间隔数分钟不等,说话、咳嗽等诱发疼痛。疼痛剧烈,夜间为甚,无法入睡,院外治疗无效入院。

查体　脊柱活动正常,低头屈颈、头颈右偏右旋疼痛加重,颈椎棘突、间隙压痛(一),双侧颈椎旁压痛(＋),右侧颈椎横突压痛(＋),右枕大神经压痛(＋),右枕区顶区浅感觉减退、

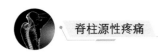

头皮触痛,其余未见特殊阳性体征,NRS 评分:6～8 分。

诊断　①C2 脊神经后支卡压综合征(颈源性头痛);②颈椎病;③高血压病。

治疗经过　入院后予以营养神经、消炎止痛、松弛肌肉及理疗等保守治疗效果差。排除手术禁忌证后,予以右枕大神经阻滞治疗,治疗后患者头颈部疼痛较前有所缓解,但仍存在疼痛。NRS 评分:5～6 分。第二天在超声引导下行右 C2 背根神经节神经阻滞治疗,治疗后头痛基本消失约 8 小时。次日在超声引导下行右 C2 背根神经节射频热凝术,术后患者疼痛消失,但右侧后颈部枕顶部头皮麻木。

随访　分别在术后 1 周、1 个月、3 个月门诊随访。头颈部疼痛无再次发作,右侧后颈部枕顶部头皮麻木稍减轻。

(二)诊疗分析

1. 诊断明确　患者具有典型的临床症状、体征,因而颈神经后支卡压综合征诊断明确。

2. 微创治疗效果好

(1)患者有病史 2 年,最近 3 天加重,入院后予以营养神经,消炎止痛,松弛肌肉,理疗等保守治疗后效果差,具有微创治疗指征。

(2)患者病情较重,疼痛明显,经神经阻滞治疗后疼痛有所缓解。再次行神经阻滞及右 C2 背根神经节射频热凝术,术后患者疼痛消失。C2 背根神经节射频热凝术疗效好,疗效能持久,而神经阻滞治疗仅能部分缓解疼痛,疗效不能持久。

十一、总结与思考

颈神经后支卡压综合征是临床上常见病、多发病。大多数患者是通过病史、查体作出诊断。颈神经后支卡压综合征的治疗方法较多,包括一般治疗、物理治疗、药物治疗、微创治疗、手术治疗等。需根据患者的具体病情选择合适的治疗时机及治疗方式。

第三节　颈椎小关节源性疼痛

一、定义

颈椎小关节源性疼痛(cervical facet pain,CFP)因外伤或脊柱退行性变、小关节骨质增生、骨质疏松、颈椎间隙变窄、颈肌筋膜挛缩等,导致颈椎小关节变形牵拉、压迫或刺激了脊神经后支,而引起的颈项部及头部、肩部、胸背部放射痛,统称为颈椎小关节源性疼痛。

二、病因及分类

颈椎小关节(cervical facet joints,CFJ)又称颈椎关节突关节(zygapophyseal joints),由相邻上、下颈椎关节突的关节面组成。CFJ 具有一定的稳定性及在一定范围内的伸屈和旋转运动功能。每个颈椎节段,均包括 3 个不同的关节,即双侧的关节突关节与前方的椎间关节,共同维持颈椎的稳定。颈椎小关节富于神经支配且易受创伤性机械负荷,是颈部急慢性疼痛的一个独立存在和常见的疼痛来源。

（一）颈椎小关节紊乱症

颈椎小关节紊乱症又名颈椎小关节综合征，是指颈椎小关节在扭转外力作用下，超出正常活动范围而发生侧向滑移，造成其周围韧带肌肉损伤超出生理活动范围，且不能自行复位而导致颈椎功能障碍者。

（二）颈椎小关节退变性关节炎

因退行性变波及颈椎小关节的一部分或全部，呈现损伤性关节炎反应，并产生一系列临床症状者，称之颈椎小关节退变性关节炎。

（三）颈椎小关节绞锁

常为严重的创伤造成，可为单侧或双侧，伴随椎体的相对移位而造成椎间盘的损伤。下颈椎小关节接近水平位，这种结构有利于颈椎的前屈、后伸运动，但受到轻度屈曲外力作用下易引起脱位，在颈椎屈曲的情况下，上位颈椎已移位的下关节突继续向前滑移及下沉，超过了下位颈椎的上关节突，可造成小关节绞锁。在这种绞锁状态下的小关节因颈部肌肉的收缩作用及关节周围韧带紧张呈现弹性固定而难以复位。绞锁时多伴有不同程度的脊髓或神经根损伤，尤其好发于 C4/5 和 C5/6 两个节段。

（四）颈椎小关节脱位

下颈椎小关节脱位属于临床常见的创伤，主要分牵拉屈曲型（Ⅰ型）、压缩伸展型（Ⅱ型）和牵拉伸展型（Ⅲ型），其中Ⅰ型最常见，约占 65％。根据损伤程度，下颈椎小关节脱位又分为 4 度：1 度，扭伤；2 度，单侧脱位；3 度，双侧脱位，椎体向前移位＞椎体前后径长度的50％，往往伴有后纵韧带断裂，而前纵韧带保持完整；4 度，双侧脱位，椎体向前移位＞椎体前后径长度，全部韧带断裂，往往伴有椎动脉损伤。

三、发病机制

（一）颈椎小关节急慢性劳损

两侧颈椎小关节和颈椎间盘构成了颈段脊柱活动的 3 个支点，在头颈部各方向活动中，三点所受的应力最大，尤以下颈段更为明显。任何一点的急性或慢性劳损、退行性变、骨赘形成都会造成脊柱失稳，累及周围组织，特别是神经根，导致内外平衡失衡。发病机制有：①创伤因素，创伤后可使微血管扩张，红细胞、白细胞等有形成分渗出至关节腔内，并造成机化，引起关节粘连。关节软骨损伤可造成关节面粗糙，从而增加遭受更多轻微创伤机会，导致软骨逐渐萎缩、关节间隙狭窄等骨性关节炎性改变；②退行性变因素，关节囊反复受损，使滑液分泌功能丧失，滑液分泌减少，关节软骨因缺乏营养而发生退变，逐渐变薄，关节面粗糙、软骨表面破裂，关节表面粗糙并硬化，导致边缘骨赘形成，使小关节在运动中受创伤更大，从而加速退行性变过程；③椎间盘退变与小关节病变的关系，椎间盘退变后，椎间隙高度降低，颈椎屈伸运动支点改变，容易发生严重的损伤。

（二）支配小关节的神经损伤

颈脊神经后支受累在颈椎病发病机制中所起的作用不容忽视。①颈脊神经后支是支配颈后部结构的主要神经。解剖观察发现，内侧支行程较短，分支较纤细。而外侧支走行较长，可达肩胛区甚至臂后部，神经受到激惹，累及神经所支配范围，引起肌肉、韧带紧张与痉挛，出现相应的症状与体征，而神经行径的解剖学特点则可解释症状体征的广泛性与多样性。②颈脊神经后支在椎间孔内与颈椎小关节关系密切。小关节的慢性劳损、退行性变、骨赘形成所致的椎间孔狭窄,势必激惹神经。③颈椎小关节囊的神经支配不仅来源于感觉神经系统,同时也来源于交感神经系统,受累后可引发头痛、头晕、耳鸣等交感症状。

四、临床表现

(一) 症状

1. 疼痛　表现为头、颈、肩、背、手臂酸痛,颈部僵硬,颈肩部酸痛可放射至头枕部和上肢,点头、仰头及转头活动受限,颈椎小关节有局限性压痛和放射痛。颈神经根受到压迫或炎症刺激时引起神经根性疼痛,表现相应神经节段或支配区的疼痛,呈反复出现的慢性疼痛。

2. 感觉或运动障碍　小关节病变引发的感觉或运动障碍少见,感觉功能障碍提示神经功能已经发生障碍。患者出现该神经支配区的感觉变化,主要为触觉减退,针刺觉有的患者减退,有的反而增强呈痛觉过敏。部分患者可出现受累神经支配区肌肉的运动功能障碍和神经营养功能障碍。

3. 其他　交感神经受累可出现头晕、头痛、视力模糊,双眼发胀、发干、双眼张不开、耳鸣、耳堵、平衡失调、心动过速、心慌,胸部紧束感,有的甚至出现胃肠胀气等症状。也可有吞咽困难,发音困难等症状。

(二) 体征

(1) 颈部屈伸疼痛,不伴或很少伴有肩部放射痛。

(2) 相应小关节水平的颈椎背侧压痛。

(3) 疼痛及旋转活动受限。

(4) 缺少神经系统症状。

(三) 特征性临床试验

1. 压顶试验　患者坐位,颈部伸直,检查者双手置于头顶部重叠向下加压时,可诱发根性疼痛,即为阳性。在颈椎间盘突出症时反应明显,单纯小关节病变时反应不明显,可据此鉴别。

2. 屈颈试验(脊髓张力试验)　患者坐位或仰卧位,检查者屈曲患者颈部,由于脊髓张力增加,突出的椎间盘对脊髓的压强增大,使症状突然间加重即为阳性。颈椎间盘突出症时此试验表现较为典型。

3. 臂丛牵拉试验　一手扶住患者头部并转向健侧,另一只手将患侧上肢外展90°,两手同时向相反的方向牵拉,此时若出现上肢的放射性痛或麻木感则为阳性。小关节增生致椎间孔狭窄时此实验可为阳性。

(四) 影像

1. X线片　通常作为常规检查,颈椎正位片可见钩椎关节增生、硬化及肥大。侧位片示小关节间隙狭窄,椎体前、后缘骨刺形成,椎间孔变小,颈椎生理前凸可减小或消失,小关节可见"双边征"(图2-7)。而在斜位片上钩椎关节及小关节的骨关节炎表现则更为清晰。这些改变可随增龄愈加明显,以C4/5最为多见,但无临床症状者也可有上述表现。

2. CT检查　可见关节突增生肥大并骨赘形成,以钩椎关节突多见,表现为增生肥大的钩椎关节突超过相应的关节面；两侧小关节不对称，可伴有小关节半脱位；可伴有关节囊钙化。

五、诊断

由于缺乏特异性的临床表现，颈椎小关节病变确诊方法相对有限；诊断性关节内阻滞，包括对脊神经内侧束支和背侧束支的阻滞是诊断脊柱小关节疼痛的金标准。

六、鉴别诊断

（一）神经根型颈椎病

具有典型的根性症状（麻木、疼痛），且其范围与颈脊神经所支配的区域相一致，压顶试验或臂丛神经牵拉试验阳性，CT 或 MRI 显示颈椎曲度改变、不稳和骨赘形成，颈椎间盘突出。

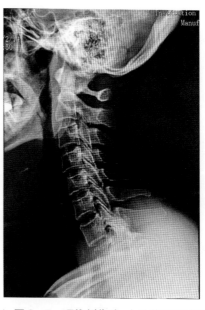

▲ 图 2 - 7　颈椎侧位片，小关节"双边征"

（二）脊髓型颈椎病

重度椎间盘突出或较大骨赘等可压迫颈段脊髓，出现髓性感觉运动障碍，表现下肢发麻发沉，双足"踩棉感"，上肢无力等症状，颈椎 CT 或 MRI 检查可明确诊断。

七、治疗

以非手术疗法为主，但经系统的非手术治疗而症状无明显改善或疗效不巩固，反复发作者或小关节脱位严重者应选择手术治疗。

（一）一般治疗

改变工作和生活中的不良姿态，长时间低头屈颈工作者应注意适时调整姿势和做颈部活动。睡眠时选用软硬和高度适中的枕头。平时经常做颈部和上肢的锻炼，以增强颈部肌肉力量，有助于增强颈椎的稳定性。急性期需卧床休息，必要时用颈托固定。

（二）药物治疗

1. 止痛药　如布洛芬、双氯芬酸、美洛昔康、塞来昔布、依托考昔等。疼痛严重者可使用吗啡类麻醉性镇痛药。

2. 骨骼肌松弛药　如巴氯芬、乙哌立松、替扎尼定等。

3. 神经营养药　如维生素 B_1、维生素 B_{12}、维生素 B_2 等。

4. 其他药物　舒筋活血、活血化瘀等中药或中成药，外用消炎止痛贴剂或搽剂等对部分患者有一定疗效。

（三）颈椎牵引疗法

使颈部肌肉松弛，增宽颈椎间隙，使椎间孔增大，缓解扭曲的颈动脉等，达到缓解疼痛的目的。对于小关节绞索或骨折影响脊髓者，应慎用牵引。

（四）物理治疗

采用热敷、超声波电疗、直线偏振光、红外线照射等物理疗法，以缓解肌肉痉挛，改善病

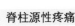

变关节状态,促进局部血液循环,达到解痉、抗炎和止痛目的。亦可采用局部按摩和适当的颈肩部体育疗法。

(五)注射疗法

1. 局部注射 亦称痛点注射,可在椎旁小关节位置注射消炎镇痛液,超声引导可准确定位小关节。

2. 硬膜外腔阻滞疗法 经 C6/7 或 C7/T1 椎间隙行硬膜外腔穿刺,注入低浓度局麻药及皮质类固醇激素或行硬膜外置管注入药物治疗。

(六)介入治疗

经以上方法治疗无效或效果不满意者可选择介入治疗,如三氧注射术、脊神经后支射频治疗等。

(七)手术治疗

手术的选择需综合多方面因素,包括是否伴有椎间盘损伤,是否合并椎体后柱骨折或椎动脉损伤等。既往研究结果表明,相对后路而言,前路手术复位是当下治疗小关节脱位的常规术式,是一种简单、实用的术式。

八、预防

从事长时间低头或长期伏案工作的人员应保持正确的姿势,以减少对颈椎的负荷,并定期活动伸展颈部。建议工作 60 分钟后应活动 10 分钟,缓解疲劳的肌肉。

加强颈肩部肌肉锻炼,因为强健的颈肩部肌肉对颈椎有维持和保护作用。

生活中学会做颈部保健操,简单的如"米"字操。此外,避免突发"甩头"动作,还要注意对颈部的保暖。

九、典型病例

(一)诊治过程

一般情况 患者男性,48 岁,职员。

主诉 颈枕部疼痛、活动受限 1 天。

病史 患者 1 天前夜间起床开灯时突发颈部疼痛,性质为闷胀痛,伴颈部活动障碍,胸闷,气短,大汗淋漓,呼叫 120 急诊就诊,查心电图及心肌酶谱未见异常,颈椎 CT 示颈椎退行性变,C3/4/5/6 椎间盘轻度突出。急诊未予治疗,建议入院。

查体 颈椎前屈、后伸及左右侧屈均受限,伴疼痛,C3/4/5/6 棘间压痛,双侧棘旁压痛,右侧为重。右侧枕大神经压痛。椎间孔挤压征(-),臂丛神经牵拉试验(-)。生理反射存在,病理征(-)。VAS 评分 6 分。

诊断 颈椎小关节功能紊乱。

治疗方案 入院完善相关检查,颈椎正侧位显示小关节"双边影",颈椎 MRI 示 C3/4/5/6 椎间盘突出,硬膜囊轻度受压。排除手术禁忌证后,行颈椎小关节消炎镇痛液注射,配方为曲安奈德 20 mg＋2％利多卡因 5 ml＋0.9％氯化钠,总量致 20 ml。注射治疗后,辅以颈部中药超声药导治疗,第二日,患者 VAS 评分降为 3 分,胸闷症状消失,4 日后疼痛基本消失。

随访 分别于出院后 1 周、1 个月进行电话随访。出院后 1 周患者颈部略有酸痛,建议颈部保健操日常锻炼。出院后 1 个月患者无颈部不适感,恢复正常工作和生活。

（二）诊疗分析

1. 诊断明确 患者具有典型的临床症状、体征和影像学表现,因而颈椎小关节功能紊乱诊断明确。

2. 治疗得当

（1）患者病史 1 天,夜间起床摸索墙壁上灯开关时突发疼痛,伴发胸闷气短,急诊检查排除了突发心血管疾病的可能,考虑起床及探身活动中牵拉到颈椎小关节。

（2）考虑患者颈部疼痛主要在椎旁小关节部位,疼痛剧烈,伴有部分交感神经受累的症状,在排除血液方面禁忌后,给予小关节注射治疗。治疗后患者疼痛明显减轻,辅以局部超声中药导入治疗,改善了肌肉紧张状态,消除了局部炎症,患者症状很快缓解。

3. 随访到位 分别在出院后 1 周、1 个月对患者进行随访,未再发生颈部疼痛及胸闷气短等症状。

4. 重视预防 患者表示,患病之前经常低头工作,未注重颈椎锻炼;经指导后,每天做"米"字操,适当运动,颈椎病变是可预防的,应该大力普及相关的健康教育知识。

十、总结与思考

颈椎小关节源性疼痛是临床常见病、多发病,通过病史、查体及影像学检查,诊断一般不难。但是 CFP 治疗方法多样,有单纯的保守治疗,有介入微创治疗,也有开放手术治疗。如何根据患者病情在恰当时机选择合适治疗方式,需要根据患者病情进行综合判断。

第四节 颈肩部肌筋膜疼痛综合征

一、定义

颈肩部肌筋膜疼痛综合征是指各种原因导致颈肩部肌肉筋膜等组织无菌性炎症粘连,触发点（myofascial trigger point,MTrP）形成及其功能失调,且以疼痛为特征的综合征,也称颈肩部肌肉劳损、颈肩部肌筋膜炎、颈肩部肌纤维组织炎等。肌筋膜疼痛综合征是临床常见疾病,几乎每一个人一生中都可能经历过。

二、病因

肌筋膜疼痛综合征确切病因尚不十分明了,可能与外伤、劳累、受凉、感染等有关。肌筋膜疼痛综合征发生中,MTrP 起了关键作用,其最明确的临床特征为:肌纤维紧张带的某一点局限性压痛,常伴随远处的牵涉痛、局部的肌肉颤搐反应、肌肉无力等。MTrP 可分为活化MTrP 和潜在 MTrP 两大类。活化 MTrP 常表现为自发性疼痛、局部或远处牵涉性疼痛、关节活动受限等;潜在 MTrP 在没有机械性刺激的情况下,不会产生自发性疼痛,但会有运动范围受限、僵硬等不适。

肌筋膜疼痛综合征病因可分为诱发因素和持续因素两大类(表2-2)。各种诱发因子可直接导致活动性的触发点的产生,或者激活潜在性触发点。一旦肌筋膜疼痛 MTrP 被活化,患者就会感觉到局部疼痛和运动功能障碍,以及自主神经症状或内脏器官功能紊乱等一系列综合征。另一不可忽视的因素为持续因子,持续因子造成疼痛久治不愈,消除持续因子可以避免肌筋膜疼痛 MTrP 的复发。持续因子常是肌筋膜疼痛 MTrP 易感因子,如机体内某种维生素和矿物质缺乏、某种内分泌激素减少等,使肌肉易产生肌筋膜疼痛 MTrP。

表2-2 筋膜疼痛综合征的常见病因

诱发因素	持续因素
各种创伤	内分泌与代谢性缺陷
反复性的微小损伤	营养物质的缺乏:某些维生素和矿物质
力学性损伤	慢性感染
与年龄相关的退行性骨骼肌肉疾病	慢性生物力学失衡
脊柱骨骼的无菌性炎症	免疫性疾病
精神压力	精神因素、疲劳
环境因素	局部纤维化、瘢痕化

(一)易感因素

如机体内缺乏某种维生素、内分泌失衡、先天性生理结构缺陷等,使肌肉易产生肌筋膜疼痛触发点。

(二)急慢性损伤

急刹车、创伤等急性损伤导致相应的肌肉、筋膜、韧带、肌腱等软组织产生不同程度的创伤、水肿和无菌性炎症。若未得到积极有效治疗,疾病会慢性化。有的患者则是由于慢性劳损,包括持续反复做某些动作,导致某些肌肉的损伤,如长期的低头工作(如教师、会计等)导致颈肩部斜方肌等损伤,产生颈肩部肌筋膜疼痛综合征。

(三)生物力学失衡

先天和后天因素导致的生物力学失衡使得某些颈肩部肌群损伤产生 MTrP,前者包括脊柱侧弯、斜颈等先天性畸形,后者包括坐姿不良等。生物力学失衡包括内源性失衡和外源性失衡,椎体、椎间盘和相连接的韧带构成内源性稳定性,颈项部的肌肉群构成外源性稳定性,其中一项或两项失稳,均会导致颈肩部肌筋膜疼痛综合征。

(四)纤维化和钙化

局部损伤的炎性反应可导致纤维化瘢痕的形成甚至钙化,从而使组织在运动中的灵活性降低,造成进一步损伤,最终形成疼痛的恶性循环。

(五)环境因素

本病冬季及夏季高发,主要与冬季寒冷潮湿的空气及夏季空调环境导致机体循环不畅密切相关。如坐卧当风时,颈肩部受寒凉,可造成局部肌肉收缩,血液循环受阻而发病,且慢性颈背部肌筋膜疼痛综合征患者也可因受寒或气候变化等因素引起急性发作。

（六）骨骼和软组织的退变

颈椎生理曲度的变直反向、轻度的颈椎间盘突出、关节突关节退变、骨质增生等可以影响神经根，导致周围软组织痉挛而引起疼痛发作。

（七）精神和心理因素

精神紧张、焦虑等因素可促使颈肩部肌肉张力增加、痉挛，甚至产生痛觉过敏，进而产生疼痛-痉挛-疼痛的恶性循环。

三、发病机制

肌筋膜疼痛 MTrPs 的形成是颈肩部肌筋膜炎发生的重要机制，目前存在很多假说。

（一）整体学说

此假说认为各种诱发因子和易感因子造成肌肉损伤导致局部运动终板功能异常，出现乙酰胆碱在终板处漏出现象，使终板处的肌细胞膜持续去极化，大量钙离子从肌浆网释放，引起肌纤维持续性收缩，形成可以触摸到的肌内紧张带。肌肉持续收缩导致局部缺氧和局部高代谢状态，形成了局部的能量代谢危机和组胺、5-羟色胺、缓激肽和 P 物质的释放，刺激感受器和传入神经，引发触发点疼痛、刺激交感神经产生相应症状。该学说还认为在运动终板内有触发疼痛的病灶小点。每一病灶小点包括感觉成分的"敏感小点"和运动成分的"活化小点"。此小点分布于全身所有肌肉，以终板区分布最多。活化小点处可以用肌电图记录到自发电位的变化。

（二）能量代谢危机假说

肌肉的急慢性损伤造成运动终板处静息状态下神经肌肉接头乙酰胆碱浓度增高，引起肌细胞后膜持续去极化，形成运动终板处持续性结节收缩。持续性结节收缩又会导致局部血液供应减少，造成局部低氧和缺氧状态，这种状态又导致神经血管物质释放至组织间隙，引起该间隙内神经末梢等活性物质致敏，引起触发点疼痛。触发点疼痛又会导致神经血管物质等释放，引起乙酰胆碱漏出增加，形成一个恶性循环。同时长期的疼痛刺激会使中枢敏化，产生慢性顽固性疼痛。也有学者认为受伤或负荷过重的肌纤维可导致肌肉挛缩，从而使局部肌纤维失去氧气及血液供应，增加其代谢障碍及损伤。

（三）肌梭放电学说

由于触发点内有两种类型的自主电位活动：一种为持续性低电位，振幅为 $10 \sim 80$ mV；另一种为开始为负值的双相高电位，振幅为 $100 \sim 600$ mV。该学说认为高振幅的电位活动是触发点的特征，而这种高振幅的自发肌电电位有两种形态：一种是正常形态的终板电位，另一种是形态相反的自发电位。因此，有些学者认为高电位可能是一种肌梭异常放电，是不正常兴奋的交感神经刺激肌纤维收缩所致。该学说能解释肌筋膜疼痛综合征患者具有自主神经过激症状。

（四）中枢致敏学说

该学说认为，当肌筋膜疼痛综合征长期得不到治疗时，持续的伤害性输入会造成脊髓后角神经元的致敏。中枢致敏是引发形成肌筋膜疼痛触发点还是仅仅形成触发点的持续因子，尚存在争论。长期的后角神经元兴奋性增高，其受体池会被扩大，运动控制的策略会受到修改。因此，中枢致敏后会改变骨骼肌张力，导致慢性局部生物力学不平衡。此外，还会

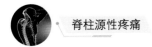

出现局部痛觉敏感和特征性的触发点局部抽搐反应。

（五）肌组织瘢痕纤维化学说

该学说认为肌筋膜触发点条索或硬结为瘢痕组织纤维化所造成，肌筋膜疼痛综合征中受累肌肉可能类似瘢痕组织。人体软组织受急慢性损伤后一系列病理生理变化过程会对被破坏组织产生修复和对被扰乱的生理功能进行恢复。

（六）功能障碍

如果一肌肉的触发点长期得不到治疗会造成机体局部的力学失衡，而且同一力学功能的其他骨骼肌和拮抗肌也会受到间接的过劳性损伤，最终产生更多的触发点，造成整个关节的功能障碍。例如肩周炎，开始只是某个肩袖肌的功能障碍，随即出现肩胛下肌、大圆肌的受累，同时还有喙肱肌和肱三头肌受累，最终造成肩关节的上举和内旋内收等动作的困难。另外，疼痛触发点靠近血管和内脏器官的位置会干扰相邻器官和血管的功能，出现相应症状。

（七）肌筋膜炎慢性化

急性损伤或者慢性积累性损伤产生疼痛会刺激肌肉等产生持久的收缩痉挛状态，造成局部血管痉挛，软组织供血不足进一步导致营养障碍和无菌性炎症加重，恶性循环使得疼痛加重。一旦肌肉、筋膜等组织损伤持续存在，其释放的 P 物质、炎症介质水平的增高，外周疼痛感受器敏化，导致机体的疼痛阈值下降。同时，持续的疼痛和损伤、炎性因素的持续存在，造成外周水平、脊髓水平和中枢水平的炎性因子、受体、突触、信号通路等异常表达，门控钠通道/钙通道等异常开放，脊髓和中枢的调控能力下降；内源性血清素、去甲肾上腺素、内源性阿片类物质等释放异常，导致患者痛阈下降，产生触诱发痛，同时容易并发睡眠障碍和心理障碍。各种因素导致慢性颈肩部肌筋膜炎，经久不愈。

四、临床表现

本病临床表现多样，多见于中年以上，女性发病率明显高于男性。MTrPs 临床表现主要包括触发点、压痛小结、紧绷肌带、放射痛等。

（一）症状

1. 疼痛　颈肩部肌肉及软组织广泛性持续性酸胀痛，晨起较重，活动后减轻，寒冷及潮湿等天气可加重，少部分患者遇热也会加重。好发于颈后及肩部，甚至引发头痛，颈部肌肉僵硬，肩部常有负重及麻木感，可沿肌张力线向周边区域放射，但不沿神经根走行分布。有的患者疼痛不明显，主要表现为麻木和感觉异常。

2. 活动范围受限　由于 MTrPs 的活跃触发点会引起疼痛，使肌肉出现被动型的牵拉，导致局部关节活动范围受限。

3. 功能障碍　有的患者表现为躯体功能障碍，局部皮肤冷热异常。

4. 运动功能障碍　有的患者表现为运动功能障碍，即患侧肌肉功能减弱、协同运动减弱或者丧失，工作耐力减弱。

5. 睡眠障碍　MTrPs 患者长期持续性疼痛，导致夜间睡眠差。

（二）体征

1. 患病肌肉可触及触发点、紧张带和压痛点　一般患者在受累病变肌肉上可以触及硬结或者绳索样硬化物,常在指下滚动,可出现紧张带、压痛点和压痛结节等,这些位置往往是触发点。斜方肌(图 2 - 8)、肩胛提肌(图 2 - 9)、头夹肌和颈夹肌(图 2 - 10)、颈后肌群(图 2 - 11)、胸锁乳突肌(图 2 - 12)、颈斜角肌(图 2 - 13)等肌肉触发点及其牵涉痛位置分别列举如下。

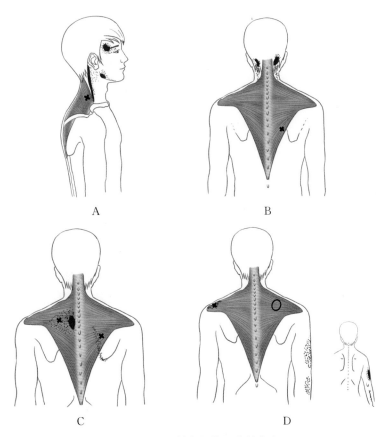

A

B

C

D

▲ 图 2-8　斜方肌的 7 个触发点

A. 斜方肌上部垂直纤维中部的中心触发点(×)及其牵涉痛区域示意图(红色实心区域为主要牵涉疼痛部位,红点区域为可能牵涉疼痛区域)。B. 左侧斜方肌上部较水平的纤维中部的中心触发点 TrP2(×)及其牵涉痛区域示意图。右侧下斜方肌内中心触发点 TrP3(×)及牵涉疼痛区域。TrP3 是一个关键触发点,可诱发斜方肌上部牵涉疼痛。C. 左侧下斜方肌外侧附着区内附着触发点 TrP4(×)及牵涉痛区域示意图。此压痛部位可能是触发点 TrP_3 的紧绷肌带端点处的起止点病区。右侧中斜方肌中部纤维内中心触发点 TrP_5 的典型位置(×)及牵涉痛区域。D. 左侧中斜方肌外侧附着区的附着触发点 TrP_6(×)及牵涉痛区域示意图。此部位的压痛可能是中斜方肌的中心触发点的紧绷肌带端点处的起止点病。右侧,中斜方肌上部的椭圆内有时会出现一个皮肤触发点 TrP_7。此触发点会向右上肢用红色标示的部位传导立毛反应,俗称"起鸡皮疙瘩"。

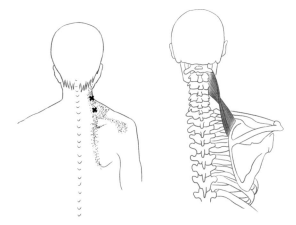

▲ 图2-9 右侧肩胛提肌触发点(×)及其牵涉痛区域示意图(主要牵涉疼痛区域为红色实心处,红点区域为可能牵涉痛区域)

上方的×为肌肉中部的触发点(常被忽略)。下方的×为更明显的触发点,常位于肌肉的肩胛骨附着附近,是继发于触发点紧绷肌带的起止点病。

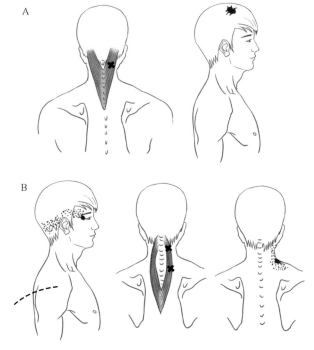

▲ 图2-10 头夹肌和颈夹肌的触发点(×)及其牵涉痛区域(深红色)示意图

A. 头夹肌头侧一罕见触发点位置,约与C2等高,靠近裸露的椎动脉尾端。压迫颈夹肌头侧的肌肉肌腱联合处的压痛部位(中间图的上面×即为此触发点)引起疼痛向眶区传导(左图)。左图黑虚线箭头表示疼痛似乎是从头内穿过,到达眼后。B. 颈夹肌的另一个触发点(位于肌肉中部,中间图的下面×即为此触发点)向颈角传导疼痛(右图)。

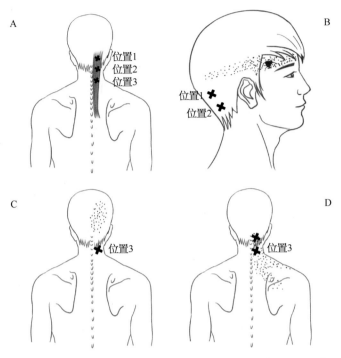

▲ 图2-11　颈后肌群的触发点(×)及其牵涉痛区域(红色)示意图

　　A.3个常见触发点位置。头半棘肌上部触发点常出现在位置1和2。头半棘肌中部触发点常出现在位置3较浅处；多裂肌、回旋肌和颈半棘肌触发点常出现在位置3较深处。B.头半棘肌位置1和2处触发点特征疼痛及其牵涉疼痛区域，位置1可能是起止点病的部位。肌肉上三分之一内位置2处的触发点可能对枕大神经形成卡压。C.头半棘肌中部触发点及其牵涉疼痛区域，颈半棘肌牵涉疼痛区域与此相似。D.深部颈多裂肌触发点位置及其牵涉疼痛区域。

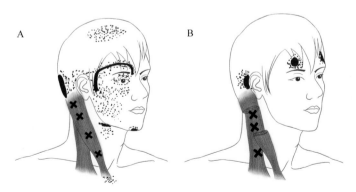

▲ 图2-12　右侧胸锁乳突肌常见触发点(×)位置及其牵涉痛区域(红色区域为主要牵涉疼痛区域，红点区域为可能牵涉疼痛区域)示意图

　　A.胸骨部(较前方、较表浅)；B.锁骨部(较后方、较深部)。

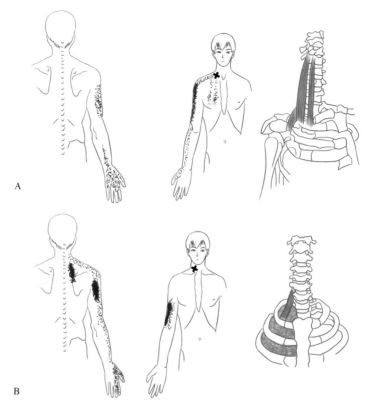

▲ 图 2-13　右侧斜角肌（红色）部分触发点（×）位置及牵涉痛区域示意图（红色实心区域为主要牵涉疼痛部位,红点区域为可能牵涉疼痛区域）

A. 前、中和后斜角肌。B. 小斜角肌。

2. 局部抽搐反应　弹拨式触诊触发点会使紧绷肌带纤维引起短暂性的抽搐反应。但是抽搐反应往往很难用徒手方式诱发出来,常用针刺等诱发。

3. 牵涉性感觉体征　按压触发点可引起放射痛,但患者缺乏神经根性疼痛相关的体征。还会出现局部感觉异常、运动范围受限等体征。

五、诊断

（一）诊断标准

由于目前尚无公认的特异性血清学、影像学、活检病理学等检查能明确诊断。因此,首先要排除神经系统原发性疾病、感染性疾病、肿瘤和精神心理原因导致的疼痛,尤其是临床症状不典型患者,才能考虑肌筋膜疼痛综合征。

1. 肌筋膜疼痛综合征诊断标准

（1）触诊确定触发点,表现为有或无放射性疼痛。

（2）触诊患者的触发点,可表现出疼痛的临床症状。

并且至少符合下列条件中的 3 个：①肌肉僵硬或痉挛；②相关关节活动受限；③按压后疼痛加剧；④紧绷肌带或压痛小结。

2. 注意事项

（1）排除其他局部肌肉压痛的疾病，并考虑到这些疾病可能与 MTrPs 同时存在。

（2）存在局限或放射性疼痛。

（3）MTrPs 的症状需至少存在 3 个月。

上述诊断标准的提出更侧重于触发点的描述，在次要标准中关注查体的重要性，在查体中不仅可以发现触发点，还可以发现肌肉痉挛、压痛及受影响的关节活动受限、紧绷肌带、压痛小结。此外，还增加了症状持续性存在 3 个月的时间限制，内容精准，考虑全面。

（二）辅助检查

诊断颈肩部肌筋膜炎的实验室和影像学技术还没有完全建立起来，然而肌电图、超声等检查可以客观地证实触发点的存在。

1. 实验室检查　血尿生化检查、血沉、C 反应蛋白等可在正常范围。

2. 放射学检查　尚无文献报道 CT 或 X 线能提示颈肩部肌筋膜炎。MRI 可见受累肌筋膜炎性改变、局部增厚、肌肉痉挛萎缩等表现。磁共振弹性成像有望定量评估肌筋膜疼痛相关的拉紧带触发点。

3. 肌电图　常规临床肌电图尚不能发现触发点。细针电极肌电图时候，刺入触发点的针头会产生一种异常电活动即终板噪声，由神经肌肉突触前膜乙酰胆碱小囊泡自发破裂产生的，小而短暂。终板噪声的特征性肌电图放电与紧张带相关。通过疼痛强度和压力疼痛阈值测量，终板噪声强度与触发点疼痛阈值程度直接相关。终板噪声的记录有助于发现触发点，包括潜在触发点。也有学者发现患肌的肌电图反应性增高，表现为当肌肉自发性收缩和负载时肌电图上增幅偏高，触发点肌肉的典型特征是在休息状态下没有运动单位活动，但是对刺激易"过度反应"。当头部作屈伸运动时，患有触发点的斜方肌上缘和胸锁乳突肌在80% 患者中表现为表面肌电图振幅增值大于 20。

4. 痛觉计　此方法检测受到很多因素的影响，仍不失为一个客观指标。检测患病肌肉和正常肌肉之间对一定压力痛觉计的疼痛评分，可以发现患病肌肉触发点所用的压力明显减少。

5. 超声图像　触发点部位的肌肉超声图像提示少血供，同时呈现低回声或者高回声图像，但仍缺乏统一的评判标准。

6. 弹性超声　根据不同组织间弹性系数及受到外力压迫后发生变形的程度不同，将受压前后回声信号移动幅度的变化转化为实时彩色图像。弹性系数小、受压后位移变化大的组织显示为红色，弹性系数大、受压后位移变化小的组织显示为蓝色，弹性系数中等的组织显示为绿色，借图像色彩反映组织的硬度。与周围组织相比，超声下触发点位置的肌肉弹性和硬度较正常肌纤维差；收缩结形式的局部组织密度的增加可能是由于肌纤维收缩和募集以及局部损伤增加所致。

7. 红外热像图　热像图可以由红外线或液晶图测定出来。通过红外线照射和计算机分析得出的电子图像具有精确、快速、大范围，看到皮肤温度改变的特征。此技术能够证实触发点的皮肤反射现象，但有一定的局限性，而且对结果作出可靠的解释较为困难。一方面是由于这些皮肤温度改变的内在原因，通常是有交感神经系统活动的结果，因此皮肤温度的热图变化，与触发点是否存在不一定平行。另一方面是触发点部位引起热像图上温度升高或

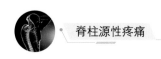

者下降尚无明确定论。

8. 其他　微透析已被用于测量 MTrPs 局部环境中的内源和外源分子。有活跃的触发点肌肉中缓激肽、CGRP、SP、肿瘤坏死因子 α、白细胞介素- 1β、白细胞介素- 6、白细胞介素- 8、血清素、去甲肾上腺素等可增高。

六、鉴别诊断

由于以颈肩痛为主要症状的疾病种类繁多,因此其鉴别诊断非常复杂。对于一些不存在典型症状的患者,常存在误诊、漏诊情况,因此详细询问病史、体格检查、相关影像学资料、随访复诊是必要的。颈肩肌筋膜疼痛综合征需与颈椎间盘突出、感染性疾病、肺上沟癌等肿瘤性疾病、肩袖损伤、心绞痛等疾病鉴别。

七、治疗

颈肩部肌筋膜疼痛综合征治疗方法较多,建议采用阶梯治疗的原则。先以保守治疗为主,包括物理治疗、整脊、传统医学治疗、运动疗法、药物治疗、心理治疗等;若疼痛明显,病程较长,保守治疗无明显改善者,建议微创介入治疗。治疗时候务必关注个体化治疗和不同治疗手段的联合应用(如干针治疗联合 NSAIDs)。肌筋膜疼痛综合征防治复发的关键是纠正或消除引发触发点的诱因、易感或维持因子,同时积极灭活触发点,加强运动疗法,有利于康复,减少复发;还需注意是否有其他疾病引发的继发性触发点,如椎间盘突出等,积极加以干预治疗后,才能更好地治疗肌筋膜疼痛综合征。

(一)物理治疗

物理治疗是缓解肌筋膜疼痛综合征疼痛的一种较有效方法,主要包括热疗、超短波、红外线、蜡疗、激光治疗、超声波、经皮电刺激疗法、体外冲击波、高能量激光疗法等,可增加局部血液循环、解除痉挛、缓解疼痛等。建议积极寻找触发点,针对触发点进行物理治疗。

(二)传统中医中药治疗

刮痧、拔罐、灸法、穴位疗法等和中药内服如补中益气汤等、外敷如通络方等具有清热利水抗炎、温经散寒、通络止痛作用,促进肿胀及炎症消散,有利于颈肩部肌筋膜疼痛综合征患者的恢复。

(三)推拿、整脊和手法治疗

推拿、整脊和手法治疗是肌筋膜疼痛治疗的一个重要方法,传统的治疗以拉伸为主,可在间歇期予以冷敷,目的是缓解肌肉痉挛、改善局部血液循环、减轻疼痛、防止粘连等。推拿治疗是一种广大患者容易接受的治疗方法,触发点推拿(以一指禅推法和拇指点法以及手掌按法和揉法、拿捏法为主)能更有效治疗肌筋膜疼痛综合征。如果效果不佳,可改为针法治疗。其他手法有深部重度按压,可通过神经反馈性抑制脊髓后角,改善局部循环。另外还有触发点按压、横向按摩、整脊疗法、喷雾和拉伸、应变和抗拉力、肌肉能量技术等,均有一定的疗效。

(四)牵张疗法

牵张疗法有两种:一种是自我牵张技术,用于患者在家中自我锻炼;另一种是治疗师的牵张技术,由治疗师为患者牵张的同时整复关节位置。对于那些不能或不接受微创治疗的患者,可以通过冷喷雾牵张疗法来灭活疼痛触发点。其要点是在对有疼痛触发点的受累肌进行牵张的时候,反复从触发点位置到牵涉痛位置的皮肤表面用冷喷雾剂进行有方向的喷射。

（五）体外冲击波疗法

体外冲击波疗法是治疗肌筋膜疼痛综合征的一种无创、安全、有效的物理治疗方法,可直接影响肌筋膜病变深部组织,通过诱导组织微创伤,间接刺激其重新修复,改善局部微循环,提高痛阈,改善炎性介质等作用,进而达到缓解疼痛、解除肌肉痉挛等目的。体外冲击波疗法尤其适用于病程短的患者,可以快速控制症状,结合调整姿势、运动疗法、拉伸受累肌肉等,能减少患者的复发,促进康复。

（六）运动疗法

通过运动锻炼来纠正肌肉的不平衡,提高肌肉的耐力,以巩固其他疗法治疗的效果,同时恢复肌肉的柔韧性。运动疗法分为牵张锻炼和力量训练,特别是核心力量和核心稳定性训练。对轻症的肌筋膜疼痛综合征患者可通过运动疗法恢复全部功能,对中重度肌筋膜炎患者,在巩固其他方法疗效的同时促进恢复肌肉的柔韧性。训练时间过早或者方法不对,会引起更多肌肉疼痛、紧张和痉挛。所以,有效的锻炼是另一种控制疼痛的治疗方法,但需在专业人士指导下进行。运动疗法必须在局部疼痛明显缓解之后,通过反复多次渐进性低阻力练习,否则有可能引起肌肉痉挛,加重原本的肌肉损伤,加重症状。

（七）药物治疗

对于非药物治疗疗效欠佳或者疼痛明显的患者可给予非甾体消炎止痛药或者肌松药;若疗效欠佳,可加用或再选用度洛西汀等抗抑郁药物。对于更为严重的肌筋膜疼痛综合征患者可加用曲马多或阿片类镇痛药物;若伴有神经病理性疼痛时,也可辅以加巴喷丁、普瑞巴林等抗癫痫药。睡眠障碍或焦虑状态可联合镇静催眠药物、抗抑郁药等。另外,对于存在维生素和矿物质缺乏等易感因素患者,积极给予相应的药物补充。

（八）微创治疗

1. 触发点针法微创治疗　利用各种针具,精准作用到触发点,肌肉会有抽搐反应（跳动）或产生牵涉痛,从而灭活触发点,起到事半功倍的作用。针具包括针灸针、浮针、注射器针、银质针、小针刀等,可以降低肌筋膜张力,解除局部痉挛。在针刺之前,必须仔细确定触发点的精确位置以进针,也可以在超声等仪器引导下进行。具体部位见各个肌肉相应的触发点图。触发点针法微创治疗的不良反应包括晕厥、血肿、感染、药物反应、神经损伤、血管损伤、损伤内脏或者脊神经阻滞范围过广等。建议按照微创治疗予以签署知情同意,全程监测生命体征,以确保患者安全。

（1）干针:就触发点立即失活而言,干针针刺技术可能与局部注射麻醉剂一样有效,机械性破坏功能障碍终板的完整性,但要求针刺到触发点务必位置精准。

（2）小针刀:在触发点治疗的同时,应用小针刀对增厚和挛缩的触发点上的肌筋膜横向切割予以松解,或在局麻下用于对肌肉附着处触发点和附着处粘连以及挛缩硬化关节囊和韧带进行松解,也能起到很好的作用。

（3）银质针:按照人体软组织外科解剖基础和软组织压痛点的分布规律,采用精准、规范的银质针针刺疗法,导入所需的最佳温度,通过消除无菌性炎性反应,松解紧张痉挛的肌肉,解除软组织疼痛,能够达到"以针代刀"的临床效果。

（4）注射治疗：即对触发点反复穿刺，尽量引出肌肉的跳动。当患者感觉难忍的酸胀痛时，给予 0.1～0.2 ml 局部麻醉剂，以减轻穿刺时的疼痛。注射麻醉剂不仅明显减轻了注射后疼痛，注射溶液还有助于暂时稀释和消散能量危机区的致敏物质。也可以酌情采用糖皮质激素、肉毒素等反复多次 MTrP 注射，间隔时间不一。糖皮质激素有望减轻炎症，但尚无证据表明比其他药物单独使用效果更好。肉毒素作用是通过抑制乙酰胆碱释放，阻断神经肌肉传导，进而使肌肉放松。优点是可数周或数月持续缓解疼痛，建议注射一般间隔 3 个月以上，以减少肉毒素反复应用产生抗体的机会。

（5）射频治疗：触发点射频热凝治疗是将射频针作用在肌筋膜与骨连接点的粘连组织上，形成蛋白凝固灶，达到毁损局部增生的异常末梢神经，分离和松解挛缩软组织，机械消除肌筋膜触痛点，促进局部微循环再通以及粘连松解后软组织应力改变等。标准射频时务必进行感觉运动神经测试，以免损伤运动神经。对于第一次射频治疗的患者，建议先行脉冲射频治疗，有助于消除触发点无菌性炎症等。

2. 神经调控治疗　肌肉等软组织的病变痉挛可导致相应的神经卡压，因此单独或同时行神经调控有助于明显缓解症状。可以采用相应颈肩部肌筋膜炎疼痛区域的脊神经后支、颈丛神经、颈部神经根或者硬膜外腔神经调控治疗，以期长时间缓解。

（1）神经阻滞治疗：对于急性期或者病程较短的患者，根据疼痛的范围可以分别选用脊神经后支、颈丛神经阻滞、颈部神经根注射治疗、硬膜外阻滞治疗等。单用局麻药或者局麻药联合糖皮质激素。实施过程中严密监测呼吸循环，以免发生意外。建议在影像学引导下进行治疗。

（2）神经射频治疗：对于中重度以上疼痛或者慢性疼痛患者，建议根据疼痛的范围行相应颈神经、颈部交感神经、外周神经等神经的脉冲射频。对于难治性慢性疼痛患者，也可以行感觉神经的标准射频。

（3）迁延或顽固的颈肩部肌筋膜炎患者，在综合上述治疗手段的同时，可进行颈部脊神经后支射频治疗（包括脉冲射频和标准射频）、颈交感神经阻滞、鞘内药物输注系统植入术、脊髓电刺激、外周神经电刺激等治疗，以改善症状，提高患者生活质量。

（九）心理疗法

本病易反复发作，病程较长，严重时影响睡眠，常伴焦虑抑郁情绪，需配合心理治疗和相关药物治疗，以缩短病程。

八、预防

（1）避免劳累，调整和纠正工作、生活中的不良姿势。有学者提出连续长期伏案工作的人员应保持正确的姿势，工作 40 分钟，建议休息 5 分钟，以减少肌肉痉挛，并定期变换体位，活动颈肩部，使得颈肩部不同肌肉之间协调工作。重视肌肉痉挛或重复性劳损相关的急性肌肉疼痛治疗，避免进展为慢性疼痛。

（2）不要长时间单手提重物；经常做颈部保健操，避免颈部受伤；可以定期热敷或者灸法做好颈肩部保健。积极主动的颈肩部肌肉锻炼，改善肌肉血液供应，增强抵抗力。

（3）睡姿准确和合适的枕头也有一定的防治颈肩部肌筋膜疼痛综合征的作用。建议将枕头的高度和位置尽量调节到符合人体肩颈部的椎骨生理弯度，要让肩颈部肌肉放松。

（4）成功的治疗需要配合良好的睡眠、不良姿势的改善、适度锻炼和缓解应激。对于某些诱发易感因素的消除是疾病治愈的关键，例如更年期女性应预防骨质疏松等。

（5）颈肩部肌群的自我拉伸：拉伸可以减轻挛缩肌肉的张力，降低肌梭敏感性，从而有效减轻肌筋膜疼痛综合征的疼痛不适。对于微创治疗后的患者拉伸，有利于巩固疗效，减少复发。拉伸一般每次持续 30～60 秒，每组 6～8 次。下面介绍几个颈肩部肌筋膜疼痛综合征常用的拉伸方法（图 2－14）。其实拉伸方法很多，不限于本文的介绍。

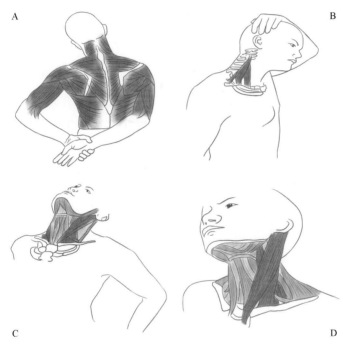

▲ 图 2－14　颈肩部肌筋膜疼痛综合征常用拉伸锻炼

A. 斜方肌拉伸；B. 斜角肌拉伸；C. 胸锁乳突肌拉伸；D. 颈深肌群拉伸。

1. 斜方肌拉伸方法　①上部斜方肌拉伸方法：可坐在椅子或凳子上，两脚分开一定距离，背部和腹部微微收紧。病变侧手伸向身后抓住椅子边缘，对侧手则上举按在病变侧头部耳朵上，将头部 45° 左右旋向对侧，然后用对侧手将颈部向对侧牵拉。②中部斜方肌自我拉伸方法：患者一手拉住另一手的手腕，尽量绷紧上肢向前伸，后背尽量向后弓；然后将两个手相叠与前臂平行，一起上举，两肘部用力向胸前慢慢靠拢，最后放松。③下斜方肌自我拉伸方法：对侧手扶着病变侧肘部举过头顶，用对侧手将病变侧上臂向对侧头上方牵拉。

2. 胸锁乳突肌自我拉伸方法　患者坐着椅子上，患病侧手抓住椅子边作为固定，头偏向患侧，然后用对侧手轻度后旋头部和牵拉头到对侧。

3. 斜角肌自我拉伸方法　患者坐着椅子上，上半身斜向对侧，患病侧手拉住椅子边，用对侧手将头部向对侧牵拉；并将头稍旋向上方和后方牵拉前斜角肌；头面对正前方，对侧牵拉中斜角肌和小斜角肌；头稍旋向对侧，牵拉后斜角肌。

4. 颈后肌的自我牵拉方法　双手抱住头枕部，并向前屈颈而头部往后对抗牵拉。若双

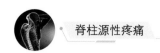

手用力将头稍微侧屈向前而头部往后对抗,则牵拉一侧的颈后肌。

九、典型病例

(一)诊治过程

一般情况　患者女性,28岁,办公室文员。

主诉　左侧颈肩部广泛酸胀痛半年余,加重1周。

病史　患者半年余前长时间低头工作后出现左侧颈肩部酸胀痛,可向头后部及左上臂放射,疼痛呈持续性,晨起较重,活动后略减轻。无明显上肢麻木,无走路踩棉感。1周前受凉后疼痛加重,夜间可痛醒,自服芬必得稍有缓解。

查体　神清,精神可,心肺未及异常。左颈部僵硬,活动轻度受限,左侧斜方肌可触及5个压痛性触发点,也可触及紧张带,按压触痛点可复制出疼痛并有向左肩部及上臂放射。右侧斜角肌、胸锁乳突肌紧张压痛,臂丛牵拉(-),椎间孔挤压试验(-),肱二头肌反射(++),肱三头肌反射(++),病理征未引出。

辅助检查　颈椎X线检查和颈椎CT见颈椎生理曲度变直,轻度退行性改变。颈椎MRI未见颈椎间盘明显突出。血常规、血沉、超敏C反应蛋白等未见明显异常结果。

诊断　颈肩部肌筋膜疼痛综合征。

治疗方案　鉴于患者年轻和病史较短,给予西乐葆(塞来昔布)、乙哌立松、外用膏药等药物治疗的同时,采用斜方肌、胸锁乳突肌等触发点冲击波治疗(能量2.5 kPa,频率10 Hz,次数3 000次),每周1次,一共3次。

随访　1周后患者门诊复诊,疼痛基本缓解,停药物,继续冲击波治疗,同时建议斜方肌等自我拉伸,务必矫正不良工作姿势。4周后复诊,症状消失,建议继续自我拉伸,继续关注生活和工作中的不良姿势。3个月后行门诊随访,患者无颈肩部疼痛复发。

(二)诊疗分析

1. 诊断明确　患者是白领,每天需要长时间使用电脑和手机,平时不注意锻炼和运动。具有肌筋膜疼痛综合征发生的潜在体质。患者具有典型的临床症状和体征,影像学检查、实验室检查等不支持椎间盘突出症、感染、肿瘤等诊断,因而颈肩部肌筋膜疼痛综合征诊断明确。

2. 治疗得当　患者病史较短,而且年轻。肌筋膜疼痛综合征病程短,而且年轻女性拒绝接受干针等微创治疗,由于其工作紧张压力大不能接受每天的理疗等治疗。鉴于以上原因,给予药物治疗和冲击波治疗相结合,短时程药物治疗有效后给予继续冲击波触发点治疗(共3次),同时自我拉伸,继续关注生活和工作中的不良姿势。3个月后行门诊随访,患者无颈肩部疼痛复发。

3. 随访到位　开始每周复诊行冲击波治疗等,症状缓解后分别于治疗后1个月和3个月对患者进行随访,无明显颈肩痛复发。

4. 宣教到位,重视预防　每次患者来门诊复诊,反复强调自我拉伸和运动的重要性,矫正生活和工作中的不良姿势是预防再次复发的关键。颈肩部肌筋膜疼痛综合征是可预防的,应该大力普及相关的健康教育知识。

十、总结与思考

颈肩部肌筋膜疼痛综合征是临床常见病、多发病,通过病史、查体、影像学检查等,诊断一般不难。但颈肩部肌筋膜疼痛综合征治疗方法多样,有保守治疗,有微创治疗,也强调自我康复治疗,尤其是老年患者和病程长的患者,如何根据患者病情在恰当时机选择合适治疗方式,需要根据患者病情进行综合判断。一般建议年龄轻或者病程短的患者在自我锻炼的基础上,进行体外冲击波的无创治疗;疼痛较重、病程较长者积极建议药物治疗联合冲击波治疗;无效者尽快接受干针等微创治疗。对于顽固性难治性颈肩部肌筋膜疼痛综合征,需要和纤维肌痛相鉴别的同时,可以采用神经调控等综合治疗方法。

第五节 颈椎棘间、棘上韧带炎

一、定义

颈椎棘间、棘上韧带炎又称棘间棘上韧带损伤,由于长期慢性劳损或急性损伤造成韧带组织局部出现无菌性炎症,进而刺激分布在韧带上的脊神经后支,产生疼痛。

二、病因

棘间棘上韧带是连接脊柱棘突、巩固脊柱稳定性、限制脊柱过度前屈的重要组织(见图 2-15)。棘间韧带在颈部非常发达,构成颈部两侧肌肉的分隔,被称为项韧带。长期低头伏案工作时,如果不注意定期改变姿势,棘间棘上韧带长期处于紧张状态,韧带所承受牵拉力超过生理范围,非常容易造成损伤。颈椎在受到外伤后,也可能对韧带造成一定损伤,加重脊柱的不稳定性。病程长者,韧带可因退变、坏死而钙化。其主要病理变化是颈部韧带、筋膜、肌肉及膜结缔组织炎症、肿胀及硬结。颈项部软组织在急性损伤未愈或长期慢性炎性刺激,可使颈部组织产生不同程度无菌性炎症,其中以项韧带、棘突间韧带肌肉与肌腱附着点及移行部位比较常见,因为这些部位的软组织多是牵拉应力的集中区。损伤后产生无菌性炎症,刺激局部末梢神经

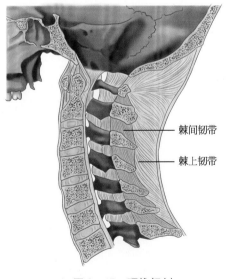

棘间韧带

棘上韧带

▲ 图 2-15 颈椎解剖

产生疼痛。另外,在上呼吸道感染时或受凉时,均可诱发无菌性炎症及疼痛发生。

三、发病机制

由于颈肩部软组织急性或慢性损伤产生的无菌性炎症,会刺激颈肩部肌肉产生疼痛感

觉及肌肉持续收缩。过度的肌紧张就会产生肌痉挛。长期痉挛的肌肉会使深筋膜供血不足及新陈代谢不足,乳酸及钾离子增加,进而加重肌肉痉挛。而长期的肌肉痉挛、寒冷等刺激因素均可导致局部软组织痉挛,加剧营养障碍,肌筋膜的创伤性无菌性炎症更加严重,如此形成恶性循环,经久难愈。

四、临床表现

多数急性期患者颈项部广泛疼痛、僵硬、酸胀、沉重和麻木感。疼痛可向枕部及上臂放射,呈持续性,晨起加重,活动后疼痛减轻。慢性病程者可伴有头痛、头晕不适,自觉颈后部僵硬、紧缩、压迫、沉重及疼痛感,致使颈部活动时感到不适。疼痛一般仅限于颈后部不适,病情严重时可伴有头痛或累及肩背部。

（一）症状

疼痛常位于两棘突之间,即棘突韧带部位。低头劳作、伏案工作后可使颈部酸痛加重,经休息后疼痛可暂时缓解甚至消失。同时会伴有颈椎活动受限,主要体现在低头受限。

（二）体征

颈椎棘突旁肌肉紧张僵硬,棘突间隙压痛,常可触及颈后伴有痛性结节或硬块,颈椎前屈、后伸活动度减小。

（三）影像学表现

慢性劳损所引起的棘间棘上韧带炎患者,颈椎 DR 见有较显著的退行性变,部分患者伴有棘上韧带钙化。急性棘间棘上韧带炎患者,颈椎 DR 无特殊改变,但在 MRI 上可显示韧带急性水肿信号。颈椎正常 MRI 见图 2－16,损伤颈椎 MRI 见图 2－17。

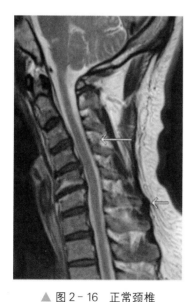

▲ 图 2－16　正常颈椎

MRI 显示正常的波浪状棘上韧带（短箭头）,正常的条纹状棘间韧带（长箭头）。

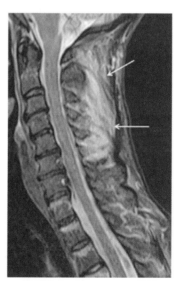

▲ 图 2－17　损伤颈椎

MRI 显示颈椎损伤累及棘间韧带（箭头所示）。

五、诊断

主要根据典型的临床表现,即颈部前屈时疼痛加重并伴有活动受限,查体可见棘突间隙明显压痛,X线及实验室检查常为阴性。

六、鉴别诊断

(一)急性颈部软组织损伤

又称落枕。由于某种外力作用下,导致受累的颈部软组织损伤,刺激相应的神经末梢产生疼痛,引起颈肌痉挛,常见受累的肌肉为斜方肌、肩胛提肌、胸锁乳突肌等。

(二)颈部肌筋膜炎

通常因劳累或受凉后导致颈部筋膜组织出现炎症反应,常引起颈肩部酸痛,可伴有颈部肌肉痉挛,通常休息后可缓解,颈椎影像学检查可正常。

七、治疗

颈椎棘间棘上韧带炎的治疗方法很多,可以口服活血化瘀、消炎止痛药物,也可应用手法按摩,松解棘上韧带。对于棘间棘上韧带挛缩严重者,可采取针刀疗法进行松解韧带疤痕挛缩。对于急性期患者,可采取糖皮质激素局部注射。

(一)体外冲击波治疗

冲击波是一种机械波,具有声学、光学、力学的一些特征,通过力化学信号转导产生生物学效应,促进组织细胞再生、毛细血管及上皮细胞增生、粘连组织松解,从而达到治疗肌骨疾病的目的。相比其他物理治疗方法,冲击波不易被浅表组织吸收,能量可传递到骨骼肌及韧带深处,改善局部血液循环、松解局部粘连。使用冲击波治疗棘间韧带炎、棘上韧带炎时,冲击波频率选取 7～8 Hz,冲击次数 2 000 次,根据患者疼痛耐受程度调整压力在 0.8～2 bar 之间,开始治疗时应选择较小压力,随着患者对疼痛耐受程度增强而逐渐增加治疗压力。由于颈部肌肉较薄弱,在做棘间韧带、棘上韧带冲击波治疗时,可能会对脊髓产生损伤,因此应较小压力开始治疗。颈部冲击波治疗会对患者咽喉产生刺激,出现刺激性咳嗽,此时应调低治疗压力,避免患者产生咽腔损伤。

对于大部分患者来说,冲击波治疗过程是安全的,但需要排除局部感染、局部破损者;有出血疾病及凝血功能障碍者;重度认知障碍及精神疾病者;感觉功能障碍者;严重心律失常、血压控制不佳者;安装心脏起搏器者;妊娠患者。

冲击波治疗后的 1～2 天内会出现局部肌肉酸痛症状,2～3 天后症状会自行缓解。治疗前应给患者进行适当宣教,减轻患者紧张焦虑情绪。

(二)针具治疗

通过查体及影像学,首先定位患者病变棘突间隙。局部消毒铺巾,利用 0.5% 利多卡因进行局部麻醉。麻醉起效后用针刀快速刺入皮肤,依次缓慢经过皮下、筋膜、棘上韧带。如触到结节则在硬结处行纵行剥离,患者常在此时感到针下酸胀感。治疗时注意针刀刃面始终与脊柱平行,将针提至皮下,在皮下筋膜层行平刺疏通,一般行上下疏通即可。

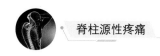

（三）局部注射治疗

对痛点局部进行注射治疗,对于改善局部肌肉痉挛、减轻无菌性炎症,效果极佳。一般采用低浓度利多卡因和糖皮质激素的混合液进行局部注射。糖皮质激素在局部的镇痛作用机制主要是抑制慢性疼痛的外周敏化和中枢敏化。在影像介导下局部注射能迅速降低局部炎症反应、缓解或消除疼痛,所需药物剂量小,全身不良反应少,治疗效果好,优于其他途径给药。在肌腱和韧带周围注射过程中,注意注射阻力,避免肌腱内注射。

（四）手法治疗

常用手法有按法、拿法、一指禅法等。对病变棘上韧带周围肌肉进行放松,对棘上韧带进行弹拨,一般每个部位从上往下反复治疗 3 遍。如果触到"骨错缝、筋出槽"则应用脊柱调整手法进行整复。患者采用仰卧位,医者选一方凳坐于患者头顶侧,以向右侧整复为例,医者右手置于患者右耳部,左手虎口卡住患者关节突关节,左手予四指顺势置于患者左侧脸颊,使患者颈部成右侧屈后伸位,左虎口前推,右手内收,双手协调发力,使椎骨错缝归位。

八、预防

避免长时间低头,适量休息,避免劳累。颈椎注意保暖,勿受凉。

九、典型病例

（一）诊疗过程

一般情况　患者女性,50 岁,会计。

主诉　颈部酸痛 5 年余,加重 1 个月。

病史　患者 5 年余前工作劳累后出现颈部酸痛,同时伴有颈部僵硬,经休息或理疗后颈部疼痛缓解。1 个月前劳累后受凉颈部疼痛加重,口服消炎止痛药及热敷效果不佳。颈椎DR 示项韧带钙化,MRI 示棘突间隙韧带水肿信号。

查体　颈项部僵硬,活动轻度受限,颈椎棘突间隙压痛(阳性),双侧斜角肌、胸锁乳突肌紧张压痛,臂丛牵拉试验(阴性),椎间孔挤压试验(—),双上肢肌力 5 级。

诊断　颈椎棘间棘上韧带炎。

治疗方案　患者为中年女性,病史较长,颈部项韧带伴随钙化,向患者交代病情及治疗方案,治疗方案采取多种方法的综合治疗。疼痛影响患者生活及工作,为快速缓解患者疼痛,在第一次就诊时,给予消炎镇痛液(2％利多卡因 2 ml＋0.9％生理盐水 8 ml＋曲安奈德10 mg)局部注射治疗,注射完毕后应用小针刀给予棘上韧带、棘间韧带闭合性松解。1 周后门诊复诊,患者疼痛症状较前明显缓解,给予冲击波治疗(能量 2 kPa,频率 8 Hz,次数 2 000次),每周 1 次,3 次为一个疗程。

随访　1 周后患者门诊复诊,疼痛明显缓解。3 次冲击波治疗后,患者颈部疼痛消失,颈部活动度正常。3 个月后行门诊随访,患者无颈肩部疼痛复发,颈部活动度正常。嘱患者自行做棘上韧带周围肌肉放松,弹拨棘上韧带。

（二）诊疗分析

1. 诊断明确　患者颈部酸痛多年,未给予特殊治疗及重视。1 个月前颈部劳累后疼痛明显加重,颈部活动受限,具有典型的临床症状和体征,影像学检查和实验室检查等不支持感染和肿瘤等系统性疾病,结合颈椎 DR、MRI 检查,考虑颈椎棘间棘上韧带炎诊断明确。

2. 治疗得当 患者疼痛较重,治疗的意愿很迫切,鉴于以上原因,给予局部注射及小针刀治疗相结合,应用冲击波物理治疗改善局部炎症吸收。3 个月后行门诊随访,患者无疼痛,颈部活动度正常。

3. 随访到位 症状缓解后分别于治疗后 1 个月和 3 个月对患者进行随访,患者疼痛无复发。

4. 宣教到位,重视预防 随访时,患者恢复正常工作状态。患者为伏案工作者,长时间低头劳作,存在颈椎棘间棘上韧带炎高发因素,指导患者合理工作方式。该病发作前,患者多存在慢性劳损,定期进行颈椎拉伸康复,可有效避免该病发生。

十、总结与思考

颈椎棘间棘上韧带炎是临床常见病、多发病。头部过度前屈是其根本原因,常见于长时间低头工作者。该病结合查体及影像学诊断一般不难,治疗上应注意休息,避免颈椎长时间前屈。

第六节 颈椎后纵韧带骨化症

一、定义

颈椎后纵韧带钙化(ossification of the posterior longitudinal ligament,OPLL)是由于颈椎后纵韧带异常增厚并钙化形成的椎管前方骨肥大的表现。颈椎后纵韧带骨化症是指由于颈椎 OPLL 造成相应节段颈椎管狭窄,导致颈椎管内脊髓与神经根受压与损伤,继发躯体感觉障碍与运动障碍等临床表现。

二、病因

亚洲人群是脊椎 OPLL 的高发人群,颈椎是 OPLL 最常发生的部位,95％的患者出现颈椎后纵韧带骨化症的相关临床表现。OPLL 发生发展具体机制尚不清楚,目前主流观点认为OPLL 是多因素共同作用的结果。

(一)颈椎退变与骨代谢紊乱

颈椎退变导致的局部应力改变是颈椎 OPLL 形成的一个关键因素。应力作用诱导下韧带细胞通过旁分泌和自分泌形式产生骨骼重塑因子,如 BMP-2、TGF-β、前列腺素等,促进韧带的骨化。

(二)遗传因素

颈椎 OPLL 在不同的人群中发病率不一,具有明显的区域性与人种差异。OPLL 患者的家族成员也表现出明显的基因易感性,目前已知 *BMP4*、*BMP9*、*COL6A1*、*HAO1A* 等基因与 OPLL 发生相关。

(三)饮食习惯与糖代谢异常

习惯高盐和低动物蛋白饮食的人群,发生颈椎 OPLL 的风险明显增高。糖尿病史患者颈椎 OPLL 的发生率明显高于正常人。

（四）基础病因素

颈椎 OPLL 与多种疾病相关,如弥漫性特发性骨肥厚、强直性脊柱炎、Castleman 病等。

三、临床表现

颈椎后纵韧带骨化症的主要发病年龄为 50～60 岁,主要表现为轴性颈痛、神经根性病变、颈髓病等症状与体征。大约 17% 患者病情呈进展趋势,日常活动需要他人帮助。

（一）临床症状与体征

1. 轴性颈痛　颈肩部酸胀痛、痉挛性疼痛,棘突及椎旁肌肉可有压痛,严重者颈椎后伸受限。

2. 神经根性病变　单侧或双侧上肢神经分布区疼痛,可伴有感觉减退及效应肌群的肌力减退。

3. 颈髓病　颈髓病是颈椎后纵韧带骨化症的主要临床表现,与脊髓型颈椎病的临床特征相似,表现为慢性进行性痉挛性四肢瘫,包括行走无力、踩棉花感、痉挛步态及平衡不稳;一侧或双侧上肢精细动作能力持续下降伴有大小鱼际肌萎缩,肢体及躯干感觉异常如麻木感、束带感、灼热感、痛觉过敏等。随着颈髓病的加重,出现行走困难、站立不稳等瘫痪表现,可伴有大小便困难、便秘、尿失禁等。临床体征除了上述肢体肌力减退及感觉障碍外,可有肢体肌张力增高、腱反射亢进等,霍夫曼征、桡骨膜反射倒错等上运动神经损伤相关病理征阳性,轮替运动障碍,椎间孔挤压实验可加剧神经根性疼痛等。Rhomberg 征及串联步态实验在早期患者即可表现出阳性。

（二）影像学表现与分型

影像学检查对于颈椎后纵韧带骨化症的定性与定位诊断不可或缺。

1. X 线片　在颈椎的侧位片上可见椎体后缘线状或片灶状致密骨化影,典型的骨化影与椎体间可有一条状透亮间隙(图 2-18),相应的颈椎出现生理曲度改变、椎间隙高度降低等退变性改变,可合并有前纵韧带骨化或黄韧带钙化。

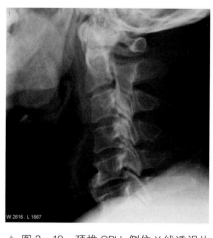

▲ 图 2-18　颈椎 OPLL 侧位 X 线透视片

2. CT　CT 能详细评估颈椎 OPLL 的严重程度。CT 矢状位可以将 OPLL 分为 4 种类型(图 2-19):节段型(A)、连续型(B)、混合型(C)和局灶型(D)。亦可通过 CT 矢状位计算椎管的狭窄率来判断椎管的狭窄程度,矢状位 OPLL 最大前后径与同一平面椎管矢状径比值即为颈椎管狭窄率。CT 轴位则能较好地呈现颈椎 OPLL 的形态及其与硬膜囊关系(图 2-20),双层征是判断是否存在硬脊膜钙化的一个重要提示,对于术前评估具有重要意义。

3. MRI　MRI 主要用于判断颈髓的受压程度与范围,对于判断是否存在颈髓损伤或软化具有诊断意义(图 2-21)。

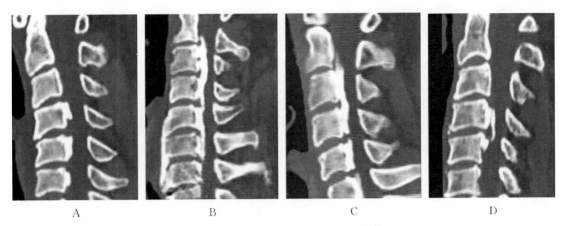

A B C D

▲ 图 2 - 19 颈椎 OPLL 分型（CT 矢状位）

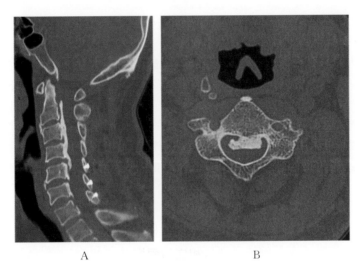

A B

▲ 图 2 - 20 颈椎 OPLL（连续型）：CT 矢状位与轴位

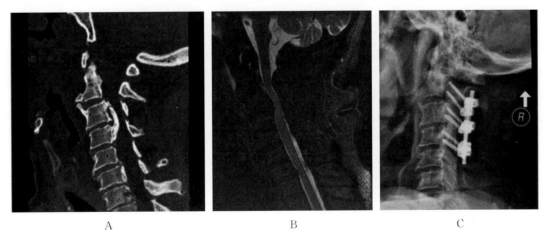

A B C

▲ 图 2 - 21 颈椎混合型 OPLL（A），伴脊髓软化（B），接受颈椎后路减压内固定手术（C）

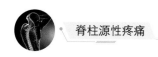

四、诊断与鉴别诊断

根据患者的临床症状与体征,特别是存在颈髓病临床表现,结合颈椎 X 线侧位片,即可初步诊断。CT 对于进一步明确诊断,评估 OPLL 的影像学分型和颈椎管狭窄程度是必需的。MRI 对于进一步判断颈髓的受累情况及邻近节段的椎间盘退变情况有意义。

颈椎后纵韧带骨化症与脊髓型颈椎间盘突出症的临床症状与体征相似,而且两者也可同时存在,因此需评估患者的脊髓运动与感觉障碍平面,对于进一步明确责任病灶是有指导意义的,MRI 有利于进一步评估与鉴别诊断。颈椎后纵韧带骨化症亦需与颈椎管内肿瘤、颈椎畸形、颅底凹陷症、寰枢椎脱位、颈椎骨折以及肌萎缩侧索综合征、多发性硬化等疾病相鉴别。总之,颈椎后纵韧带骨化症的临床症状和体征缺乏特异性,进一步 X 线片、CT 及 MR 检查对鉴别诊断是必要的。

五、治疗

大约 70% 颈椎后纵韧带骨化症的患者在 10 年内可处于无进展阶段,而当颈椎管狭窄率达到 30%～60%,则具有进展为颈髓病的趋势,当狭窄率大于 60% 时,则 100% 出现颈髓病的临床表现。

(一)非手术治疗

包括随访观察、运动调理、物理治疗、药物治疗等。一般来说,当椎管狭窄率<30%且临床症状轻微的患者,可采用密切随访观察与运动调理。而出现轻度神经根性症状的患者,可以接受非甾体类镇痛药物处理,并配合物理治疗和中医药治疗。中医药有助于改善脊髓或神经根的血运。

运动调理与物理治疗需要在专业的治疗师指导与辅助下进行,其中运动调理不建议大幅度活动颈部,特别是对于影像学可见脊髓或神经根受压的患者。

对于椎管狭窄率超过 30% 的患者,应充分告知病情进展风险,并根据临床症状与体征决定是否继续进行非手术治疗。颈椎 OPLL 是外伤导致脊髓损伤的独立危险因素,能够显著提高颈椎外伤带来的脊髓损伤概率。因此,对于颈椎后纵韧带骨化症患者,详细评估脊髓的运动与感觉功能,并充分告知脊髓损伤风险,对于选择下一步的治疗策略具有指导意义。

(二)手术治疗

当患者的神经根性或颈髓病的症状与体征,经非手术治疗仍呈进展性,可以考虑手术治疗。另外,如患者因外伤并发颈髓损伤,也具有颈椎手术减压与稳定性重建的手术指征。手术治疗的方式包括颈前路手术、颈后路手术以及前后联合入路手术三大类。相对来说,颈前路手术相对于颈后路手术的难度大、风险高。

1. 颈后路手术 对于大多数的颈椎 OPLL,特别是范围累及颈椎多节段,而且颈椎的生理曲度丢失不显著的患者,颈后路手术是能够满足减压需求的(图 2 - 21)。手术的方式包括颈椎椎板切除减压术与椎管成形术。

(1)椎板切除减压术:包括常规切除与扩大切除两种方式。常规椎板切除减压术切除范围包括棘突、双侧椎板及黄韧带,暴露硬膜囊。植骨融合或内固定融合有利于降低手术后期继发颈椎曲度改变的概率,如颈椎曲度丢失乃至颈椎反曲,导致脊髓前方受压加重等。扩大椎板切除减压术切除的范围包括两侧颈椎侧块的内侧部，达到进一步减压椎间孔后方的目的，对于存在广泛椎间孔区狭窄的患者可以考虑，但是该术式对颈椎后方的骨性结构破坏范围大，颈椎的稳定性破坏较大，后期继发颈椎失稳的概率高，因此需慎重选择。

（2）椎管成形术：主要包括单开门式、双（正中）开门式以及半椎板切除椎管成形术等。单开门式椎管成形术通过一侧椎板全层切开与对侧椎板外层切开，不对称性扩大椎管矢状径，适用于临床症状以一侧为重的病例。但该术式再关门的概率相对其他椎管成形术较高。双（正中）开门式椎管成形术通过切开棘突并向两侧撑开椎板，对称性的扩大椎管矢状径，切开的棘突间通过植骨固定避免再关门。相对于单开门式，双（正中）开门式对椎管容积的扩大更大。半椎板切除椎管成形术是在切除一侧椎板的基础上潜行切除棘突基底及对侧椎板内层，其对椎管容积的扩大效果有限，适用于椎管狭窄率相对较小，脊髓受压不显著且一侧为重的病例。

2. 颈前路手术　对于椎管狭窄严重、颈椎曲度丢失明显、脊髓前方受压显著以及年纪较轻的病例，需要考虑颈前路手术的适应证。研究表明，通过评估颈椎的 K 线，即 C2 与 C7 椎体中点水平两椎管中点间的连线，当 OPLL 病灶超过 K 线时，即为阴性（图 2-22），采用颈前路相对于颈后路手术预后更好。

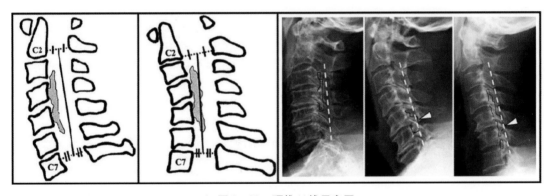

▲ 图 2-22　颈椎 K 线示意图

颈前路手术包括椎间盘切除融合与椎体切除融合两种方式。椎间盘切除融合适用于局灶型 OPLL 合并或不合并相应节段椎间盘退变的病例。椎体切除融合适用于连续型或节段型的 OPLL，其相对椎间盘切除融合，对于脊髓前方的减压范围更大更充分，相应的临床神经功能改善程度更大，但相应的手术并发症更多。当 OPLL 病灶与硬脊膜粘连严重，强行切除 OPLL 伴发脊髓损伤与脑脊液漏的风险高，可采用 OPLL 病灶"漂浮法"。采用该方法需要至少做 20 mm 的前方椎体切除范围，OPLL 病灶磨薄至 5 mm 以下，并且两侧缘距椎体切除缘 2～3 mm 以上，以达到充分漂浮 OPLL 减压脊髓的目的。植骨融合材料可选用腓骨或髂骨自体骨移植，或者融合器植入融合的方式。

3. 前后联合入路　又称圆周型减压手术，适用于长节段连续型或混合型 OPLL，并合并颈椎曲度改变明显的病例。手术可分为同期手术与分期手术。一般来说，同期手术多为颈

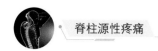

后路多节段开门椎管成形术，随后进行颈前路选择性减压椎管狭窄最严重的节段。分期手术为前路椎体切除两节段或以上范围，后期进行后路内固定融合，降低颈前路内固定或移植物移位等风险。

4. 手术并发症　颈椎 OPLL 的手术范围大，因此手术并发症概率较高。有研究报道并发症的概率达 21.8%。特别是前路手术，其相对于后路手术难度与风险更大，因此相应的手术并发症也更严重。常见的手术并发症，在颈后路手术中有颈椎轴性疼痛与神经根损伤，颈前路手术主要有硬脊膜撕裂、脑脊液漏、声音嘶哑、吞咽困难、呼吸困难、脊髓或神经根损伤，以及假关节形成、移植物或内固定材料并发症等。术中体感诱发电位与运动诱发电位等神经监护有助于提高手术的安全性。

六、总结

颈椎后纵韧带骨化症是多因素综合作用的颈椎管狭窄性疾病，慢性进行性颈髓病表现是其特征，X 线、CT 及 MRI 对于明确其诊断、分型及治疗方案选择具有指导意义。对于椎管狭窄不严重且临床症状较轻的病例可考虑非手术治疗方式，当椎管狭窄严重或者经非手术治疗临床症状仍持续加重的病例可考虑手术治疗。手术治疗方案的选择应充分考虑患者的年龄、颈椎曲度、椎管狭窄程度、OPLL 分型及脊髓受压方式等，合理的手术方案是达到良好手术预后的前提。

第七节　颈源性头痛

一、定义

颈源性头痛是指由高位颈部脊神经（C1～C3）所支配结构（颈椎小关节、椎旁软组织、椎动脉）的器质性或功能性病损所致的以慢性、单侧头枕部疼痛为主要临床表现的一组综合征。

临床上引起头痛的原因非常复杂。伴有颈部压痛不适的头痛，当进行针对 C1～C3 脊神经后支及颈椎旁软组织治疗时往往有效，日益引起关注。1983 年，Sjaastad 首次把这类头痛命名为颈源性头痛（cervicogenic headache，CEH）。1994 年颈源性头痛概念、定性、分类得到国际疼痛研究学会（International Association for the Study of Pain，IASP）承认，依照分类标准 CEH 在人群中的发病率为 1‰～18‰。1998 年 Sjaastad 等修订了 CEH 的诊断标准，即目前国际颈源性头痛研究组所发布的 CEH 诊断标准。2004 年国际头痛协会（International Headache Society，IHS）接受 CEH 为一种独立的头痛类型，2004 年 8 月发布 CEH 新的诊断标准。

二、颈枕部相关肌肉神经解剖

颈源性头痛主要与高位颈脊神经后支受刺激或卡压有关，这些神经走行于枕下三角。第 1 颈神经在寰椎后弓上方发出第 1 颈神经后支，分布到头后直肌、头上下斜肌，该神经后支内含有丰富的感觉神经纤维。第 2 颈神经从椎板间隙中出椎管，其后支分出内侧支、外侧支、上交通支、下交通支和头下斜肌支。内侧支与来自第 3 颈神经的纤维共同组成枕大神经、枕小神经和耳大神经,外侧支分布到头最长肌、头夹肌和头半棘肌。在横突的结节间沟第 2 颈神经后支的上交通支与第 1 颈神经后支连接,其下交通支与向下进入第 2、3 颈椎关节突关节的第 3 颈神经后支相连接。第 1、2、3 颈神经后支借交通支相连接形成神经环(或称为颈上神经丛,或 Cruveihier 后颈神经丛)。第 3 颈神经出椎间孔在椎动脉后方发出第 3 颈神经后支,其内侧支分布到多裂肌,外侧支分布到头最长肌、头夹肌和头半棘肌。上述这些神经的分支靠近椎动脉经枕骨大孔进入颅腔前的成角处,容易受到椎骨突起及肌肉在附着处的刺激及损伤,从而发生颈源性头痛。枕下三角的构成及枕神经的解剖位置见图 2 - 23 和图 2 - 24。

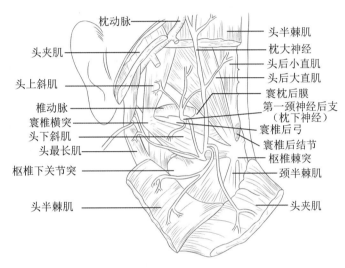

▲ 图 2 - 23　枕下三角的构成及枕神经的解剖

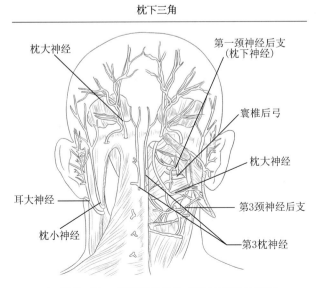

▲ 图 2 - 24　枕下三角的构成及枕神经的解剖

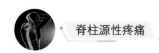

三、病因

（一）颈椎退行性变

不当姿势、外力因素、长期慢性劳损、陈旧性损伤等，均可引起椎体、椎间盘退行性改变、颈椎曲度变直、椎间孔狭窄、小关节功能紊乱、骨质增生等，使颈脊神经后支受到刺激、卡压，引起颈源性头痛。

（二）颈枕部肌肉痉挛、劳损

颈后部肌肉过度牵张、劳损，刺激颈椎腹侧运动神经纤维，发生反射性持续肌肉痉挛，组织缺血，无菌性炎症介质释放，引起肌筋膜炎，并刺激穿行于肌肉软组织中的神经干及神经末梢，引发头痛。

此外，由于长期不当体位、挥鞭伤等，颈枕部肌群劳损痉挛，卡压刺激颈脊神经后支，引发颈源性头痛更为常见。

（三）颈部器质性疾病累及上颈段神经与肌群

如类风湿关节炎、强直性脊柱炎等。

四、发病机制

（一）炎症理论

颈椎退行性变以及颈枕部肌肉软组织痉挛缺血，均可引起炎性因子的释放、集聚，导致颈椎间盘源性神经根炎，神经根充血水肿，直接产生根性疼痛；炎性因子刺激神经末梢，也可引起分布区域内肌肉软组织疼痛。

（二）解剖汇聚理论

脑神经传入支的终末纤维可延伸到 C2 水平，与 C1～C3 颈神经后支传入纤维在 C1～C2 后角灰质柱汇聚。高位颈神经所支配的结构病变，其传入神经与三叉神经传入纤维发生汇聚，引起额、颞及眼眶部的牵涉痛。

五、临床表现

（一）症状

1. 自觉疼痛部位　早期多为颈枕部、耳后部、耳下部不适感，随病程进展转为闷胀或酸痛感，逐渐出现疼痛。疼痛部位可扩展到枕顶、前额、颞部甚至眼眶部。最终出现始于同侧的颈枕额颞及整个半侧的头痛，有的可同时出现同侧肩背部疼痛不适。

2. 疼痛特征　多数为单侧头痛而不转换到对侧，为持续性中重度非搏动性疼痛，发作性加重。

3. 加剧因素　颈部活动时加剧头痛，被动活动度降低。寒冷、劳累、饮酒、情绪激动也可诱发疼痛加重。

（二）体征

1. 压痛点　颈椎旁、乳突下后方常有明显压痛。病程较长者可有颈后部、颞部、顶部枕部压痛点。颈部肌肉也可有触痛点。

2. 压顶试验和托头试验　部分患者可阳性。

3. 颈部旋转屈曲实验 90%以上颈源性头痛患者阳性。

4. 神经学检查 可有异常，如合并颈椎病或者脊髓病，则相应神经支配区有感觉、运动异常表现。

5. 其他体征 有的患者局部触觉、针刺觉减弱，部分患者患侧嗅觉、味觉和舌颊部感觉减退等，还可以存在合并疾病的相关表现。

（三）影像学检查

1. X线 可见不同程度的颈椎退行性改变，有的可见颈椎间孔狭窄、椎体前后缘骨质增生、棘突增宽变厚、棘上韧带钙化等。

2. CT 多无特殊变化，少数患者可见颈椎间盘突出。

3. MRI 椎间隙变窄、椎间盘退变，少数可有颈椎间盘突出。

4. 红外热成像 可有颈枕部片状热区或冷热区间插表现。

六、诊断

（1）根据疼痛部位、性质、体征，排除其他引起头痛的器质性疾病，多能快速诊断。颈椎旁、乳突下及耳后部压痛点是诊断颈源性头痛的重要依据，颈部旋转屈曲试验特异性和敏感性均较高。也可参照国际颈源性头痛研究组诊断标准或者国际头痛协会的最新诊断标准。

（2）部分患者有典型的颈源性头痛症状，但缺乏阳性体征，也无影像学阳性发现。对于此类不典型头痛患者可行诊断性颈、枕神经阻滞，或第二颈椎横突注射治疗，若注射后疼痛迅速减轻或消失，则有助于确定诊断。

（3）2004年IHS颈源性头痛诊断标准

A. 疼痛，起源于颈部的牵涉痛，并且被发现于一个或多个头部或面部区域，并符合C和D的标准。

B. 根据临床、实验室和/或影像学证据，在颈椎或颈部的软组织存在功能紊乱或损伤，已知其为头痛病因或一般情况下可视为头痛病因的。

C. 基于以下至少一项，并有证据证明疼痛可以归因于上颈部功能紊乱或损伤：①临床体征的证据显示头痛的原因与颈部有关；②对颈部结构或神经分布区的诊断性阻滞后或使用其他充分处理后，头痛消失。

D. 在成功治疗导致组织功能紊乱和损伤后的病因后，3个月内疼痛消除。

七、鉴别诊断

颈源性头痛依据各类头痛的发作特点、部位、临床表现等，需要与紧张性头痛、偏头痛等其他类型头痛相鉴别。

八、治疗

（一）一般治疗

（1）健康教育对于疾病的预防及手术后康复都非常重要。

1）保持良好的姿势与睡眠体位，可以避免颈部肌肉和颈椎的慢性劳损。

2）预防与治疗急性损伤：当发生颈部肌肉及软组织急性扭伤时应积极治疗，防止损伤慢性化。

3）护具的使用：颈托有软性和硬性之分。颈椎术后使用 2～4 周硬性颈托，目的是限制颈椎活动，促进恢复；由颈椎退变引起的颈源性头痛急性期也可以配合使用充气的软性颈托，使颈保持中间位置，起到牵引颈椎及颈部肌肉的作用，从而缓解疼痛，此类颈托可以持续佩带到头痛缓解。

（2）颈部保健操：颈部的适当锻炼，或者适度按压按摩，能缓解疼痛。

（3）物理治疗包括深部炎症治疗系统、经皮电刺激仪、HAN 仪、偏振光治疗等，可以改善局部循环，并有镇痛作用。

（4）牵引：牵引对颈源性头痛有一定的治疗效果，可以尝试。

（二）药物治疗

症状轻者，物理治疗配合药物治疗，一般能有效缓解头痛。主要的治疗药物有对乙酰氨基酚、NSAIDs、中枢性镇痛药、中枢性肌松药、离子通道阻断药、抗抑郁药、曲普坦类等。

（三）神经阻滞疗法

神经阻滞疗法是治疗颈源性头痛的有效方法，可以按照解剖标志进行，也可在影像引导下（B 超、C 臂、CT）精准进行相应神经阻滞。神经阻滞每周 1 次，每疗程 3～5 次。阻滞药物为低浓度局麻药和皮质激素，也可合用 B 族维生素。

（1）枕神经阻滞包括枕大神经阻滞、枕小神经阻滞和耳大神经阻滞。

（2）C2、C3 脊神经后支阻滞或者寰椎横突尖注射治疗能有效改善局部循环、消除神经炎症、阻断神经传导，松解颈枕部肌肉痉挛和粘连，从而有效治疗颈源性头痛。C2 横突结节注射稍多药量可以利用药物在横突间沟的扩散，同时阻滞 C2 和 C3 脊神经后支。

（3）星状神经节阻滞通过改善头颈部血液循环，使退变或者慢性损伤肌肉供血供氧增加，炎性介质减少，是头痛的有效辅助治疗手段。星状神经阻滞用 1% 利多卡因 3～5 ml 即可，注意不可两侧同时阻滞。

（4）颈部硬膜外注射治疗可以从 C7～T1 水平行硬膜外穿刺置管，导管置入至 C3 水平，单次注射 3 ml 消炎镇痛液或者持续硬膜外给药。注意局麻药低浓度，0.3% 利多卡因及皮质激素，每小时 2～3 ml。

（四）微创介入治疗

1. 肌筋膜触发点技术　肌筋膜触发点是存在于肌腹中的异常敏感小结，受刺激时引起远隔部位的牵涉痛。脊柱中颈椎是活动范围最大，椎旁肌肉最容易劳损痉挛，长时间的不当体位造成肌肉慢性劳损，粘连卡压神经。颈源性头痛患者在颈部肌肉中存在活性及隐形触发点，应用强刺激按压法、干针法、湿针法等均可以通过失活触发点而有效缓解头痛。例如应用"颈 8 针"失活斜角肌、胸锁乳突肌、斜方肌、头最长肌、头夹肌、头半棘肌中的触发点可有效缓解和治疗头痛。

2. 银质针技术　银质针疗法是严格按照人体软组织外科解剖和软组织压痛点分布规律，采用精确的银质针针刺治疗，导入所需的最佳温度，从而消除无菌性炎症，促进组织修复和肌细胞再生，解除软组织疼痛，求得良好治疗效果的一种治疗方法。银质针疗法对由于颈枕部软组织慢性损伤引起的头痛有一定疗效。根据颈枕部肌肉解剖，查找压痛点后布针，一般以棘突为中线，椎板、椎旁布针两列，提插手法并留针导热 20 分钟。注意避开血管神经。

3. 射频技术　部分头痛患者,应用上述方法无法缓解或者疗效不能维持时,可应用射频技术治疗,主要是影像引导下经皮穿刺枕神经及 C2、C3 脊神经后支射频热凝术或者脉冲射频调理术,或者影像引导下 C2 背根神经节脉冲射频调理术,多数可收到明显效果。在进行射频热凝前需要进行诊断性阻滞,以评估热凝后的效果及可能的不良影响。

(1) 枕神经射频热凝:按照体表投影定位或者超声引导,穿刺枕大、枕小神经,电生理测试复制出沿神经走行的放射性疼痛麻木,即可启动热凝程序,一般 70 ℃、75 ℃各 1 分钟。

(2) 颈脊神经后支射频热凝:患者俯卧位或者侧卧位,定位 C2 棘突、横突后结节,用射频套管针在胸锁乳突肌后缘距离乳突尖约 1.5 cm 处进针,C 型臂或超声引导下穿刺至 C2 横突结节,插入射频电极进行电生理测试,感觉测试麻木疼痛放射部位与疼痛部位一致时,启动射频热凝,70 ℃、75 ℃各 1 分钟。C3 以下脊神经后支位于锥体"腰部"即颈椎小关节后外侧处,同样方法进行射频热凝。

(3) C2 背根神经节脉冲射频调理:位于 C2/3 椎间孔后部。C 型臂引导下穿刺,正位针尖在关节柱中点,侧位针尖位于 C2/3 棘突之间接近椎管后缘。射频刺激诱发出沿神经传导的异感,造影可出现脊神经后根的神经鞘显影。脉冲射频具有松解神经根粘连,可逆性阻断神经传导,以及增强下行抑制和内啡肽释放增加的作用,能有效缓解疼痛,松弛头颈部肌肉。图 2-25 显示 C2 脊神经后支及 C2 背根神经节射频穿刺到位的正侧位 X 线透视影像。

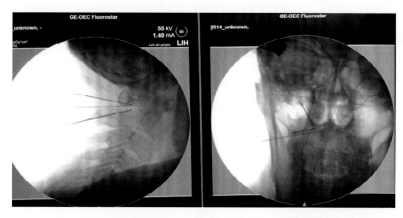

▲ 图 2-25　C2 脊神经后支及 C2 背根神经节射频穿刺到位正侧位

4. 低温等离子技术　等离子体是一种以自由电子和带电粒子为主要成分的物质形态,又称为等离子态。当应用等离子技术治疗时,治疗区域组织的分子链断裂形成等离子态,目标神经组织消融,从而阻断疼痛的传导。应用等离子技术治疗颈源性头痛时,患者体位、穿刺、到位确定等与射频穿刺基本相同,不同之处在于等离子刀头会伸出套管约 0.5 cm,因此穿刺到位启动等离子手术系统工作前将外套管退出相应深度。

九、预防

(一) 避免长时间低头伏案

从事长时间伏案工作的人员应保持正确的姿势,并定期活动头颈部。建议工作 40～60

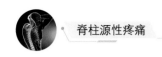

分钟后应活动 5 分钟,缓解肌肉的疲劳。

（二）加强颈肩部肌肉拉伸

静态拉伸能有效消除肌筋膜触痛点,恢复肌肉弹性和对头颅的支持作用,从而免除对神经卡压。

（三）重视对急性肌肉损伤的处理

急性损伤累积,形成慢性劳损,肌筋膜粘连,卡压神经。

（四）正确的睡眠姿势

主要是头位与肩保持同一水平。

十、典型病例

（一）诊治过程

一般情况　患者男性,32 岁,工人。

主诉　颈部疼痛 3 年,右侧头痛 1 年。

病史　患者 3 年前"落枕"后逐渐出现颈部持续性钝痛,无放射,夜间影响睡眠,右侧较重,1 年前颈部疼痛加重并向右侧头顶部放射,偶有右侧头部搏动性疼痛,持续数十秒至 1 分钟后缓解,无头晕、恶心、呕吐等症状。

查体　脊柱正常生理曲度,C2～C4 棘间、右侧椎旁压痛（＋）,C5～C7 棘突压痛（＋）,右侧枕大、枕小神经体表投影处压痛（＋）。活动度：颈椎前屈 45°,后伸 35°,下颌可触及胸骨柄,左右侧屈 40°,旋转各 80°。右侧臂丛神经牵拉试验（＋）,右侧椎间孔挤压试验（＋）,病理征（－）。

辅助检查　颈椎正侧位片：C3～C7 椎体前缘略变尖,各椎间隙正常。颈椎 MRI：C3～C6 椎间盘膨出,右侧椎间孔狭窄,颈椎曲度变直。

诊断　颈源性头痛；颈椎病。

治疗方案　入院后予以口服镇痛、营养神经药物,威伐光照射颈后部,配合星状神经节阻滞；行右侧枕大、枕小神经阻滞后疼痛略有缓解,效果不满意；后行 C2/3 椎旁滞术,头疼明显缓解。行 C5～C7 双侧椎板、横突、小关节银质针导热脊神经后支卡压松解术,疼痛发作次数减少,发作时疼痛程度减轻,由搏动性转为酸闷感。科室病例讨论后于 C 臂引导下行 C2、C3 背根神经节脉冲射频调理术,术中每个节段 72 V, 45 ℃脉冲射频 8 分钟（高电压长时程脉冲）,术后即刻疼痛缓解 50％以上。治疗后嘱患者调整坐姿,避免长时间低头；坚持颈肩部活动锻炼,注意保暖,颈部热敷。

随访　分别于术后 1 周、1 个月进行门诊随访,术后 3 个月、6 个月行电话随访。术后 1 周患者头痛症状明显缓解,术后 1 个月患者头痛症状未发作,术后 3 个月患者头痛症状基本消失,术后 6 个月头痛症状偶然出现。

（二）诊疗分析

1. 诊断明确　患者具有典型的临床症状、体征和影像学表现,因而诊断明确。

2. 治疗得当

（1）患者病史 3 年,最近 1 年加重,曾行药物、针灸、牵引、卧床休息等保守治疗,有所缓解,但病情反复,符合微创治疗及手术指征。

(2)患者行右侧枕大、枕小神经阻滞后疼痛略有缓解,效果不满意;后行C2/3椎旁神经阻滞术,头疼明显缓解;行颈部银质针导热周围神经卡压松解术,疼痛发作稍减轻;行C型臂引导下行C2、C3背根神经节脉冲射频调理术,疼痛症状明显改善。术后指导颈肩部康复训练。进行宣教,要求调整坐姿,避免长时间低头;坚持颈肩部活动锻炼,注意颈部保暖。

3. 随访到位 分别在术后1周、1个月、3个月、6个月对患者进行随访,头痛症状明显改善。

4. 重视预防 患者表示,在患颈源性头痛及入院之前,他不懂得如何预防颈椎病,也从来不会去刻意保护颈椎,锻炼颈肩部肌群。颈源性头痛是可预防的,应该大力普及相关的健康教育。

(张洪新 欧册华 孙雪华 冯智英 阚厚铭 郑小斌 薛朝霞)

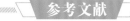

参考文献

[1] 党耕町,刘忠军,张凤山,马庆军主译.罗思曼-西蒙尼脊柱外科学[M].北京:大学医学出版社,2017.

[2] 苗春宁.探讨星状神经节阻滞联合改良颈部椎旁神经阻滞治疗颈源性头痛的临床疗效[J].中国伤残医学,2018,26(7):84-86.

[3] 文传兵,刘林涛,代月娥.超声引导颈椎小关节阻滞的临床疗效研究[J].中国疼痛医学杂志,2018,24(10):64-66+71.

[4] 倪家骧.等离子消融术新适应证——神经痛治疗的瑜与瑕[J].中国医药科学,2017,7(4):1-3.

[5] 马柯.糖皮质激素在疼痛微创介入治疗中的应用——中国专家共识[J].中国疼痛医学杂志,2017,23(6):401-404.

[6] 马拦,王宝军.颈源性头痛的研究进展[J].世界最新医学信息文摘,2019,19(06):87-88.

[7] 丁东福.整复推拿治疗颈源性头痛100例临床观察[J].世界最新医学信息文摘,2017(99):163-164.

[8] Li Q,Wang JW,Zeng BF,et al. Evaluation of 2-stage Treatment for Cervical Dorsal Rami Entrapment Syndrome:A Randomized,Controlled Trial[J]. Neurologist,2017,22(5):157-165.

[9] Do TP,Heldarskard GF,Kolding LT,et al. Myofascial trigger points in migraine and tension-type headache. J Headache Pain,2018,19(1):84.

[10] Boonruab J,Damjuti W,Niempoog S,et al. Effectiveness of hot herbal compress versus topical diclofenac in treating patients with myofascial pain syndrome. J Tradit Complement Med,2018,9(2):163-167.

[11] Parthasarathy S,Sundar S,Mishra G. Assessment of predisposing factors in myofascial pain syndrome and the analgesic effect of trigger point injections. A primary therapeutic interventional clinical trial. Indian J Anaesth,2019,63(4):300-303.

[12] Nouged E,Dajani J,Ku B,et al. Local Anesthetic Injections for the Short-Term Treatment of Head and Neck Myofascial Pain Syndrome:A Systematic Review with Meta-Analysis. J Oral Facial Pain Headache,2019,33(2):183-198.

[13] Zhang XF,Liu L,Wang BB,et al. Evidence for kinesio taping in management of Myofascial pain syndrome:a systematic review and meta-analysis. Clin Rehabil,2019,33(5):865-874.

［14］ Wang K，Deng Z，Wang HH，et al. Influence of variations in stiffness of cervical ligaments on C5 - C6 segment ［J］. J Mech Behav Biomed Mater，2017，72：129 - 137.

［15］ Feng B，Cao SL，Zhai JL，et al. Roles and mechanisms of leptin in osteogenic stimulation in cervical ossification of the posterior longitudinal ligament ［J］. Journal of Orthopaedic Surgery & Research，2018，13(1)：165.

［16］ Tetreault L，Nakashima H，Kato S，et al. A Systematic Review of Classification Systems for Cervical Ossification of the Posterior Longitudinal Ligament ［J］. Global Spine J，2019，9(1)：85 - 103.

［17］ CASP. The Chinese Association for the Study of Pain(CASP)：expert consensus on the cervicogenic headache ［J］. Pain Research and Management，2019，3：1 - 6.

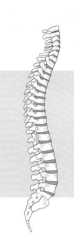

第三章
胸椎源性疼痛

胸椎源性疼痛是指胸椎的骨、关节、椎间盘或椎周软组织发生退行性变或损伤后，在一定的诱因下，发生胸椎间盘突出、椎管狭窄、胸椎小关节错位、椎旁软组织炎症或痉挛等，直接或间接刺激或压迫胸脊神经根、交感神经或脊髓等而导致的疼痛。其发生与随年龄的增长呈正相关，同时与体质、职业等因素也存在紧密联系。其原因大致可以分为原发因素如急慢性损伤、诱发因素如过度负荷和继发因素如肌痉挛等。胸椎源性疼痛的诊治主要需明确病因，而后进一步确定治疗方案。发病机制主要有椎间盘突出、椎管狭窄导致的病理性改变引起的疼痛（骨性学说）和软组织损伤后发生一系列病理变化导致的疼痛（软组织损伤学说）。其治疗形式多样，包括中医治疗、药物治疗、神经调制治疗以及手术治疗等；针对病因治疗和对症治疗，解除疼痛。

第一节　胸椎间盘源性胸痛

一、定义

胸椎间盘源性胸痛是指胸椎间盘退行性病变刺激胸神经或脊髓引起的胸部疼痛。胸椎间盘突出症临床少见，在所有的脊柱椎间盘突出疾病中，胸椎间盘突出的发病率在 $0.25\%\sim$ 0.75%。由于胸椎间盘突出的临床症状不典型，部分患者的首发症状仅表现为不明原因的胸痛，患者或医务人员常考虑心脏或肺部疾病。随着对该疾病认识程度及医疗技术水平的提高，特别是 MRI 的普及，该疾病的确诊率也较前有所提高。

二、病因

胸痛的原因分为心源性胸痛和非心源性胸痛，在非心源性胸痛中多由于胸椎源性相关疾病引起。胸椎源性胸痛是由于胸椎骨、关节突关节、椎间盘退变或损伤等原因，导致骨质增生、小关节错位、椎间盘突出，直接或间接导致脊神经根、交感神经、脊髓及椎管内外血管受到刺激或压迫。

由于胸椎与颈椎和腰椎在脊柱中的方向、结构和功能不一样，较少承受人体的重量，再加上两侧与肋骨相连及保护，不容易发生退行性病变，所以胸椎间盘源性胸痛较椎间盘源性

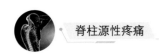
腰痛和颈椎间盘突出发生率低,临床上极为罕见,容易误诊。

三、发病机制

(一)胸神经前支

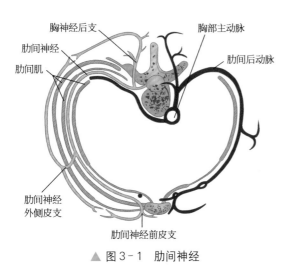

图 3-1 肋间神经

第 1 对胸神经前支至第 11 对胸神经前支分别位于相应的肋间隙中,故又称为肋间神经(图 3-1),第 12 对胸神经前支的大部分位于第 12 肋下方,故名肋下神经。肋间神经分为肌支和皮支,肋间神经的肌支支配肋间内肌、肋间外肌、腹肌的前外侧群(腹直肌、腹外斜肌、腹内斜肌、腹横肌)。肋间神经的皮支分布于胸、腹壁的皮肤以及胸腹膜壁层。胸神经前支在胸、腹壁皮肤的分布有明显的节段性,与胸椎源性胸痛相关主要包括第 2~8 胸神经(T2~T8)前支。第 2 胸神经前支(T2)分布于胸骨角平面,第 4 胸神经前支(T4)分布于乳头平面,第 6 胸神经前支(T6)分布于剑突平面,第 8 胸神经前支(T8)分布肋弓平面。第 1 对胸神经前支主要参与合成臂丛神经,第 10~12 胸神经前支参与脊柱源性腹痛相关机制。

(二)交感神经因素

心脏交感神经的节前神经元位于脊髓第 1~5 胸段的中间外侧柱,节后纤维来自脊椎旁的星状神经节或颈交感神经节,分布于心房,过房室沟分布在心室肌表面的心外膜层,并和冠状动脉伴行穿过心室壁向下支配心内膜。

(三)胸椎间盘突出因素

临床上根据椎间盘突出物在椎管内部位的不同,常把胸椎间盘突出分为 4 型,即中央型、旁中央型、外侧型和硬膜内型。中央型与旁中央型占椎间盘突出 70% 以上,硬膜内型少见。胸椎间盘突出引起胸痛可归结于脊髓压迫和供血减少。T4~T9 脊髓供血血管少且血管较细,胸椎椎管较颈椎、腰椎椎管空间小,胸椎间盘突出后脊髓可代偿空间狭窄,极易发生脊髓损害。

四、临床表现

(一)症状

反复发作的胸背部疼痛,如伴有以下症状,需考虑椎间盘源性胸痛:①胸腹束带感者;②肋间神经痛者;③进行性发作双下肢无力者;④存在下肢锥体束征而无颈椎不适者。

胸椎间盘突出按照脊柱节段大致分为上胸段(T1~T4)、中胸段(T5~T10)、下胸段(T11~T12)。上胸段、中胸段突出多表现为肌张力高、双下肢肌力减退,若突出椎间盘压迫到神经根则可引起放射性肋间神经痛。T11和T12水平存在腰膨大,中度突出即可引起脊髓压迫症状。疼痛是本病常见的表现,并且常为首发症状,较神经功能障碍出现早。

（二）体征

常见胸椎脊旁肌肉紧张。胸椎棘突旁压痛和放射痛,叩击时疼痛加重。有患者存在感觉平面障碍,神经支配区内皮肤感觉减退,温度觉异常,锥体束征阳性。

（三）影像

椎间盘源性胸痛单纯根据临床症状和一般物理检查不能做出准确的定位诊断,主要要依靠影像学、椎间盘造影等检查。一旦诊断为椎间盘源性胸痛,首先建议患者行胸椎MRI检查,同时了解患者是否存在椎管狭窄、黄韧带肥厚骨化等。另外,确定责任椎间盘非常重要,神经电生理检查对于确定损伤节段非常必要。详细的神经查体也有助于确定病变神经节段。

五、诊断

诊断椎间盘源性胸痛需符合以下几个条件：病变椎间盘造影诱发试验出现诱发痛或复制痛；邻近椎间盘造影不出现诱发痛；椎间盘突出压迫硬膜囊或神经根。

六、鉴别诊断

胸椎间盘源性胸痛应与心源性胸痛、硬膜外脊髓肿物、胸椎间盘突出症、胸椎压缩性骨折等相鉴别。

（一）髓外硬膜外肿瘤

为椎管常见肿瘤,以淋巴瘤、转移瘤为主,常见于中老年群体,病情进展快,常伴疼痛感,患者多有脊髓压迫症,累及胸椎、腰椎,表现为神经根、脊髓受压,随后可能出现下肢感觉、运动功能障碍,或伴括约肌功能失调。MRI是目前诊断髓外硬膜外病变的有效手段。

（二）心源性胸痛

主要表现为胸部不适或胸骨后痛,某些疾病引起的胸痛有其特点：主动脉夹层表现为剧烈撕裂样疼痛,心绞痛表现为阵发性胸骨后痛伴左肩及左臂内侧放射痛,心肌梗死表现为持续性疼痛。根据典型胸痛症状、心电图、心肌酶谱、心脏彩超、心脏造影等检查结果,进一步明确心源性胸痛病因。

（三）胸椎间盘突出症

疼痛可为腰痛、胸壁痛或一侧、两侧下肢痛,咳嗽、打喷嚏或活动增加均可致使疼痛症状加重,休息后上述症状可减轻。可有感觉障碍、肌力减退、括约肌功能障碍等。MRI可精确地进行定位和评估脊髓受压的程度。

七、治疗

对于临床症状较轻的患者首选保守治疗,对于保守效果不佳者可选取介入治疗或手术治疗。如患者伴有脊髓病变症状并进行性加重,一般建议尽早进行椎管减压,避免脊髓损伤引起不可逆性变化。

（一）一般治疗

症状轻者主要以制动、物理疗法、支具疗法等保守治疗为主。

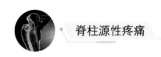

（二）药物治疗

以脱水药、非甾体消炎镇痛药、肌松药、神经营养药、糖皮质激素等为主。

（三）神经阻滞治疗可行胸椎椎旁神经阻滞和肋间阻滞疗法

1. 胸椎旁神经阻滞　取胸椎棘突上缘旁开 1.5～2 cm，局部麻醉后垂直进针穿刺至椎板外侧。退针，并将针尖向椎管外侧缘移动 0.5 cm；再进针，通过椎板外侧缘，达肋横韧带。改用 2 ml 盛有生理盐水无阻力注射器，边进针边用无阻力注射器测试，一旦进入椎旁间隙，压力突然消失。回抽无血、无气，注射消炎镇痛药液 10 ml。

2. 肋间神经阻滞　肋间神经位于肋骨下缘，肋间内肌和肋间外肌之间，在肋间动静脉的下方。最佳阻滞部位为肋角至腋中线的范围内。若过于接近脊柱在肋角之后，脊神经前支尚未进入肋缘下，阻滞效果差并且容易气胸。在腋中线前面阻滞，此处外侧皮支在腋中线已经穿出，临床意义不大。选好穿刺点后在相应的肋骨垂直进针，穿刺至肋骨骨面后调整针尖至肋骨下缘，调整针的角度，使针尖滑过肋骨下缘，垂直进针 0.3～0.5 cm，有无异感不重要。回抽无血、无气，给予 3～5 ml 消炎镇痛药。

（四）微创介入治疗

可行经皮激光椎间盘减压术、射频消融术、椎间盘电热疗法、髓核成形术、三氧髓核消融术、化学溶解术等。

（五）手术治疗

由于胸椎和腰椎结构差异大，椎管内手术操作空间有限，椎间孔内结构复杂，脊髓耐受性相对于腰椎较差，并且受到邻近脏器、胸膜、肋骨的影响，手术操作难度大，出现术后并发症概率高，因此胸椎手术对于术者经验及手术技巧要求更高。

1. 经关节突入路胸椎间盘切除术　该术式是经后路椎板入路的改良版，临床证明，单纯的经后路椎板减压不仅不能减轻患者症状，而且会因术中牵拉造成脊髓的医源性损伤。经关节突入路进行椎间盘摘除时手术操作空间大，对于外侧型突出和旁正中型突出可彻底进行减压，对于中央型突出也能很好进行减压。但该术式也具有一些缺点，经关节突入路不可避免的会对关节突进行破坏，并且较之前路经胸腔手术术式相比，该术式对于中央型突出特别是伴有钙化的中央型突出减压存在一定困难，在手术过程中可能会对脊髓造成损伤。

2. 经胸腔侧前方入路椎间盘切除术　该手术方式对于椎间盘区域暴露充分，可直接显示突出的椎间盘和受压的硬膜囊，具有广阔的手术视野。操作过程中尽可能减少对脊髓的直接操作，减少损伤脊髓的概率。对于中央型突出和旁中央型突出具有独特的优势。该术式可避开椎间孔滋养动脉，确保减压过程中不会损伤血管造成脊髓缺血障碍。但是该手术创伤较大，手术后恢复慢，经胸腔手术可能会出现肺不张、肺部感染、肋间神经血管损伤等并发症。

3. 胸腔镜下椎间盘减压术　胸腔镜下可以把脊髓的腹侧面直观地显示在电视屏幕上，术者可以在直视下进行减压、分离、重建等复杂工作。该手术创伤较小，术后恢复快，符合患者对微创和美学的追求。但是该技术学习曲线陡峭，对于初学者难度较大。而且胸腔镜手术视野及操作空间有限，对于脊柱的后柱和对侧神经根不能触及，在减压上存在一定的限制。

4. 经皮脊柱内镜下胸椎间盘切除术（PETD）　与传统开放手术相比，该手术创伤小、住院周期短、恢复快。国内对于腰椎经椎间孔入路髓核摘除术进行了大量的研究,但是由于胸椎结构复杂,手术的学习曲线陡峭,能熟练开展经皮脊柱内镜下胸椎间盘切术医生较少。但是由于脊柱内镜独特的优势,手术创伤小、手术视野清晰等优点,越来越多的术者开始应用脊柱内镜解决椎间盘突出。脊柱内镜同样存在着一些缺点,例如学习曲线陡峭,与传统手术相比还需熟悉镜下解剖以及镜下操作。对于存在椎间盘钙化或中央型突出患者操作存在一定难度,需要建立良好的工作通道及具备熟练的镜下操作技巧。不过随着内镜技术的发展以及内镜操作器械的革新,PETD 的适应证也越来越广。

八、预防

临床上胸椎间盘源性胸痛极为罕见,患者工作中注意劳逸结合,姿势正确,不宜久坐久站,剧烈体力活动前先做准备活动,平时应加强锻炼,提高胸椎稳定性。

九、典型病例

(一)诊治过程

一般情况 患者男性,18 岁,学生。

主诉 胸背部伴右侧肋部放射样疼痛 3 个月。

病史 3 个月前胸背部向右侧肋部放射性疼痛,呈持续性疼痛,作用持久,偶发夜间痛醒,明显伴有与体位、姿势相关的右侧胸背部固定疼痛。经镇痛药物保守治疗,针灸、推拿等物理治疗连续 3 个月后,放射性根性痛未见改善。

查体 左侧卧强迫性体位,T8/9 处棘突、右侧椎旁肌肉处压痛明显,右侧肋部皮肤痛觉过敏,双上肢与双下肢肌力、腱反射无明显异常,病理征阴性。

影像 胸椎 CT(图 3 - 2)和 MRI(图 3 - 3)提示 T8/9 椎间盘突出(右侧)。

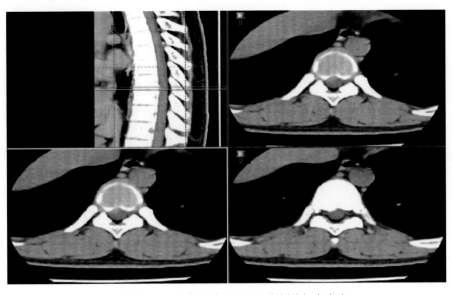

▲ 图 3 - 2 术前 CT 提示 T8/9 右侧椎间盘突出

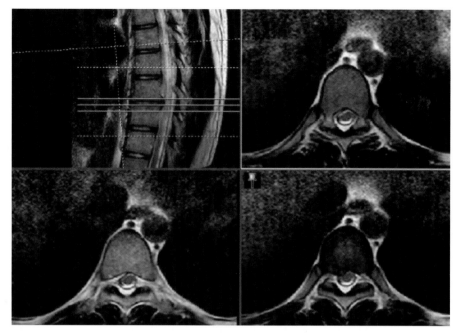

▲ 图 3-3　术前 MRI 可见 T8/9 突出椎间盘对右侧硬膜囊压迫

诊断　胸椎间盘源性胸痛；胸椎间盘突出（T8/9）

治疗方案　脊柱内镜下椎间盘摘除术。

随访　分别于术后第二天检查胸椎 CT（图 3-4）和 MRI（图 3-5），术后 1 周、1 个月进行电话随访，术后 3 个月行门诊随访，术后半年复查胸椎 MRI（图 3-6）。术后患者胸背部疼痛明显好转。

（二）诊疗分析

1. 诊断明确　患者胸背疼痛多年，排除心脏及肺部相关疾病，胸椎 MRI 符合椎间盘源性胸痛表现，病变椎间盘造影复制疼痛，因而胸椎间盘源性胸痛诊断明确。

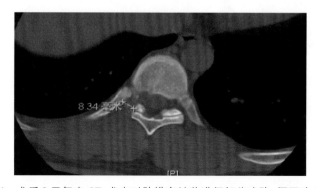

▲ 图 3-4　术后 2 天复查 CT，术中对肋横突关节进行部分咬除，便于建立工作通道

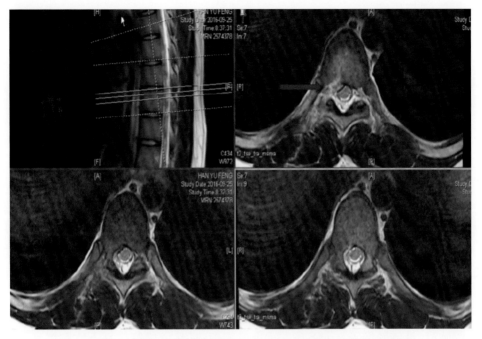

▲ 图3-5　术后2天复查MRI，T8/9平面压迫解除，局部少量水肿

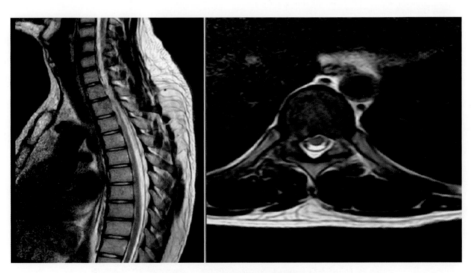

▲ 图3-6　半年后复查胸椎MRI

2. 治疗得当　该患者反复疼痛，经多种保守治疗无效。患者年龄较小，影像学未见明显黄韧带增厚或骨化和胸椎管狭窄，责任节段单一，为经皮椎间孔镜下胸椎突出间盘切除术（PETD）适应证。该手术方式创伤小，疗效佳。

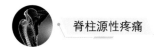

十、总结与思考

胸椎间盘源性胸痛临床病例罕见,发病率不如椎间盘源性颈痛和椎间盘源性腰痛,容易被忽视。临床中遇到顽固性胸背痛且久治不愈的患者,需结合影像学特点考虑是否为胸椎间盘源性胸痛。

第二节　胸椎管狭窄症

一、定义

胸椎管狭窄症(Thoracic Spinal Stenosis,TSS)是由于发育或退变因素导致胸椎管矢状径变窄或横截面积变小,导致脊髓或神经根受压,并出现相应的症状和体征。TSS分为原发性先天性小椎管和继发性后天因素导致的椎管狭窄症。原发性TSS患者在幼年时可无症状,成年后轻微胸椎退变或外伤均可能导致脊髓受压症状。本节主要讨论后天继发性TSS。胸椎椎管狭窄还可分为广义及狭义椎管狭窄。狭义椎管狭窄包括黄韧带骨化、小关节增生内聚、椎体后缘骨赘增生、后纵韧带骨化等。广义椎管狭窄还包括椎间盘突出、蛛网膜下腔肿物、椎体肿瘤等。TSS多发于下段胸椎,且从上段胸椎至下段胸椎有逐渐增加的趋势。

二、病因

继发性TSS多由于构成胸椎管的组织退变、骨化,进而造成椎管横截面积变小,胸神经根或脊髓受压。TSS可分为胸椎黄韧带骨化型、全身韧带骨化疾病型和胸椎椎体后源骨化软骨结节型,其中黄韧带骨化占TSS的80%以上。

（一）退行性胸椎管变窄

构成胸椎管后壁及侧后壁(关节突)骨及纤维组织(黄韧带)有不同程度增厚,增生的组织一致向椎管内占位,致使椎管狭窄,压迫脊髓及其血管。

（二）胸椎后纵韧带骨化

后纵韧带骨化可造成脊髓前侧受压,增厚并骨化的后纵韧带可厚达数毫米,造成单节或多节胸椎管狭窄。后纵韧带骨化物需经过长时间的发展才能形成对脊髓压迫。X线上是节段型的,即骨化的后纵韧带不是连续的,互相没有关联,还有连续性的和混合性的。

（三）黄韧带骨化

黄韧带骨化是引起胸椎椎管狭窄最常见的原因。黄韧带损伤可导致黄韧带钙化,黄韧带骨化的发生率及骨化的范围与关节突关节的旋转活动有关。正常的黄韧带发展为成熟的骨化黄韧带的过程中,最先出现黄韧带肥大性的改变,也就是黄韧带组织中胶原纤维和弹力纤维的比例发生失调、变性和肿胀,进而使得黄韧带出现肥厚,椎管内容积减小。正常黄韧带厚约2 mm,超过3 mm称为黄韧带肥厚。近来有人认为,测量黄韧带厚度与椎管斜径比值更具有临床意义。常见的黄韧带骨化可分为周围型、弥漫型和结节型。

1. 周围型　属早期病变,多不引起临床症状。

2. 弥漫型　骨化比较明显,病变的黄韧带质地变硬,临床可出现活动受限,局部疼痛等症状。

3. 结节型　发生在黄韧带肥厚的基础上,黄韧带出现广泛的钙化和骨化,在椎管内侧出现结节状突起,引起椎管狭窄,出现脊髓受压的症状。

(四)胸椎间盘突出

常发生在下胸椎段,胸椎间盘突出可与胸椎退行性变、胸椎后纵韧带骨化共同存在,一起构成胸椎椎管狭窄。

三、发病机制

胸椎椎管狭窄的直接发病机制可能是由于致压物的压迫导致脊髓相应节段血供受阻,进而引起感觉及运动障碍。临床上胸椎椎管狭窄的发病率较颈椎和腰椎低,可能与胸椎活动度小、胸椎劳损较小有关。

四、临床表现

胸椎椎管狭窄早期症状不典型,且发病率低,临床上易误诊。TSS临床特点有:①发病部位以下胸椎多见;②大多数患者不是单一的存在,常合并黄韧带骨化或后纵韧带骨化;③病变部位多出现在椎间盘水平;④出现压迫症状的原因都是硬性组织造成的;⑤目前相关文献中未看到胸椎管狭窄症是由先天性椎管发育不良造成的报道。

(一)症状

双下肢进行性麻木无力、行走困难和大小便障碍是本病最主要的临床表现。可伴有胸背部疼痛、踩棉花感、胸腹部束带感。如果激惹神经根,可伴有胸神经根压迫症状,表现为胸背部灼烧样刺痛,可沿肋间神经向前外侧放射,部分患者甚至还被以为心脏疾病。少数患者可出现假性腰椎神经根综合征,表现为腰痛及双下肢疼痛,有时伴有间歇性跛行,易被误诊为腰椎椎管狭窄症。

(二)体征

多数胸椎椎管狭窄表现为上运动神经元损害的体征。查体可见受损以下部分皮肤感觉消退或消失,双下肢肌力减弱,双下肢肌张力增高,膝腱反射、跟腱反射亢进,腹壁反射、提睾反射减弱或消失。病理征阳性,可见髌阵挛或踝阵挛。病变位于下胸椎的患者,由于脊髓腰骶膨大及圆锥受压,可表现为广泛下运动神经元损伤,如膝反射、跟腱反射减弱,肌肉萎缩,肌张力降低。

(三)影像学检查

X线正位片上显示不同程度的椎间隙模糊不清,椎板轮廓辨认不清;X线侧位片可见椎体、小关节的不同程度骨质增生,可表现为向椎管突出的高密度影。CT上表现为椎板内侧缘的高密度骨性信号影,呈"V"形(图3-7)。MRI扫描T1及T2加权像上骨化的黄韧带呈低信号影并凸向椎管,使硬膜外脂肪移位和连续性中断,脊髓受压呈锯齿状(图3-8和图3-9)。

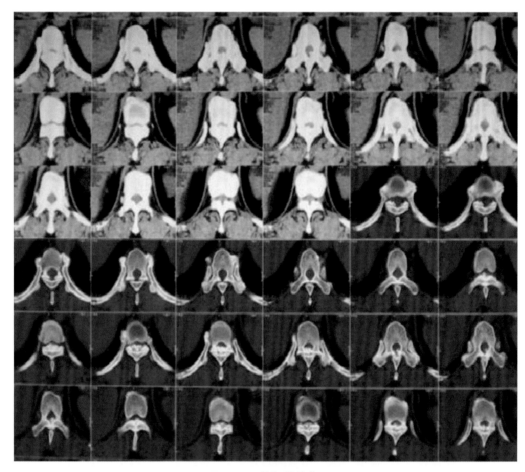

▲ 图 3-7 黄韧带骨化 CT

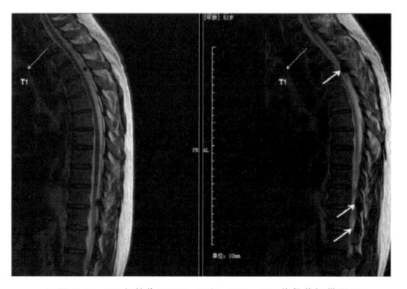

▲ 图 3-8 MR 矢状位 T2WI，T3/4、T10～T12 节段黄韧带肥厚

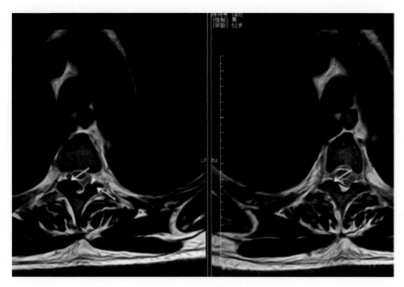

▲ 图 3-9　MR 轴位 T2WI，显示 T3/4 黄韧带肥厚，右侧为重，压迫硬膜囊

五、诊断

了解本病临床特点，结合详细问诊及全面查体，大致判断脊髓受损可能平面，然后结合影像学检查进一步验证，即可做出诊断。

X 线检查作为脊柱影像学的常规检查，可判断胸椎退变情况，了解椎体骨质增生、脊柱侧弯等情况。由于受到肋骨及肩胛带等骨性结构影像的遮挡或影像之间的重叠，故胸椎后纵韧带骨化物在普通的 X 线片不易被察觉，容易漏诊。CT 扫描是诊断后纵韧带骨化型椎管狭窄的最重要方法，CT 可见椎体后缘有呈半月状型高密度的骨化块形成，并不同程度地压迫硬膜囊及神经根，受压的椎管发生形态改变，出现椎管前后径变窄和容积变小。MRI 是目前诊断及鉴别诊断胸椎椎管狭窄最重要的检查方法，可显示脊髓受压的病因、脊髓被压迫的程度及脊髓损害的情况。但 MRI 对骨性结构的显示不足，不能判断椎管内占位物质的骨化情况，因此结合 CT 对病变的节段进行扫描，可进一步了解椎管狭窄的情况。

六、鉴别诊断

胸椎管狭窄症早期临床症状不典型，需与心绞痛、颈椎病、腰椎椎管狭窄、脊髓空洞症、脊髓侧索硬化症、椎管内肿瘤、椎管内血肿等疾病鉴别。

（一）心绞痛

部分胸椎管狭窄会刺激到胸神经根，产生沿肋间神经向前胸部反射样疼痛，可产生与心绞痛区域类似的疼痛，因此可能被误诊为心绞痛。

（二）颈椎病

部分患者首发症状为行走不稳伴有踩棉花感，因症状相似有时会被误诊为脊髓型颈椎病。

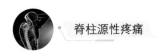

（三）腰椎管狭窄症

低位胸椎椎管狭的患者可仅出现下位神经元损伤的表现，与腰椎管狭窄症状相似，如患者腰椎 MRI 同时提示腰椎椎管狭窄，极易出现误诊。

（四）脊髓空洞症

脊髓空洞症好发于颈段及上胸段，其特点为明显而持久的感觉分离，痛温觉消失，保持触觉和深感觉，MRI 是常见鉴别诊断方法，可见脊髓内有破坏灶。

（五）脊髓侧索硬化症

表现为较为严重的上运动神经元和下运动神经元损伤，却无感觉障碍。

（六）椎管内肿瘤

患者表现为进行性加重的脊髓受压症状，脊髓造影或 MRI 常可做出诊断。

七、治疗

（一）治疗原则

胸椎管狭窄症如仅表现为胸背痛，可采取非手术治疗。对于症状明显，脊髓受压显著的患者，应尽早采取手术减压治疗，解除脊髓压迫，改善脊髓功能。否则脊髓功能受损严重，极易造成瘫痪。

（二）非手术治疗

主要针对伴有胸神经根受压而无脊髓受压症状的患者。明确脊髓尚未受到损伤的患者可行保守治疗，告知患者避免剧烈运动和重体力劳动，同时要定期随访观察是否存在病情加重的情况，对有明显神经系统症状和体征的患者要尽快行手术解除压迫。对于疼痛程度较轻的患者，可单纯口服药物控制症状，如口服 NSAIDs、肌松药、B 族维生素等。对于神经压迫症状较重的患者，可采取选择性胸神经根阻滞或胸背根神经节脉冲射频治疗。

（三）手术治疗

手术治疗的目的是解除胸椎脊髓压迫，尽可能改善患者临床症状，提高患者生活质量。存在脊髓压迫症状应尽早进行椎管减压，对于病程超过半年的患者，手术效果往往不佳。因此，早期诊断及手术治疗对于愈后尤其重要。

1. 手术适应证　影像学表现有椎管狭窄且必须出现相应的感觉、运动和反射症状后才考虑手术治疗，即影像学表现与临床表现相一致。仅有影像学表现为椎管狭窄而无临床症状者不需行预防性减压手术，可继续观察和随访，待出现症状后再行手术治疗。症状越重越应尽早行手术治疗，因为胸椎椎管的面积比颈椎及腰椎要小，脊髓移动空间小从而压迫严重，且胸椎脊髓对缺血敏感，故需要尽快解除压迫。

对于存在脊髓受压症状的患者，应及早采取合适椎管减压手术治疗，如全椎板切除术、椎板钻孔减压术、椎板开门术、半椎板切除术等，需根据患者椎管狭窄情况而定，选择正确的手术方式是手术成败的关键。手术方式的选择应根据患者椎管狭窄的类型、骨化组织范围、致压物与脊髓及神经根毗邻关系来确定。最常见的减压方式为后路全椎板切除减压，可直接解除椎管后壁的压迫，扩大脊髓后侧空间容积，间接减轻前壁的压迫。对于合并椎间盘突出的患者，可同时摘除椎间盘组织。目前由于内镜手术技术及器械快速发展，应用显微内镜及脊柱内镜进行椎管减压也逐步开展。

2. 伴有黄韧带骨化 TSS 手术方式的选择　对黄韧带骨化型胸椎管狭窄患者的手术,目前多采用后路全椎板切除。全椎板切除术的术中操作方便和安全,手术时间较其他方法短且出血量少。其主要要点是沿关节突中线切断和移除椎板,分离骨化块与硬脊膜囊之间的粘连,明显消除或缓解患者的临床症状和体征。全椎板切除术应严格遵循手术的适应证:①在影像学上可见黄韧带与椎板相互融合且黄韧带厚度在 7 mm 以上者;②黄韧带与硬脊膜之间的间隙消失以及硬脊膜有增厚者;③关节突有明显的内聚和增生者;④胸椎管狭窄合并截瘫或不全瘫者。最近几年得益于内镜及数字化技术的发展,脊柱内镜在椎间盘突出、椎管狭窄应用越来越广泛,目前已经有部分手术医师采用内镜下黄韧带切除、椎管减压,取得了良好的临床效果。

3. 伴有后纵韧带骨化 TSS 手术方式的选择　胸椎后纵韧带骨化的发病率较颈椎低,且治疗效果也不及颈椎好,可能由于该病比较少,术者临床经验不多,且胸椎管管腔相对较窄,手术难度和风险都很大。该疾病手术的基本思路有直接切除骨化韧带减压和间接的减压,尚未形成统一的标准,存在着很大的争议,但是最终的治疗目标是解除胸脊髓的压迫。目前采用的手术方式主要有以下几种:单纯后路胸椎板切除间接减压术、后路椎板切除减压+椎弓根螺钉内固定术、前方或侧方入路前方减压术、后方入路脊髓前减压术、前方或侧方入路减压+后路减压术、椎板成形术。有学者认为前方切除骨化的韧带效果较好,但同时也存在较高的风险,脊髓损伤率高达 18.8%。由于前路手术风险较大,目前大多数学者还是选择后路减压。权衡前路直接减压与后路间接减压优缺点,部分学者提出前后路联合的手术思维。

4. 胸椎间盘突出所致 TSS 手术方式的选择　可参考胸椎间盘源性胸痛手术治疗章节。

八、预防

目前胸椎椎管狭窄发生机制尚不明确,属脊柱退行性病变。胸段脊柱活动范围小,胸椎管狭窄症发生率较颈椎及腰椎发生率低。针对胸椎椎管狭窄的预防类似于其他退行性疾病,采取注意生活工作姿势,减少负重,注意休息等。

九、典型病例

一般情况　患者,男性,88 岁。

主诉　双下肢进行性麻木无力 1 个月。

病史　患者 1 个月前无明显诱因出现双下肢麻木无力,行走困难,行走时有踩棉花感,病情进行性加重。

查体　C4~C6 棘突区有压痛和叩击疼痛,T4 平面以下皮肤感觉丧失,不伴有上肢放射性疼痛。患者 Spurling 征(弱阳性),Eaton 征(弱阳性),而 Hofmann 征(阴性)。左下肢肌力Ⅰ级,右下肢肌力Ⅱ级,肌张力高。腹壁反射、提睾反射正常,肛门反射减弱,髌阵挛(阳性),踝阵挛(阳性),Kernig 征(阳性),Babinski 征(阳性)。

辅助检查　MRI 提示 C4/5 椎间盘突出,T2/3、T10/11 水平黄韧带肥厚钙化(图3-10)。

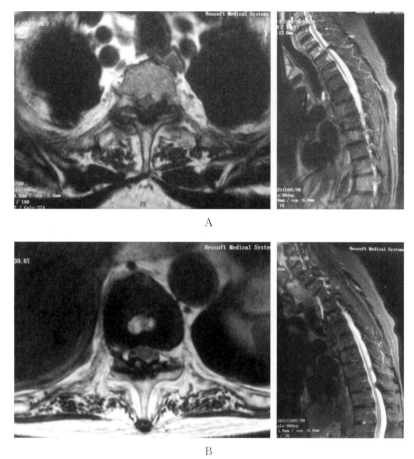

A

B

▲ 图 3-10 术前 MRI。A 和 B 分别显示 T2/3、T10/11 黄韧带肥厚

诊断 胸椎椎管狭窄；颈椎间盘突出。

治疗方案 颈椎间盘突出采取保守治疗方案，胸椎椎管狭窄采取脊柱内镜下手术减压（图 3-11，图 3-12）。

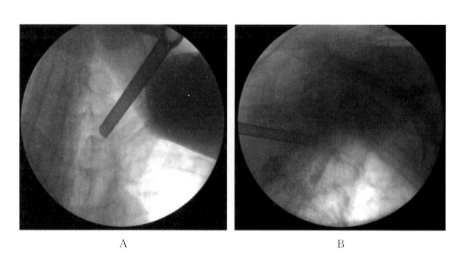

A   B

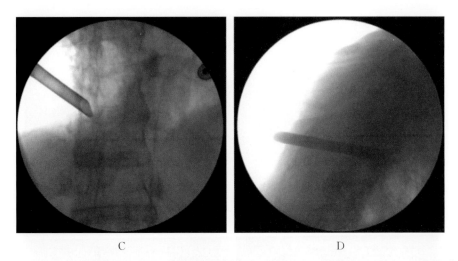

▲ 图3-11 A和B为C型臂机下T2/3工作通道正侧位片；C和D为C型臂机下T10/11工作通道正侧位片

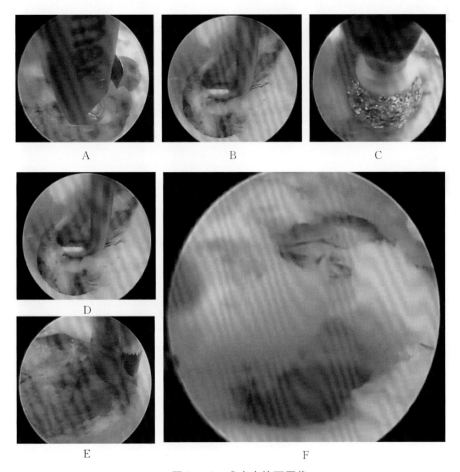

▲ 图3-12 术中内镜下图像

A.使用髓核钳清除外周组织；B.使用神经剥离子剥离神经；C.使用电动磨钻打磨周围骨组织；D.椎板钳清除周围钙化组织；E.双极射频止血；F.内镜下显示减压后神经脊髓情况。

随访 术后患者双下肢肌力逐渐恢复，双下肢麻木逐渐改善，无行走不稳(图3-13，图3-14)。

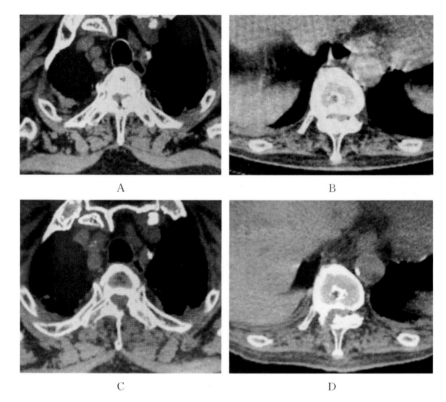

▲ 图3-13 A和B为术前CT；C和D为术后CT

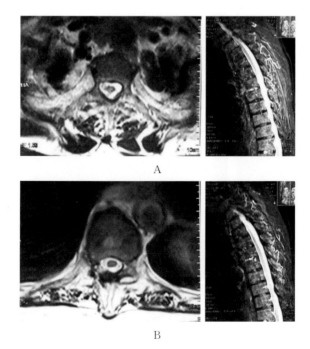

▲ 图3-14 术后1年MRI：A为T2/3平面，B为T10/11平面

十、总结与思考

胸椎椎管狭窄在临床上较少见，其早期症状可能不典型，存在一定误诊可能。随着胸椎MRI的普及，很多不能解释的顽固性胸背痛、双下肢行走不稳可用胸椎椎管狭窄来解释。由于椎管狭窄会对脊髓造成挤压，造成脊髓不可逆性损伤，因此对于明确存在脊髓受压症状的患者，建议早期减压改善脊髓功能。

第三节 胸椎根型神经痛

一、定义

胸椎根型神经痛又称为胸神经痛，是指由于各种致病因素损伤或刺激胸脊神经所引起的沿神经走行分布的放射性、阵发性疼痛。

临床工作中，经常遇到胸背部疼痛向胸腹部放射的患者，诊断为胸神经痛。胸神经痛常见原因包括外伤、病毒感染、胸椎退行性变、重度骨质疏松、肿瘤等，需要仔细问诊和检查，尤其与胸部内脏病变进行鉴别。

二、病因

（一）感染

病毒感染引起的肋间神经痛及带状疱疹性胸神经痛多见。潜伏在胸背根神经节内的水痘-带状疱疹病毒在人体抵抗力低下时重新繁殖，沿肋间神经走行引发皮肤疱疹及继发性胸背根神经节与肋间神经损伤和疼痛；胸脊髓炎后遗症期也可继发胸神经痛。另外，细菌感染、脊柱结核、椎旁组织感染等也可引发胸椎根型神经痛。

（二）骨质疏松症

重度骨质疏松轻微外力便可能发生椎体压缩骨折，引起突发胸背部疼痛不适及沿胸神经走行分布的放射性疼痛。

（三）肿瘤

1. 良性肿瘤　如椎体血管瘤，多无临床症状，少见痛性椎体血管瘤。以及脊神经鞘瘤、脊膜瘤等脊髓良性肿瘤。

2. 恶性肿瘤　星形细胞瘤、室管膜瘤等原发性恶性肿瘤，以及椎体转移和椎管内转移的转移瘤。

（四）胸椎骨质增生及退行性变

年龄增长、慢性劳损、急性损伤后遗症、先天性脊柱侧弯等，导致胸椎间盘退行性病变，引起椎间隙变窄、胸椎间盘突出、胸椎椎体及小关节增生、黄韧带肥厚、椎旁肌肉韧带受累等。

（五）胸背部肌肉韧带劳损

长期不当姿势、不良习惯可引起胸背部肌肉软组织损伤，肌肉痉挛、粘连或挛缩。

（六）脊髓病变

脊髓脱髓鞘病变、脊髓空洞症等。

三、发病机制

（一）伤害感受性疼痛

病毒、细菌等病原微生物感染,各种原因椎体骨折后刺激胸脊神经、肿瘤对神经的侵犯等,引起胸脊神经或者背根神经节充血、水肿、损伤等,引发伤害感受性疼痛。

（二）神经病理性疼痛

神经频繁受到刺激与伤害,异常冲动发放增加及中枢神经敏化,引发慢性神经病理性疼痛。

四、临床表现

（一）症状

1. 疼痛部位　胸背部两肩胛之间,间断性沿神经后根向侧、前胸部或者上腹部放射;胸椎压缩性骨折疼痛部位在脊柱中轴并向一侧或双侧肋间神经区放射。

2. 疼痛性质　针刺样、触电样、烧灼痛或者钝痛及胸部重压感,病情严重时表现为阵发性剧烈的针刺样疼痛或烧灼痛,身体活动或咳嗽可加重根性神经痛的症状。由于胸部躯体神经与胸交感神经链邻近的结构特点,交感神经往往同时受累,因此常合并某些内脏症状,如心前区疼痛、胃部不适、腹痛等,需要注意鉴别（图3-15）。

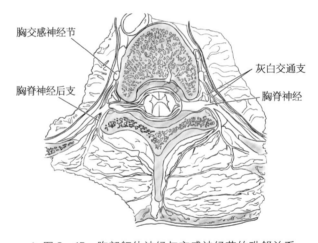

▲ 图3-15　胸部躯体神经与交感神经节的毗邻关系

3. 疼痛昼夜变化、加重及缓解因素　椎管外的软组织痉挛、粘连、挛缩引起的疼痛多为静息痛,后半夜疼痛加重致使患者从睡眠中苏醒,醒后活动身体疼痛可以减轻而再次入睡;转移瘤引起的胸背痛是持续痛、静息痛,夜间重,活动身体疼痛不减轻;椎管内硬膜囊外和神经根鞘膜外脂肪结缔组织的炎症反应引起的胸背痛,平卧减轻,坐位站立位及活动加重,每天晨起疼痛最轻,下午最重;椎体压缩骨折引起的疼痛,翻身、起坐等活动加重;带状疱疹神经痛多夜间重。

4. 病程演变特点

（1）肌肉韧带软组织损伤引起的相关疼痛可以突然发作,但持续时间短,缓解期长,早期具有自限性；长期反复的软组织损伤则疼痛发作频繁，有固定痛点，某一姿势容易诱发。

（2）椎管内病变及肿瘤呈现发作性胸腹部疼痛，渐进性加重，后期合并感觉及运动障碍。

（3）胸椎椎体转移瘤早期表现为夜间胸背部不适，定位不明确的胸肋部阵发性疼痛，进行性加重。胸椎压缩骨折表现为突然出现的剧烈的胸背部疼痛及放射性肋间神经痛，平卧缓解，翻身、起坐等扭动躯体疼痛加重；随时间推移症状可以逐步缓解。

（4）带状疱疹神经痛随时间推移可以逐步缓解，但高龄患者往往并发疱疹后神经痛，病程较长，治疗困难。

（二）体征

1. 脊柱形态　注意脊柱后突畸形，多数有胸椎压缩骨折；脊椎侧弯与退行性变有关。

2. 疼痛区域　带状疱疹注意皮肤颜色及皮疹。

3. 胸椎叩击痛及胸背部压痛　压痛多位于椎间隙、椎旁、横突尖、肋骨缘；经重按压后疼痛减轻者，多数为肌肉筋膜劳损性病变。叩击痛阳性提示胸椎椎体病变或者椎间盘炎及终板炎，往往与压痛同时存在，需要进一步检查。心前区疼痛合并胸背痛与心脏病鉴别的要点为心脏疾患查体无胸椎叩击痛及椎旁压痛。

4. 感觉运动平面检查　椎管内及髓内肿瘤有感觉运动受损，生理反射减退，病理征阳性。注意检查受损节段。

（三）影像学表现

1. X线　有较大诊断价值。胸椎正侧位片可见胸椎间隙变窄，软骨板硬化，椎体边缘骨赘形成。如发现椎体高度丧失，前低后高，楔形变可诊断为椎体压缩骨折。

2. 胸椎CT　区别良恶性椎体骨折，辨别椎体及附属结构的异常。

3. 胸椎MRI　区别椎间盘病变、椎管内肿瘤、椎体转移瘤等。

4. 红外热成像　区别退行性病变与炎性病变、椎体转移瘤，表现为脊柱旁另一条与脊柱凹陷相平行的热条带改变，以及脊柱区团块状极热区（图3-16）。

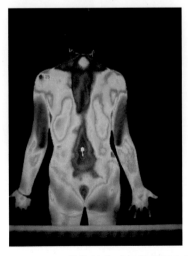

▲ 图3-16　椎体转移时红外热图表现

带状疱疹病毒引起的胸神经痛在皮疹出现前，红外热图表现为特征性脊柱旁及沿神经走行的热区；治愈后热图左右对称(图3-17，图3-18)。

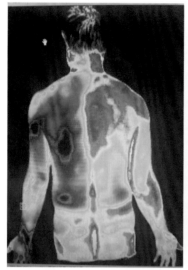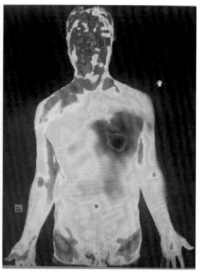

▲ 图3-17　带状疱疹皮疹出现前右侧胸肋部疼痛(红外热图显示右侧胸椎旁及右侧肋胁部偏热改变,提示炎症与充血)

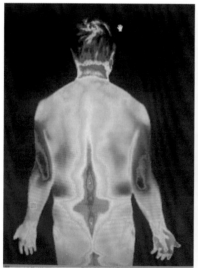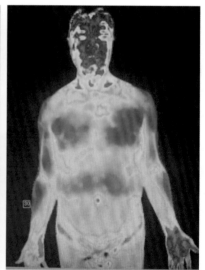

▲ 图3-18　患者治愈后(红外热图显示双侧胸背部热图基本对称)

五、诊断

根据临床特征,结合体格检查与辅助检查,多数容易诊断。对胸神经痛的病因诊断有时并不容易,主要依靠辅助检查与体格检查。

六、鉴别诊断

主要与内脏疾患所引起的牵涉痛进行鉴别,如胆囊炎、心绞痛、胃肠痉挛等。详细的病史询问、体格检查以及辅助检查均是必要的,红外热成像检查在鉴别诊断方面有一定的优势。

七、治疗

(一)一般治疗

急性发作期适当休息,口服镇痛药物或使用透皮镇痛贴。

(二)药物治疗

口服离子通道调节药(如加巴喷丁、普瑞巴林等),对于椎体病变者可加用 NSAIDs。脊椎退变所致慢性长期疼痛患者可根据情况选用 5-羟色胺与去甲肾上腺素再摄取抑制药(如文拉法辛、度洛西汀等)。重度骨质疏松椎体压缩骨折患者应将抗骨质疏松治疗作为常规治疗。

(三)物理治疗

应用深部炎症治疗系统,可有效减轻良性椎体压缩骨折引起的疼痛。怀疑肿瘤者严禁进行物理治疗。

(四)神经阻滞疗法及痛点注射

1. 椎旁神经阻滞　椎旁神经阻滞可使药物很容易到达受累的背根神经节,从而阻断痛觉信号的传递,并改善神经节及外周神经的血液供应,缓解疼痛。带状疱疹急性期神经痛在 B 超引导下应用干扰素行椎旁神经阻滞可有效缓解疼痛,缩短病程,降低疱疹后神经痛的发生率。对胸背部及肋缘压痛点进行注射治疗效果很好。

2. 硬膜外腔注射治疗　按照疼痛部位进行硬膜外穿刺置管,可以单次给药,也可以持续硬膜外滴注给药。

3. 胸脊神经后支阻滞及痛点注射　胸神经根性疼痛患者往往有背部深在的压痛,与胸椎小关节炎症相关。在椎旁棘突旁开约 2 cm 处,或者横突的上外侧角进行阻滞,同时阻滞了胸脊神经后支和痛点。

(五)微创介入治疗和手术

1. 针法治疗　临床上一些顽固性胸背痛合并胸神经痛患者,多由椎旁软组织挛缩或者小关节病变引起,单纯的神经阻滞难以维持疗效,可进行针刀治疗,必要时按照脊椎及肌肉解剖进行银质针松解治疗,可收到较好效果。银质针治疗时以胸椎棘突为中线,在双侧棘突椎板上旁开 1.5 cm 和 2.5 cm 各两列,针距 2.5 cm。

2. 经皮穿刺胸背根神经节毁损　胸椎转移瘤引起的胸背部及肋间神经疼痛和带状疱疹后神经痛,均可在影像引导下经皮穿刺行背根神经节射频毁损,效果显著。

(1)胸背根神经节射频热凝毁损:影像引导下穿刺,可以超声引导下穿刺,用 C 型臂下正侧位确认,正位针尖位于椎体侧方横突下椎弓根中线,侧位相针尖位于椎间孔后上,造影神经根鞘显影。为了预防与降低气胸的风险,建议上胸段穿刺在 CT 或超声引导下进行。穿刺到位后进行射频电生理测试,0.5 V 内出现神经串麻复制出疼痛部位,注射局麻药后行 70 ℃

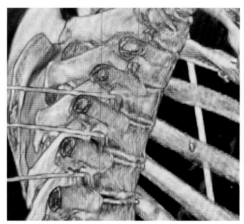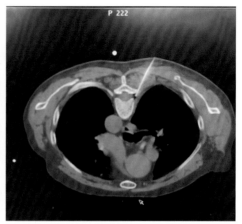

▲ 图3-19　CT引导下胸背根神经节穿刺射频治疗

1分钟、75℃2分钟持续射频。术毕注射少量皮质激素(图3-19)。

（2）胸背根神经节化学毁损术：穿刺同前，造影神经根鞘显影，排除误入蛛网膜下腔后，再次局麻药注射测试，注射适量无水酒精或者阿霉素、吡柔比星。术后需平卧6小时利于毁损药物发挥作用。

3. 脊神经后支射频热凝术　椎体退变、椎体压缩骨折后引起的胸椎根性神经痛同时合并胸背部的疼痛，进行脊神经后支射频热凝可以起到很好的效果。一般需要以病变椎体为中心，上下椎脊神经后支同时处理，例如T7椎体压缩骨折需要进行T7脊神经后支射频热凝，T6、T8脊神经后支射频热凝或者脉冲射频调理。此方法对多发椎体压缩骨折疼痛的高龄患者效果良好。

4. 椎体成型术　适应于各种原因所致的椎体压缩骨折。椎体后壁的完整性破坏则禁忌行骨水泥椎体成形。胸椎椎体成型需要在C型臂引导下进行，可以经椎弓根入路，也可以经椎旁椎体。术中监测，预防栓塞的发生。

5. 神经调控技术　对于一些病因不明，无明显器质性病变的顽固性胸神经痛，可试行脉冲射频神经调控。假如效果不能维持，可植入脊髓电刺激。

（1）胸背根神经节脉冲射频调理术：穿刺同射频毁损，到位测试成功后，应用70V射频电压行脉冲射频治疗，持续6～8分钟(高电压长时程脉冲)。

（2）脊髓电刺激（SCS）：多数胸神经痛可经以上治疗而缓解。极少数顽固性胸神经痛如截瘫后胸神经痛，脉冲射频疗效难以维持者，可以行SCS治疗以缓解疼痛。测试效果满意后，根据情况选择柱状电极或者板状电极，相对来说柱状电极植入简单，用特制针通过硬膜外穿刺植入。

6. 脊柱内镜下胸椎间盘突出髓核摘除术　胸椎间盘较大突出，经过诊断性阻滞确定，其他治疗方法无效者，可选择内镜下髓核摘除术。胸椎间盘摘除时内镜需后入路，磨除部分椎板，手术风险较大。

八、预防

（1）避免不正确的坐姿最为重要，避免含胸驼背、长时间低头伏案、长时间斜靠坐沙发等。

（2）加强锻炼：定期锻炼，强健体魄，增强机体免疫，预防骨质疏松。

（3）重视对急性肌肉损伤的处理：急性损伤累积形成慢性劳损，肌筋膜粘连和卡压神经。

九、典型病例

（一）诊治过程

一般情况 患者，女性，67 岁，退休人员。

主诉 左侧季肋区及上腹部持续性疼痛 20 余天。

现病史 患者于 20 天前无明显诱因出现左侧季肋区、上腹部持续性刀割样疼痛，VAS 评分 8 分，间断加重，夜间难以入睡，不伴腹胀、反酸、烧心、恶心、呕吐、心悸及左肩背部放射痛。先后就诊于多个医院，行胸部平片、腹部彩超、胃镜、大便潜血等检查，均未见异常。

既往史 冠心病 8 月余，高血压病 8 月余，规律口服药物治疗，可控制。2009 年行"开腹胆囊切除术"。

查体 右腹部可见长约 6 cm 手术瘢痕，未见疱疹、色素沉着、腹壁静脉曲张等；腹部平坦，未见胃肠型及蠕动波。皮肤黏膜无黄染。腹软，全腹无压痛及反跳痛，肝脾未触及，未触及明显包块。无移动性浊音。肠鸣音正常，腹壁反射正常。脊柱生理弯曲正常，活动度正常，T3 棘突、T4 棘突、左侧椎旁压痛（＋），其余棘突、横突、椎旁压痛、叩击痛（－）。主诉疼痛区域位于 T8～T10 神经支配区，无压痛。

辅助检查

1. 胸部平片 未见明显异常。

2. 腹部彩超 肝、胰、脾、肾及门静脉未见明显异常。

3. 胃镜 慢性非萎缩性胃炎。

4. 大便潜血 阴性。

5. 胸椎正侧位片 胸椎骨质增生。

6. 胸椎 MR 胸椎曲度反弓；胸椎骨质增生。

诊断 ①胸神经痛；②冠心病；③高血压（极高危）；④胆囊切除术后。

治疗方案 入院后完善相关检查，给予外用镇痛贴、钙离子通道调节剂、营养神经、改善循环等保守治疗。行左侧 T8/9/10 椎旁阻滞治疗后，患者疼痛明显缓解，排除手术禁忌证后，择期行左侧 T8/9/10 背根神经节脉冲射频调理术。术中在 C 型臂下定位 T8/9/10 棘突，设计穿刺路径，用射频穿刺套管针穿刺至左侧 T8/9/10 椎间孔外缘，测阻抗，予以电生理刺激，确定位置准确后，开始脉冲治疗，45 ℃ 70 V 治疗 8 分钟。治疗过程中随时询问患者感觉。治疗结束后注入消炎镇痛药物。术后次日于 T3～T5 水平行多裂肌、回旋肌触痛点失活及银质针导热松解治疗。

随访 分别于术后 1 周和 1 个月进行门诊随访，术后 3 个月和 6 个月行电话随访。术后 1 周患者腰部伴有左侧肋腹部轻微疼痛，VAS 评分 2～3 分，术后 1 个月患者左侧肋腹部偶感疼痛，术后 3 个月疼痛消失，术后 6 个月无明显异常，疼痛完全缓解。

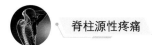

（二）诊疗分析

1. 诊断明确　患者具有典型的左侧 T8/9/10 神经分布区疼痛,行左侧 T8/9/10 椎旁阻滞治疗后,患者疼痛明显缓解,影像学表现符合诊断,胸椎正侧位片示胸椎骨质增生,胸椎 MRI 示胸椎曲度反弓和胸椎骨质增生,因而胸神经痛诊断明确。

2. 治疗得当

（1）患者胸椎正侧位及 MRI 结果可基本除外继发性疾病可能,患者病史明确,考虑胸神经痛的原因为左侧 T8/9/10 脊神经根受刺激所致。

（2）行左侧 T8/9/10 椎旁阻滞治疗后,疼痛明显缓解,睡眠改善。根据影像学结果,排除手术禁忌证后,行左侧 T8/9/10 背根神经节脉冲射频,术后指导患者保持局部干燥、洁净、避免感染。术后第一日患者左侧季肋区、上腹部疼痛完全缓解,行 T3～T5 水平行多裂肌、回旋肌触痛点失活及银质针导热松解治疗。术后第二日疼痛部位反复,VAS 评分 2～3 分,夜间睡眠可,指导患者进行腰背肌锻炼,继续口服药物治疗,抑制神经异常放电。

3. 随访到位　分别在术后 1 周、1 个月、3 个月、6 个月对患者进行随访。

4. 重视术后康复、用药指导　患者表示,患病前对疼痛科了解极少,对腰背肌锻炼亦不了解,关于镇痛药物等口服药知之甚少,用药不规律。经过正规指导、康复锻炼和规律用药,加速了疼痛的缓解和康复。

第四节　胸脊神经后支综合征

一、定义

胸脊神经后支综合征(thoracic dorsal rami syndrome,TDRS)是由胸脊神经后支及其分出的内、外侧支走行于骨纤维孔、骨纤维管或穿胸腰筋膜裂隙等细小、周围结构坚韧缺乏弹性的孔道时,因局部活动度大,被拉伤;或因骨质增生、韧带骨化,使孔道变形变窄而压迫神经,从而引起背部疼痛或活动受限。该病起病隐匿,疼痛程度较剧烈,常呈持续性,严重影响患者的日常工作和生活。

二、解剖基础

胸神经后支自椎间孔处由胸脊神经分出后,绕上关节突外侧向后行,至相邻横突间分为内侧支(后内侧支)和外侧支(后外侧支),支配椎旁肌群的运动和背部皮肤的感觉。脊神经后支由脊神经发出,成人长约 0.5～1.0 cm,在下位脊椎横突的上缘、上关节突的外侧向后下走行。以 30°分为内、外侧支。内侧支经下位椎体的横突根部及上关节突外侧向下经骨纤维管下行 3 个椎体,在中线附近穿深筋膜到皮下。沿途发出分支支配下位棘突及 1～2 个节段的小关节、筋膜和韧带。外侧支跨过横突向外下走行,各支在起始处也发出小关节支。

上 6 对胸神经后支分出的内侧支,经半棘肌与多裂肌之间分布到胸段半棘肌、多裂肌、回旋肌、横突间肌及棘间肌;其终末支为皮支,穿过菱形肌、斜方肌及胸腰深筋膜后,转向外侧,行于背部的浅筋膜内;其分布皮肤的区域达肩胛线。第 2 胸神经后支的内侧支最长,向外侧行可远达肩峰。上 6 对胸神经后支分出的外侧支,由上向下逐渐增大,经胸髂肋肌与胸最长肌之间向下外行,并发出分支支配胸髂肋肌和胸最长肌。

下 6 对胸神经的内侧支,向背侧行于胸最长肌与多裂肌之间,分布于多裂肌及最长肌。偶尔发出皮支,穿背阔肌、斜方肌及胸腰深筋膜,分布于背部正中线附近的皮肤。下 5 对、6 对胸神经后支的外侧支较大,亦走行于胸髂肋肌与胸最长肌之间,分支支配此二肌;后再发出皮支,穿过下后锯肌与背阔肌,分布于肋角附近的皮下。部分第 11、12 胸神经后支的外侧支,参与臀上皮神经的组成,向下外侧走行,越髂嵴至臀外侧部,分布于该处的皮肤。胸脊神经后支解剖见图 3 – 20 和图 3 – 21。

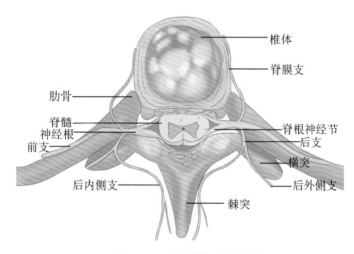

▲ 图 3 – 20 胸脊神经后支解剖

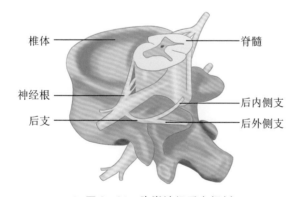

▲ 图 3 – 21 胸脊神经后支解剖

三、病因

主要是劳损和外伤所致。脊神经后支由脊神经发出,自相应的胸椎神经根到后支走行的骨纤维管道及后支穿入的胸背部肌腱性组织,任一部位受刺激均可引发胸脊神经后支卡压综合征。胸椎小关节卡压是其中的一个主要原因,卡压实质是牵拉和挤压了小关节旁的脊神经后支主干。

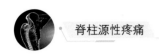

四、发病机制

(一) 机械压迫机制

虽然胸段脊椎有胸廓固定,但仍有慢性脊柱和胸廓改变,如驼背、脊柱外伤后成角畸形等,这些病变可造成脊椎横突移位,导致胸神经后支(内、外侧支)产生相应移位,引起胸段脊神经后支被卡压,产生临床症状。有时胸段脊柱急性扭伤,导致胸神经后支卡压而出现严重临床表现。

(二) 炎性级联反应

组织损伤和炎性反应可释放多种生物介质,使神经纤维末梢感受器致敏。这些炎性物质可直接激发疼痛或降低痛阈。损伤或炎性组织释放的内源性产物,在伤害刺激和疼痛感受器放电之间起桥梁作用。神经干受到病理性机械刺激的部位发生脱髓鞘改变,并产生自发的传入放电活动,脱髓鞘区机械敏感性增加,即使轻微的机械刺激也会激起高频持续放电引起疼痛。

五、临床表现

(一) 病史

多数患者有扭伤病史,少数为慢性劳损。急性发病者多为端提、扛举重物时姿势不正确,胸段脊柱屈曲或扭转时突然发生,且立即出现严重的症状。

(二) 症状

1. 疼痛　慢性劳损者为慢性疼痛,有时突发加重。胸段脊柱的一侧或双侧疼痛。夜间常无明显减轻,有时反而加重,影响睡眠。其放射痛多在菱形肌、髂肋肌部位。急性发作者,则在扭伤后立即发生严重症状,几乎不能活动,痛苦不堪。下段胸脊神经卡压患者多为中年人,感腰背部酸痛发沉,以夜间睡眠或休息后疼痛尤甚,活动后疼痛可暂时缓解或减轻,患者多诉有夜间睡眠到一定时间就会痛醒,起床活动后可减轻;或长期固定体位不动之后再开始活动时感觉腰背部疼痛发僵,更换体位或活动以后症状可缓解或减轻,腰椎活动功能无明显受限,患处可有局限性压痛点,有时还可触及有压痛的结节或条索状包块,X线片有时可见腰椎的退行性改变,但不一定是引起症状的原因。

2. 强迫体位　疼痛症状轻者,活动受限较轻;而急性发作者,活动则极度受限,几乎不能活动。有时呼吸活动也会牵涉疼痛加重,患者自我保护,呈强迫体位状态。

(三) 体征

1. 压痛　压痛点多位于脊柱正中线外 20～25 mm 的横突处,此处为胸神经后支受卡压的位置,大部分患者可发现多个压痛点。

2. 放射痛　典型患者可有菱形肌、髂肋肌的放射性疼痛。

3. 肌痉挛　胸椎两侧的竖脊肌可呈现痉挛状态,表现为一侧竖脊肌较对侧明显硬韧,压痛明显。

4. 胸腰椎活动受限　急性发作者活动极度受限,尤其是胸腰段不敢屈曲;而慢性发作者,则无明显活动障碍。

5. 脊柱后凸　畸形胸段脊柱的驼背、脊柱压缩骨折的成角后凸畸形、脊柱扭伤的旋转移位等造成椎骨横突移位,从而产生背部疼痛症状。脊柱后突畸形部位两侧有明显的压痛点。

（四）影像学表现

1. X 线或 CT 检查　全脊柱 X 线或 CT 检查以明确病因,同时除外骨科疾病。多数患者原发部位椎体 X 线片上有椎体旋转、压缩性骨折、小关节间隙狭窄、分离、不对称等征象,反映了椎体间相对位置的变化,这是损伤脊神经后支的因素。对脊神经病变的准确诊断对预后判断至关重要。

2. 脊柱 MRI　因其软组织分辨率高、多参数成像、多种后处理技术等特点被认为是诊断脊神经病变的最佳影像学检查方法。

六、诊断

根据病史、典型体征和辅助检查,可确立诊断,但目前尚无明确统一的诊断标准,可参照下述标准进行诊断。

（1）胸段脊柱的一侧或双侧疼痛。

（2）强迫体位,疼痛症状轻者,活动受限较轻,而急性发作者,活动则极度受限,几乎不能活动。

（3）局部压痛。

（4）肌痉挛,胸椎两侧的竖脊肌可呈痉挛状态。

（5）影像学改变,X 线片上有椎体旋转、压缩性骨折、小关节间隙狭窄、分离、不对称等征象。

（6）神经干阻滞试验阳性：在脊柱两侧的压痛点上,横突的背面做局部神经阻滞治疗,用 1‰～2‰利多卡因 0.5～2 ml 注射至该平面的横突根部上缘 3～5 分钟后,如果患者主诉痛区疼痛消失,则可证明胸段脊神经后支卡压是主要病因。

七、鉴别诊断

（一）棘上韧带和棘间韧带损伤

棘上韧带和棘间韧带损伤的疼痛局限,亦无脊神经后支的放射性疼痛。其他胸段肌损伤部位的痛点局限而明确,亦无脊神经后支的压痛和放射痛的特有规律。

（二）肌肉劳损

此类病变的疼痛部位也多在后正中线一侧。查体常有压痛,叩诊有叩痛。叩诊的方法是左手平按在痛处,右拳叩击左手指。除可确定叩痛的具体部位,同时常可觉察到因叩痛而引起的肌肉反弹性痉挛。如果有此类体征,又无皮肤刺痛改变,应诊断为肌肉问题。如无此类问题而有皮肤刺痛的则为神经痛。但是也有两种情况同时存在的可能,若遇此种病例,可以先治疗疼痛剧烈的一种。

八、治疗

本病的发生和后支的卡压与脊椎的平衡失调有很大关系,因而纠正脊椎的平衡和小关节的紊乱及肌肉的痉挛就显得非常重要。为达到急性止痛目的,治疗脊神经后支综合征最简单的方法就是阻断肌痉挛-卡压恶性循环。局部卡压点的消炎和松解是对脊神经后支卡压

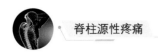

综合征的根本性治疗,其中运用针刀法治疗和神经阻滞研究比较多,临床也取得了较好疗效。

（一）一般治疗

祛除诱因是防止和治疗胸脊神经后支卡压综合征的重要措施,如改变生活工作中的不良姿势和习惯。适当的限制胸腰部活动以免损伤加重。疼痛缓解后方可适当、缓慢地增加胸腰部的活动,以免复发。

（二）药物治疗

1. 口服药物　药物治疗是疼痛治疗的最基本、最常用的方法。口服 NSAIDs 可以缓解局部疼痛。中枢性肌松药(如乙哌立松、盐酸替扎尼定等)可消除肌肉炎症、缓解肌肉痉挛而发挥治疗作用。病情严重的患者,可使用甘露醇脱水、糖皮质激素等来缓解疼痛,但要注意药物不良反应。

2. 外用药物　活血化瘀的中草药内服以及外部热敷、熏洗、浸泡等可缓解症状,局部使用消炎镇痛贴剂、喷雾等也具有一定缓解疼痛的作用。

（三）物理治疗

各种物理疗法,如红外线、直线偏振光、磁疗等均有一定的抗炎止痛作用,亦有理筋整复、舒经通络、活血化瘀、缓解肌肉痉挛等功效。

（四）微创治疗

1. 神经阻滞　局部神经阻滞通过在疼痛患者胸神经后支附近注入地塞米松棕榈酸酯复方镇痛液阻断"疼痛-肌肉痉挛-缺血-疼痛"路径,以达到镇痛、治痛、抗炎、营养神经效果。胸神经后神经阻滞在 CT、X 线或超声引导下实施。脊神经后支卡压明确诊断后,对卡压点的定位尤为重要,为下一步准确的靶点松解确定了位置、深度和松解方向。阳性卡压点位置大部分在脊旁 1.5～3.5 cm 附近。针对胸神经后支卡压综合征患者神经阻滞主要部位是胸椎小关节、横突根部以及痛点注射等。

2. 射频治疗

（1）射频热凝：射频治疗效果优于神经阻滞治疗。射频热凝外周神经毁损技术是在神经阻滞疗法基础上,将某一特定的外周神经用热凝破坏的治疗疼痛技术。射频针尖周围产生的较高电磁场,作用于胸神经后外侧支及臀上皮神经受卡压处产生调制作用,使致痛的 P 物质减少、脑组织 β 内啡肽等镇痛物质增加,并且通过调节脊神经的篮状结构改善组织新陈代谢和局部血运,从而消除局部炎症水肿,减轻神经卡压,产生持久的镇痛效果。

患者取俯卧位,定位处用 1％甲紫标记,常规消毒皮肤,铺巾。用 2％的利多卡因作穿刺点的局部麻醉。将射频套针沿甲紫标志处垂直刺入横突上缘(距横突根部 2～4 mm),当出现麻木、疼痛放射与主诉疼痛的部位一致时,即为治疗所需的作用点,但仍需进行感觉和运动测试,可复制患者疼痛、没有特殊不良反应,提示测试成功,才可实施射频治疗。射频热凝的温度可从 60 ℃开始,逐步升温,65～70 ℃为射频热凝温度,有的报道可至 80 ℃,通常 2 分钟,2 个循环。

（2）射频脉冲：脉冲射频是通过射频仪发出的高频脉冲电流,在神经组织周围形成高电压,阻断疼痛传导通路,从而达到控制疼痛的目的。脉冲射频治疗是一种安全的、非毁损性的疼痛治疗技术,与传统射频热凝不同,脉冲射频是间断射频电流,产生的温度低于 42 ℃,对神经纤维解剖结构无破坏作用,仅使疼痛传导纤维失去活性;不会引起腰腿部肌力及皮肤感觉减退等并发症,使患者产生不适,术后不会出现感觉减退、酸痛或灼痛及运动神经损伤。脉冲射频技术具有创伤小、并发症少、定位准确、作用显著等特点。

操作方法:患者取俯卧位,结合患者胸神经后支解剖部位及疼痛部位来确定穿刺数目和目标脊神经后支。选择 C 型臂 X 线机确定穿刺点,准确标记。常规消毒铺巾,局部麻醉,C 型臂 X 线机引导沿着标记处垂直将射频针置入横突上缘,到达横突基底部时将射频针稍微退出,针尖应倾斜于头侧,如果存在落空感则显示针尖位于横突上缘,然后稍微退针,针尖稍微向内侧倾斜,当达到上关节突外侧缘时,通过 C 型臂 X 线机对穿刺位置进行确认,之后将针芯拔出,将温控射频电极插入,与射频疼痛治疗仪连接,给予感觉神经刺激,如果疼痛,麻木放散痛区和主诉痛区部位相同,麻木和疼痛范围不超过膝关节,则显示针尖位于脊神经后支。之后给予运动测试,如果患者臀肌、腰部存在轻微的运动表现,但是下肢肌肉不存在运动表现,则显示运动神经没有损伤。脉冲射频治疗设置为 42 ℃/20 s/2 Hz/480 s,治疗时间可设置为 2 周期,2 个周期间隔 15 秒。术后观察疼痛缓解程度,覆盖无菌纱布。

3. 神经毁损术 对于反复治疗无效者可以采用神经毁损方式治疗疼痛。化学性毁损主要采用化学性物质使神经变性,结构损伤;物理性神经毁损是指通过射线、热凝、冷冻、压迫、切断等方法破坏神经的传导功能,达到止痛的目的。

(1) 化学神经毁损:化学性毁损是在神经周围注入药物,使神经组织变性,结构损伤,传导功能不同程度破坏,从而获得较长时间的镇痛效果。常用的神经破坏药物有乙醇、苯酚制剂、亚甲蓝、阿霉素、高浓度局麻药及甘油等化学性物质,会造成神经的不可逆损伤。

(2) 物理毁损:物理性神经毁损术是指利用物理的方法对神经元产生物理性毁损,使神经组织的传导功能不同程度的中断或阻滞,从而获得镇痛效果。

1) 经皮穿刺深部低温冷冻胸神经后支:低温止痛是在神经定位的基础上开展的一种新技术,研究证实神经根在液氮所致−180 ℃低温时,结构不可逆性破坏无神经瘤形成,无痛性电冲动产生。脊神经后支神经阻滞虽然疗效很好,但因没能解除对机械牵拉卡压的根本原因,所以维持时间较短,一般 4~6 小时后疼痛便会复发。为达到长期无痛的目的,临床上现多采用冷冻、射频毁损等方法,使相应脊神经后支产生不可逆性破坏,使之产生无痛性电冲动,而达到根治此类疼痛的目的。操作步骤如下:

A. 体表定位:由于患者主诉疼痛区与受损神经支平面的差异,需在询问患者主诉疼痛部位的基础上,利用脊神经后支的分布规律追踪辨别受累的神经后支,找出原发受损或受压部位。在确认原发受损神经后支后,用 1‰~2‰利多卡因 0.5~2 ml 注射至该平面的横突根部上缘 3~5 分钟后,主诉痛区疼痛消失示定位准确。

B. 操作过程:在体表定位点用 1‰甲紫作标记,常规皮肤消毒,2‰利多卡因行皮肤及针道局麻。用消毒的夹层液气回流冷针旋转刺过皮肤,进针至达横突根上缘神经冷冻点。一旦出现主诉疼痛区的放散,说明穿刺准确。当即固定针体,连接冷冻装置,调节冷冻机压力及内针的液氮喷出量。至针尾冰晶形成,用热电闭测量温度低于−180 ℃,将内针套入外针内,启动开关,持续 30 秒,关闭开关,待自然复温 1 分钟为一个冷冻周期。共计 3 个周期。待外针表面冰霜完全溶解后,拔出外针,针孔部酒精消毒,覆盖无菌纱布或创可贴即可。

2) 低温等离子射频消融术:低温等离子射频消融术不依赖热效应,而是通过 100~500 kHz 射频电场＋特殊的双极刀头,在高频的振荡下,在刀头局部生成低温等离子体层(由较大动能并自由运动的离子组成），有动能的离子体层能打断分子键，切割或消融神经组织，使其分解汽化并从穿刺通道中排出体外，阻断疼痛信号传导，同时还有低温皱缩凝固功能，在阻滞疼痛信号传导的同时不产生麻木感。其原理是在凝固过程中阻断传导温觉、疼痛的细纤维，对触觉的粗纤维影响小，因而麻木感少。神经后支较为细小，消融迅速且无麻木感。低温等离子射频消融术的优点有消融迅速、镇痛效果明显、几乎无麻木，且不直接损伤组织、消融迅速、镇痛效果确切、手术时间短。

操作步骤如下：局部麻醉后在 C 型臂 X 线机、CT 或超声引导下使用等离子射频穿刺针经后正中线旁开 1.5 cm 处穿刺至椎间孔后上缘 1/3 处，或横突根部，回抽未见血液及脑脊液后，依次置入等离子刀头，电刺激复制出平时疼痛部位后，分别以等离子以 2 档消融治疗 10 秒、2 档冷凝治疗 5 秒，治疗后可注入神经阻滞药物。术后 48 小时内尽可能卧床休息，避免剧烈运动和重体力劳动。

4. 针具治疗　除占位性病变（如转移瘤等）压迫外，均为针具治疗的适应证。针具治疗包括针刀、全发针等传统针具。

（1）体表标志：①胸椎棘突：位于脊柱正中，每一个能摸到的骨性突起即是棘突。②胸椎横突结节：横突本不是体表标志，但为了操作方便在此一并叙述。由于胸椎棘突明显向下倾斜，故胸椎的棘突与同一胸椎横突的关系不确定。在脊柱颈胸交界与胸腰交界处，棘间与横突结节几乎平行；但在大部胸椎（即除颈胸与胸腰交界处外）棘突与横突则较接近。目前，寻找胸椎横突的最佳方法就是扪摸比较表浅的胸椎横突结节（此处可有明显的压痛）骨性标志，为最准确。

（2）操作过程：CT 或 X 线以及超声引导下实施。①定点：俯卧位，腹下垫以薄枕。在胸椎中线外旁开 20～25 mm 的胸椎横突结节背侧骨面上可寻找到压痛点，由于每支后内侧支都支配 3 个脊椎后部运动单位（如关节突关节、黄韧带、棘上韧带、棘间韧带等），故一般至少定 3 点；可以单侧，也可以双侧定点；如病情需要也可定更多个点。②针刀操作：进刀前，必须扪及横突结节。刀口线与脊柱纵轴平行，对准胸椎横突结节垂直进刀。快速刺入皮肤，匀速推进，直达横突骨面。首先松解横突下缘外侧。然后松解肋横突关节，刀口线一直与横突结节骨缘平行（即呈弧形旋转），切开关节囊 3～5 刀；此处的操作过程可根据个人习惯安排。如先松解横突结节下缘，再松解外侧缘（即肋横突关节），最后松解上缘（亦是肋横突关节），依次进行。接着，进行横突上缘横突间韧带的松解。将刀锋移到横突上缘，使刀口线与横突上缘平行，沿横突上缘铲切横突间韧带，直到横突上缘根部。接下来，调转刀口线 90°，将刀锋移至横突背面根部，紧贴椎体骨缘松解乳副突韧带，由上至下，切开 2～4 刀；并向外侧剥离 2～3 下，松解经过横突背面走行的后外侧支。最后，如为连续多节段病变，且各点由上向下顺序操作者，则可以将刀锋移到横突下缘，再调转刀口线 90°，沿横突下缘铲切横突根部横突间韧带 2～3 刀，以增加下位横突间韧带的松解程度。刀下有松动感后，出刀。

（五）手术治疗

手术治疗是治疗胸脊神经后支卡压综合征的重要方法。术前需准确定位受累脊神经后支。治疗患者俯卧位，常规消毒术区，1％利多卡因局部麻醉，在定位点取小切口、切开皮肤、皮下、筋膜、竖脊肌至横突，疼痛与内侧支有关时在横突根部切断内侧，疼痛与外侧支有关时,横突靠外侧部切断外侧支。在离断前要找到患者的感觉异常再进行离断术。不能越过横突上下缘,必须在横突上操作,以免损伤脊神经前支。

(六)中医治疗

传统中医治疗,主要是手法治疗,通过滚、按、揉、推、点压等手法。针对胸椎小关节卡压,可采用手法复位。具体操作:患者坐位,面向椅背,双腿分开骑坐在椅子上,双手指交叉放于颈后部,医生站在患者身后,双手穿过患者腋下搭放在患者手背上,让患者缓慢深呼吸并使胸椎随深呼吸作前屈、后伸运动,使肩背部充分放松,反复几次后,趁患者不注意于深呼气末时突然端抬患者双上肢,往往听到背部轻微"咯"一声,或感觉到肋椎关节附近有弹响感,即告复位成功,患者即时觉得背痛程度大大减轻或消失,一般只进行一次治疗即可。约1周后酌情在相应脊神经受压区域行神经阻滞。

九、预防及预后

胸脊神经后支卡压综合征患者多有扭伤病史。急性发病者多为扭身、扛举、提拉重物时,姿势不符合杠杆省力原理,胸段脊柱屈曲或扭转时突然发生。因此避免大幅度快速扭身、提拉、端抬重物。有脊柱外伤、驼背者应及早纠正不良姿势。早期解除压迫,神经功能恢复较好,对于本病的预后与病程长短有一定关系。

十、典型病例

(一)诊治过程

一般情况　患者,女性,52岁,农民。

主诉　背部疼痛5余年,加重3天。

病史　患者5年多前腰背部扭伤后出现右上背部疼痛,初为隐痛、胀痛,间断发作。后发展为牵扯样胀痛,久行久坐、负重、劳累及背部受凉后加重,疼痛部位主要位于脊柱右侧、右肩胛骨内侧,严重时可感疼痛区域麻木。夜间无明显减轻,常影响睡眠。3天前因搬重物背痛加重,呈持续性疼痛,背部有紧束感,脊柱活动极度受限,几乎不能动,平卧时有所缓解,吸气呼气、咳嗽时疼痛加重,遂就诊我院。

查体　强迫体位,胸椎略右侧弯曲、前凸,右侧竖脊肌痉挛,T4~T6右侧椎旁压痛,深压有局部放射痛,疼痛区域感觉减退。

诊断　①背痛:胸脊神经后支卡压综合征;②骨质疏松。

治疗经过　入院后予以理疗、药物治疗效果不佳,予以诊断性治疗(脊神经后支阻滞)。在脊柱右侧的压痛点上(T4~T6),超声引导定位横突根部的背面行脊神经后支阻滞,每节段2%利多卡因1 ml,疼痛立即消失,提示患者背痛原因为胸脊神经后支卡压综合征。重新超声定位,在上述每注射点给予神经阻滞复合药3 ml(利多卡因80 mg+曲安奈德20 mg+甲钴胺1 mg+生理盐水,共20 ml),患者相应区域麻木感,疼痛消失。次日自诉疼痛明显减轻,查体T4~T6右侧椎旁仍有压痛,但较前明显减轻,深压无放射痛,疼痛区域感觉减退,遂出院。

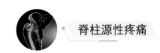

随访 1周后门诊复诊,疼痛缓解70%左右,再次脊神经后支阻滞治疗,间隔2周后再次脊神经后支阻滞治疗,疼痛消失,未再就诊。多次电话随访背部疼痛完全消失。

（二）诊疗分析

1. 诊断明确 患者具有典型的临床症状、体征,诊断性治疗（脊神经后支阻滞）呈阳性,因而 TDRS 诊断明确。

2. 治疗措施得当 患者病史5年,加重3天,入院后予以理疗、药物治疗等保守治疗,效果不佳,具有微创治疗指针。予以诊断性治疗（脊神经后支阻滞）,疼痛缓解。出院后多次返院行神经阻滞治疗后疼痛消失。

3. 治疗疗程很重要 整个疗程计划神经阻滞3次：住院1次,出院后1周、3周各1次。按时门诊复诊完成脊神经后支阻滞疗程。

十一、总结与思考

TDRS 是由多种病因引起的胸神经后支受卡压后引起背部疼痛的一组疾病。通常根据患者的临床表现、体征及诊断性治疗而做出正确的诊断。TDRS 的治疗主要包括一般治疗、物理治疗、药物治疗、微创治疗、手术治疗等。需根据患者的具体病情选择合适的治疗时机及治疗方式。

第五节　胸椎小关节源性疼痛

一、定义

胸椎小关节源性疼痛（thoracic facet joint pain）是指胸椎小关节退变或损伤后小关节紊乱引起的疼痛。

二、病因

（一）胸椎退行性变

随着年龄的增长,胸椎退行性变逐渐加重,相应小关节退行性变、增生也加重,引起疼痛。随着老龄化社会的加剧,此类原因越发常见。

（二）损伤

1. 急性损伤 跌闪、搬抬等损伤,外伤或骨质疏松导致的腰椎压缩性骨折、椎体滑脱,出现急性胸椎小关节源性疼痛。

2. 慢性损伤 长期低头伏案、弯腰、扭转动作,急性损伤治疗延误等,引起慢性胸椎小关节源性疼痛,常因劳累、受凉因素诱发起病。

三、发病机制

急性损伤、胸椎压缩性骨折、慢性劳损、受凉等因素导致胸椎小关节及滑膜损伤,出现炎症反应,表现出胸椎小关节源性疼痛。

四、临床表现

（一）症状

1. 背痛　单侧或双侧疼痛，背痛或肩胛区疼痛，可牵扯到胸肋部或腹部区域。

2. 特点　疼痛性质为深部钝痛，急性痛可为刺痛；无神经功能障碍表现；深呼吸、咳嗽、扭转及用力时诱发疼痛或疼痛加重，静息时疼痛缓解。

（二）体征

胸椎旁小关节区压痛阳性，伴或不伴有肌痉挛。神经系统感觉及运动功能无异常体征。

（三）影像学表现

影像检查对胸椎小关节源性疼痛没有明确诊断价值。

1. X线片　通常作为常规检查，多见胸椎及小关节退行性变，或见骨质增生，外伤及骨质疏松时可见椎体压缩或楔形变，偶见胸椎侧弯，肿瘤或结核骨破坏像。

2. CT　能更好地显示心、肺、胸椎和小关节骨性结构的细节，可发现胸椎间盘突出、小关节增生、肿瘤或结核征象等。

3. MRI　可见胸椎间盘退变或椎间盘膨出，对肿瘤和结核的敏感性较高。

4. 其他　心电图、心脏彩超、腹部彩超以及相关实验室检查等，有助于不典型胸背痛与内脏源性疼痛相鉴别。

五、诊断

根据病因和典型的临床症状，结合体征和相关影像学资料，可以初步做出诊断，但明确诊断则以胸椎小关节内或胸脊神经后支诊断性神经阻滞作为金标准。

六、鉴别诊断

胸背痛为主要症状的疾病种类繁多，鉴别诊断非常复杂，详细询问病史、体格检查、相关影像学资料、实验室检查，随访复诊是必要的。胸椎小关节源性疼痛需与肌筋膜炎、胸椎间盘突出症、胸椎骨折、肋骨骨折，胸椎结核或肿瘤、内脏源性疾病疼痛（如心绞痛、胸膜炎、胆囊炎、胰腺炎、肾绞痛等）相鉴别，有时还需和带状疱疹神经痛未出疱疹急性期等鉴别。

七、治疗

（一）保守治疗

1. 药物治疗　NSAIDs 是一线选择药物，对于没有禁忌证的患者，推荐使用 1～2 周的 NSAIDs 类药物，推荐选用 COX-2 抑制剂，如塞来昔布、美洛昔康等。对于禁忌或不耐受 NSAIDs 类药物的患者，可使用对乙酰氨基酚或曲马多缓释剂。

急性发作疼痛较重的病例，没有禁忌证时，可给予 20％甘露醇静脉滴注加地塞米松棕榈酸酯注射液静脉注射 1～2 天，部分患者可迅速缓解疼痛。

舒筋活血类中成药如舒筋活血片等，或依据中医辨证论治选用桃红四物汤、血府逐瘀汤或身痛逐瘀汤等加减治疗。

2. 手法治疗　整脊、推拿等手法治疗有效。通过手法矫正脊柱关节紊乱，缓解肌紧张或肌僵硬,减轻疼痛。对胸椎小关节紊乱早期的部分患者,疗效明显。

3. 物理治疗　常用的物理治疗包括热疗、低频电治疗、中频电治疗、体外冲击波治疗等,可在一定程度上缓解疼痛症状。

4. 针灸治疗　用于急慢性疼痛患者,可选用夹脊穴、阿是穴、体穴等,具有即时镇痛效应,疗效有一定的个体差异性。

5. 运动疗法　运动疗法应在专业人员指导下进行,对于亚急性或者慢性疼痛患者,尽早鼓励患者进行运动治疗,常见的运动疗法包括麦肯基疗法等。

（二）微创治疗

1. 软组织松解治疗　具有针刺和松解双重作用,疏经通络,活血化瘀,达到"不通则痛、通则不痛"的目的,并通过松解、剥离作用解除神经卡压,消除无菌性炎症。常用的治疗有针刀治疗、全发针、银质针导热治疗、内热针治疗等。

2. 胸椎小关节内注射术　在影像(X线、CT或超声)引导下进行,穿刺到胸椎小关节内,先注入 0.1~0.3 ml 对比剂确定位置,治疗性时注入镇痛复合液 0.5 ml。

胸椎小关节内注射术不但具有诊断性意义,还可具有治疗作用,部分患者可获较长时间的疼痛缓解。但临床操作时,因胸椎小关节的解剖结构特点,穿刺困难,稍有不慎易造成气胸,需要在影像学引导下进行。

3. 胸脊神经后内侧支阻滞　在影像(X线、CT或超声)引导下进行,穿刺到横突外上缘处,同时阻滞本节脊神经后内侧支和上位脊神经后内侧支,诊断性神经阻滞时 1.0% 利多卡因或 0.5% 罗哌卡因 0.5 ml,治疗性神经阻滞时镇痛复合液 1.5 ml(图 3-22,图 3-23)。胸脊神经后内侧支阻滞不但具有诊断性意义,还可具有治疗作用,部分患者可获较长时间的疼痛缓解。

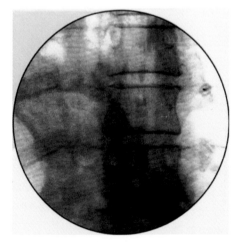 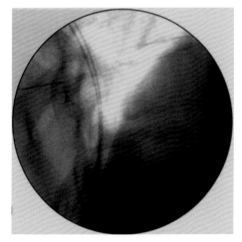

▲ 图 3-22　胸脊神经后内侧支阻滞——X线片(正位)　▲ 图 3-23　胸脊神经后内侧支阻滞——X线片(侧位)

4. 胸脊神经后内侧支射频术　经诊断性神经阻滞确定后,可考虑行胸脊神经后内侧支射频术。通常疗效确切且持久。在影像(X线或CT)引导下进行,穿刺到横突外上缘处,同时处理本节胸脊神经后内侧支和上位胸脊神经后内侧支。

（1）标准射频：逐渐升高温度到 70 ℃，射频热凝 150 秒。脉冲射频也获得不错疗效，默认参数 2 Hz、20 ms、36 V、42 ℃，时间 240～360 秒。

（2）术后注意：卧床 2 小时，观察出血、感染、肢体感觉和运动障碍。

（3）禁忌证：心脏起搏器置入患者、血压＞160/100 mmHg（控制血压后再进行）、出血倾向患者、危重患者、严重心肺疾患者、穿刺部位感染、菌血症、高颅压综合征、严重心理障碍、月经期、孕妇、哺乳期、诊断不明患者等。

八、预防

（1）从事长时间弯腰或长期伏案工作的人员应保持正确的姿势，减缓胸椎退行性变，多做背部伸展运动。建议工作约 30 分钟后应活动 5 分钟左右，缓解肌肉疲劳。

（2）加强背部肌肉及腹部肌肉锻炼，增强对脊柱的保护作用，增加脊柱稳定性。

（3）避免日常意外损伤，搬抬物时注意缓慢、稳妥用力，防止跌伤，尽早防止骨质疏松，注意背部的保暖等。

九、典型病例

诊治过程

一般情况　患者，男性，51 岁，职员。

主诉　腰背痛伴右腹股沟区疼痛半月。

病史　半月前无明显诱因出现腰背痛伴右腹股沟区疼痛，疼痛呈扯痛感，弯腰及活动时加重，休息后疼痛稍缓解。发病以来，无下肢疼痛、麻木、无力症及肌萎缩。

查体　腰背肌稍僵硬，T12～L1 棘突右侧压痛（＋）、叩痛（－），骶髂关节压叩痛（－），梨状肌压痛（－）、无明显肌僵硬，髋关节旋转试验（－），"4"字试验（－），Laseque 征左右均 80°，双下肢肌力及肌张力正常，膝腱反射（＋＋），跟腱反射（＋＋），双侧足背动脉搏动正常，发作时 VAS：4 分。

辅助检查　腰椎 X 线片及腰椎 MRI 提示腰椎退行性变。

诊断　胸椎小关节源性疼痛。

治疗方案　完善相关检查，排除手术禁忌证后，行 C 型臂 X 线机引导下诊断性有侧 T11、T12 胸脊神经后内侧支阻滞，术后腰痛及右腹股沟区疼痛即刻明显缓解，VAS 约 1 分。嘱 2 周内避免劳累及搬抬重物，防止复发。

随访　术后 3 个月行电话随访，患者无腰痛及右腹股沟区疼痛，劳累时稍感腰背部酸胀感。

十、总结与思考

胸椎小关节源性疼痛临床常见，通过病史、查体、影像学检查及诊断性神经阻滞可明确诊断，受诊断性神经阻滞操作技术限制，临床明确诊断受到一定程度限制，但不影响临床保守治疗方法的使用。顽固性及严重疼痛病例推荐尽早施行胸脊神经后内侧支神经阻滞及必要时行射频热凝术，以迅速控制疼痛。

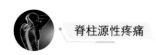

第六节　胸背部肌筋膜疼痛综合征

一、定义

胸背部肌筋膜疼痛综合征是指各种原因导致胸背部肌肉筋膜等组织无菌性炎症粘连,触发点(myofascial trigger point,MTrP)形成及其功能失调,且以疼痛为特征的综合征,也称胸背部肌肉劳损、胸背部肌筋膜炎、胸背部纤维织炎等。肌筋膜疼痛综合征是临床常见疾病,几乎每一个人一生中都可能经历过。

二、病因和发病机制

肌筋膜疼痛综合征的病因和发病机制,已经在颈肩部肌筋膜疼痛综合征一节中详细阐述,在此不再赘述。

与颈肩部肌筋膜疼痛综合征不同的是,胸背部肌筋膜疼痛综合征更为复杂,常久治不愈,因为不单单胸背部肌筋膜软组织问题会导致此综合征,颈部和腰部软组织问题也常常是引发和致病因素。治疗者需要仔细检查引起胸背部疼痛的所有肌肉,包括背阔肌、斜角肌、上部腹直肌、肩胛下肌、髂肋肌、前锯肌、下斜方肌、胸大肌、胸小肌、冈上肌、冈下肌、小圆肌、大圆肌、脊椎深层多裂肌、回旋肌等肌群。

三、临床表现

(一)症状

1. 疼痛　可表现为酸痛、胀痛等,有的范围较为局限,有的则弥漫且边界不清。主要表现为慢性反复发作胸背部弥漫性疼痛,晨起较重,活动后减轻,劳累后又加重,寒冷及潮湿等天气可诱发或加重。好发于胸前区的胸大肌、胸小肌、脊柱旁肩胛骨内侧背阔肌、冈上肌、冈下肌、小圆肌、胸侧壁的前锯肌等,肌肉僵硬,可向周边区域放射。疼痛常因寒冷等天气变化或较长时间固定一个姿势而加重。病程长短不一,发作后易反复发生,严重者可影响工作及生活,甚至产生心理障碍。

2. 功能障碍　当周围神经受到卡压后可出现牵涉痛,疼痛范围扩大甚至出现下肢、腹部等部位疼痛,常伴随着麻木、感觉过敏、刺痛感、颤搐等。可伴随自主神经功能障碍症状,包括出汗异常、怕冷、皮肤划痕症、立毛肌障碍、体温改变等。

(二)体征

1. 触及触发点、紧张带和压痛点　胸前区肌肉及胸背部肌肉紧绷,在胸小肌附着点喙突、肋骨,胸大肌附着点肱骨大结节、胸骨柄、肩胛骨内侧、胸椎棘突旁、背阔肌、冈上肌、冈下肌、大小圆肌,胸侧壁的前锯肌附着点肋骨等处可触及明显的条索状硬结和MTrPs,按压触发点可引起放射痛,大多为胸神经卡压的症状。在背部则可触发到冈上肌、冈下肌、小圆肌、大圆肌、斜方肌、脊椎深层多裂肌、回旋肌等压痛和紧张带等。胸大肌(图3-24)、胸小肌(图3-25)、前锯肌(图3-26)和背阔肌(图3-27)的触发点及其牵涉痛区域如图所见。

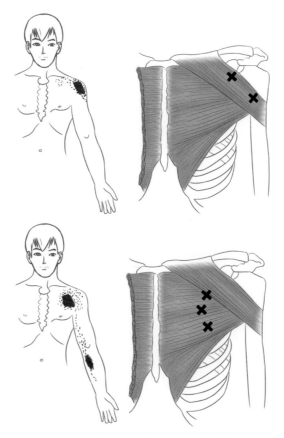

▲ 图 3-24　左侧胸大肌激痛点(×)及牵涉痛区域示意图

　　红色实心区域为主要牵涉痛区域,红点区域为可能牵涉痛区域。图中上方的两张图为锁骨部的触发点示意图,下方的两张图为中胸骨部的 3 个中心触发点位置。

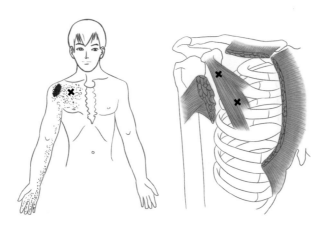

▲ 图 3-25　右侧胸小肌激痛点(×)及牵涉痛区域示意图

　　红色实心区域为主要牵涉痛区域,红点区域为可能牵涉痛区域。上方的×是一附着触发点位置,下方的×是一中心触发点位置。

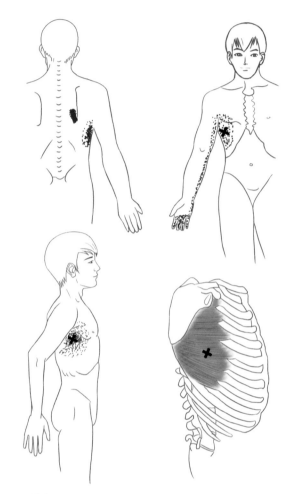

▲ 图 3 - 26　右侧前锯肌（红色）激痛点（×）及其牵涉区域的后视图、前视图和侧视图

红色实心区域为主要牵涉痛区域，红点区域为可能牵涉
痛区域。其紧张带可以在腋下肋骨面位置处触及。

2. 牵涉性感觉体征　按压触发点可引起放射痛，但患者缺乏神经根性疼痛相关的体征。除了牵涉区域的牵涉痛以外，还会出现局部感觉异常和运动范围受限等体征。

四、诊断

（一）诊断标准

目前无公认的血清学、影像学、活检病理学等检查能明确诊断，因而首先要排除神经系统原发性疾病、感染性疾病、肿瘤、精神心理原因等导致的疼痛，尤其是临床症状不典型的患者，才考虑肌筋膜疼痛综合征。

（1）MTrPs 诊断标准

1）触诊确定触发点，表现为有或无放射性疼痛。

2）触诊患者的触发点，可表现出疼痛的临床症状。

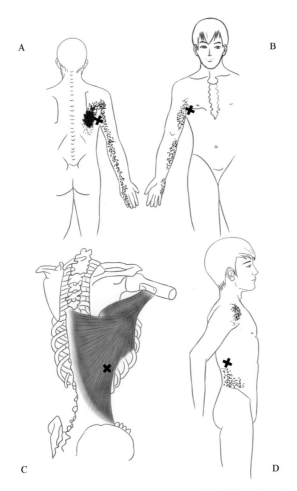

▲ 图 3-27　右侧背阔肌激痛点(×)及其牵涉痛区域示意图

　　红色实心区域为主要牵涉痛区域,红点区域为可能牵涉痛区域。A. 背阔肌腋部内最常见触发点及其牵涉痛区域后视图;B. 背阔肌腋部内最常见触发点及其牵涉痛区域前视图;C. 解剖图,肌肉上部(上方的×)和下部(下方的×)触发点的最常见位置;D. 下部激痛点及其牵涉痛区域,该触发点也沿上臂向下传导疼痛。

　　并且至少符合下列条件中的 3 个:①肌肉僵硬或痉挛;②相关关节活动受限;③按压后疼痛加剧;④紧绷肌带或压痛小结。

　　(2) 注意事项

　　1) 排除其他局部肌肉压痛的疾病,并考虑到这些疾病可能与 MPS 同时存在。

　　2) 存在局限或放射性疼痛;

　　3) MTrPs 的症状需至少存在 3 个月。

　　4) 该诊断标准更侧重于触发点的描述,在次要标准中关注查体的重要性。查体不仅可以发现触发点,还可以发现肌肉痉挛、压痛、受影响的关节活动受限、紧绷肌带及压痛小结。此外,还增加了症状持续性存在 3 个月的时间限制,内容精准,考虑全面。

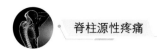

（二）辅助检查

详见颈肩肌筋膜疼痛综合征相应章节。由于胸背部疼痛更为复杂，务必根据是否有红色警示（如发热、消瘦、夜间痛等），严密仔细检查肺部 CT、胸椎 MRI、肿瘤标志物等，以排除肿瘤、感染等疾病。

五、鉴别诊断

以胸背痛为主要症状的疾病种类繁多，鉴别诊断非常复杂。对于一些不典型患者，容易误诊、漏诊，因此要详细询问病史、体格检查及影像学检查，随访复诊也是必要的。胸背肌筋膜疼痛综合征需与肺部肿瘤、肺部感染、胸椎病变、胸椎椎间盘突出、感染性疾病、肿瘤病变、肩袖损伤、心绞痛、胸主动脉瘤等疾病相鉴别。

六、治疗

胸背部肌筋膜疼痛综合征的关键是寻找原发病部位及其触发点，务必全面同时检查颈部和腰部触发点。治疗方法较多，可以采用阶梯治疗的原则。先以保守治疗为主，包括物理治疗、整脊、传统医学治疗运动疗法、药物治疗、心理治疗等；若疼痛明显，病程较长，保守治疗无明显改善者，可行微创介入治疗。治疗时候务必关注个体化治疗和不同治疗手段的联合应用（如干针治疗联合 NSAIDs，治疗后表面热敷）。肌筋膜疼痛综合征防治的关键是纠正或消除引发触发点的诱因、易感因素，同时积极灭活触发点，加强运动疗法，有利于康复，减少复发；还需注意是否有其他疾病引发的继发性触发点，如椎间盘突出等，积极加以干预治疗后，才能更好地治疗肌筋膜疼痛综合征。具体治疗方法和手段与颈肩部肌筋膜疼痛综合征相似，不再赘述。

由于疼痛部位和病变部位发生改变，神经调控治疗时也需要采用相应节段的脊神经后支、胸椎旁神经阻滞、前锯肌阻滞、竖脊肌阻滞、胸椎背根神经节阻滞和脉冲射频，或者硬膜外腔神经调控治疗，力争长时间缓解疼痛。迁延或顽固性疼痛患者，常规治疗手段疗效不佳时，可进行胸部脊神经后支射频治疗（包括脉冲射频和标准射频）、胸交感神经阻滞、鞘内药物输注系统植入术、脊髓电刺激、外周神经电刺激等治疗，以改善患者症状，提高患者生活质量。

七、预防

（1）避免劳累，调整和纠正工作、生活中的不良姿势。长期伏案工作的人员应保持正确的姿势，工作 40 分钟，建议休息 5 分钟，以减少肌肉痉挛，并定期变换体位。重视肌肉痉挛或重复性劳损相关的急性肌肉疼痛治疗，避免急性问题进展为慢性疼痛。

（2）成功的治疗需要配合良好的睡眠、不良姿势的改善、规律的生活方式、健康的饮食，适度锻炼和缓解应激。消除某些诱发易感因素是疾病治愈的关键，如更年期女性应预防骨质疏松等。

（3）核心肌群肌力和耐力及平衡协调能力有助于增加脊椎稳定性，减轻胸背部和颈肩部肌肉的张力，改善肌肉血液供应，增强抵抗力。

（4）在医生的指导下积极进行胸背部肌群自我拉伸锻炼。

1. 胸大肌自我拉伸锻炼　患者半弓步站立在门廊中,用手臂扶着两侧门廊边,上身向前倾,可以同时牵拉两侧的胸大肌;然后,改变手臂扶廊的不同高度,可以对不同位置的胸大肌进行拉伸(图 3-28)。

2. 胸小肌自我拉伸锻炼　身体直立,将受累侧背到身后,曲肘,用对侧从身后抓住受累侧前臂前部向对侧牵拉,并头偏向受累侧和上身旋向受累侧。

3. 前锯肌自我拉伸锻炼　侧坐于椅子上,患侧手抓住椅子边缘,然后将上身向对侧旋转。

4. 背阔肌自我拉伸锻炼　抬头挺胸,双手叉腰,上身后仰。

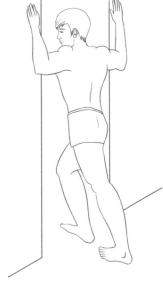

▲ 图 3-28　胸肌自我拉伸锻炼

八、典型病例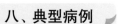

(一)诊治过程

一般情况　患者,男性,65 岁,个体户。

主诉　反复右侧胸背部疼痛麻木 7 年余。

病史　患者 7 年前无明显诱因后出现反复右侧胸部疼痛不适伴随麻木,疼痛程度轻,多次行肺部 CT 等检查未见异常,药物治疗疗效欠佳。

查体　右冈下肌和前锯肌部位可触及压痛、触发点和紧张带。

辅助检查　胸部 CT、胸椎 MRI、实验室检查等未见明显异常结果。

诊断　胸背部肌筋膜疼痛综合征(主要涉及右冈下肌和前锯肌)。

治疗方案　门诊完善相关检查,排除禁忌证后,予右冈下肌和前锯肌触发点银质针治疗,同时给予非甾体药物对症治疗。一周后复诊,症状减轻 70%。患者要求再次治疗。嘱注意休息,避免受寒,自我冈下肌和前锯肌拉伸功能锻炼。

随访　1 个月后随访,患者停药,7 年的顽疾消失了。嘱咐继续自我冈下肌和前锯肌拉伸功能锻炼。3 个月后随访,症状未见复发。

(二)诊疗分析

1. 诊断明确　患者前胸部疼痛不适麻木 7 年之久,一直未得到合适的治疗方法。具有典型的临床症状和体征,影像学检查和实验室检查等不支持感染、肿瘤等疾病,因而胸背部肌筋膜疼痛综合征诊断明确。根据触诊和体检情况,结合触发点及其牵涉痛分布范围,考虑为冈下肌和前锯肌的问题。

2. 治疗得当　患者为老年人,病史长,治疗意愿很迫切,鉴于以上原因,给予药物治疗和触发点银质针治疗相结合,短时程药物治疗有效后给予继续触发点银质针治疗(共 2 次),同时自我拉伸。3 个月后行门诊随访,患者无疼痛和麻木不适。

3. 随访到位　症状缓解后分别于治疗后 1 个月、3 个月对患者进行随访,患者无疼痛和麻木不适复发。

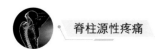

4. 宣教到位,重视预防 　随访时,患者非常感激,7 年的顽疾终于得到了解除。肌筋膜疼痛综合征发病率较高,但往往被很多医生所忽视,应该大力普及相关的健康教育和宣传。

九、总结与思考

胸背部肌筋膜疼痛综合征是临床常见病、多发病,通过病史、查体及影像学检查等,诊断一般不难。关键是很多医生缺少对这个疾病的认识,往往很多患者被忽视,得不到及时合适的治疗。胸背部肌筋膜疼痛综合征治疗方法多样,有保守治疗、微创治疗,也强调自我康复,如何根据患者病情在恰当时机选择合适治疗方式,需要专科医生不断钻研,提高临床技能。

第七节　胸椎棘间、棘上韧带炎

一、定义

胸椎棘间、棘上韧带炎又称棘间、棘上韧带损伤,是由于长期慢性劳损或急性损伤造成韧带组织局部出现的无菌性炎症,进而刺激分布在韧带上的脊神经后支,产生疼痛。

二、病因

棘间棘上韧带是连接脊柱棘突、巩固脊柱稳定性、限制脊柱过度前屈的重要组织。由于胸椎活动度较小,与颈椎及腰椎相比,胸椎棘间、棘上韧带不易损伤。长期弯腰工作时,如果不注意定期改变姿势,棘间、棘上韧带长期处于紧张状态,韧带所承受牵拉力超过生理范围,容易造成损伤。胸椎在受到外伤后,也可能对韧带造成一定损伤,加重脊柱的不稳定性。病程长者,韧带可因退变、坏死而钙化。

三、临床表现

(一)症状

疼痛常位于两棘突之间,即棘突韧带部位。弯腰、伏案工作、搬重物后可使胸背部酸痛加重,经休息后疼痛可暂时缓解甚至消失。同时会伴有胸椎活动受限,主要体现在弯腰受限。

(二)体征

胸椎棘突旁肌肉紧张僵硬,棘突间隙压痛,常可触及胸背后伴有痛性结节或硬块,胸椎前屈、后伸活动度减小。

(三)影像

慢性劳损所引起的棘间、棘上韧带炎患者,胸椎 DR 见较显著的退行性变,部分患者伴有棘上韧带钙化。急性棘间、棘上韧带炎患者,胸椎 DR 无特殊改变,但在 MRI 上可显示韧带急性水肿信号。

四、诊断

胸椎棘间、棘上韧带炎主要根据典型的临床表现,即胸部前屈时疼痛加重并伴有活动受限,查体可见棘突间隙明显压痛,结合特征性影像学改变即可诊断。

五、鉴别诊断

(一)急性胸部软组织损伤

由于某种外力作用下,导致受累的胸部软组织损伤,刺激相应的神经末梢产生疼痛,引起胸背肌痉挛,常见受累的肌肉为竖脊肌。

(二)胸部肌筋膜炎

通常因劳累或受凉后导致胸部筋膜组织出现炎症反应,常引起胸背部酸痛,通常休息后可缓解,胸椎影像学检查可正常。

六、治疗

治疗胸椎棘间棘上韧带炎的方法很多,可口服活血化瘀、消炎止痛药物,也可应用手法按摩松解棘上韧带。对于棘间、棘上韧带挛缩严重者,可采取针具松解韧带瘢痕挛缩。对于急性期患者,可采取糖皮质激素局部注射。

(一)冲击波治疗

由于胸背部肌肉较薄弱,在做棘间韧带、棘上韧带冲击波时,可能会对肺部及脊髓产出损伤,因此应从较小治疗压力开始治疗。在做胸部冲击波时,可能会对患者肺部产生刺激,患者出现呼吸困难,此时应调低治疗压力,避免患者产生胸腔损伤。

对于大部分患者来说,冲击波治疗过程是安全的,但需要排除以下患者:局部有感染、局部破损者;有出血疾病及凝血功能障碍者;重度认知障碍及精神疾病者;感觉功能障碍者;严重心律失常、血压控制不佳者;安装心脏起搏器者;妊娠患者。

(二)针具治疗

通过查体及影像学,首先定位患者病变棘突间隙。局部消毒铺巾,利用 0.5% 利多卡因进行局部麻醉。麻醉起效后用针具快速刺入皮肤,依次缓慢经过皮下、筋膜、棘上韧带,如触到硬结节则在硬结处行纵行剥离,患者常在此时感到针下酸胀感。治疗时注意针刀刃面始终与脊柱平行,针刺过程中注意避开胸膜,避免气胸产生。

(三)局部注射治疗

对痛点局部进行注射治疗,对于改善局部肌肉痉挛、减轻无菌性炎症,效果较佳。一般采用低浓度利多卡因和糖皮质激素的混合液进行局部注射。在超声介导下局部注射能迅速降低局部炎症反应、缓解或消除疼痛,所需药物剂量小,并且可以避开胸膜进行穿刺,避免气胸症状产生。该治疗效果好,对病史损伤小。但是在治疗前应询问患者基础疾病史,如患者血糖控制不佳,应避免治疗。

(四)富血小板血浆(platelet rich plasma,PRP)治疗

PRP 是由自身生长因子和细胞因子组成的,在组织再生和修复的临床应用中得到了广泛的应用。通过将提取的 PRP 注射到棘间韧带、棘上韧带韧带处,可以刺激人体修复受损韧带。

七、预防

避免长时间弯腰,适量休息,避免劳累。胸背部注意保暖,勿受凉。

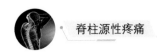

八、典型病例

（一）诊疗过程

一般情况　患者，男性，50 岁，建筑工人。

主诉　胸背部酸痛 1 个月，加重 1 天。

病史　患者 1 个月前弯腰搬重物后出现胸背部酸痛，经休息和理疗后，胸背部疼痛缓解，但弯腰时腰背部疼痛加重。1 天前劳累后受凉胸背部疼痛加重，呈持续性疼痛，脊柱活动极度受限，几乎不能动，平卧时有所缓解，吸气、呼气、咳嗽时疼痛加重。

查体　胸腰部稍僵硬，腰部前屈受限，双侧竖脊肌压痛（＋），T10/T11、T11/T12 棘突间隙压痛（＋）、叩痛（－），髋关节旋转试验（－），"4"字试验（－），Laseque 征左右均 80°，双下肢肌力及肌张力正常。

辅助检查　胸椎 MRI 示 T10/T11、T11/T12 棘突间隙水肿信号。

诊断　胸椎棘间、棘上韧带炎。

治疗方案　患者 VAS 评分 5～6 分，疼痛影响生活及工作，在排除禁忌证前提下，为快速缓解患者疼痛，给予消炎镇痛液（2％利多卡因 2 ml＋0.9％生理盐水 8 ml＋曲安奈德 10 mg）棘突间隙局部注射治疗，注射后给予威伐光照射 30 min，治疗后患者胸部疼痛明显好转，可弯腰拾物。为进一步控制患者疼痛，给予塞来昔布口服（1 粒，每日 2 次），威伐光照射（每日 1 次），1 周后门诊复诊，患者疼痛症状较前明显缓解，给予冲击波治疗（能量 2.5 kPa，频率 8 Hz，次数 2 000 次）。

随访　患者连续 1 周门诊治疗复诊，疼痛逐渐缓解。3 次冲击波治疗后，患者疼痛消失，胸腰部活动度正常。3 个月后行门诊随访，患者无疼痛复发，颈部活动度正常。

（二）诊疗分析

1. 诊断明确　患者 1 个月前弯腰搬重物后胸背部疼痛，未给予特殊治疗及重视。1 天前胸背部再次受力后疼痛加重，具有典型的临床症状和体征，影像学检查和实验室检查等不支持感染和肿瘤等系统性疾病，结合胸椎 MR 检查，考虑胸椎棘间、棘上韧带炎诊断明确。

2. 治疗得当　患者疼痛较重，治疗意愿很迫切，鉴于以上原因，给予口服药物治疗和局部注射治疗相结合，应用威伐光物理治疗改善局部炎症吸收。3 个月后行门诊随访，患者无疼痛，胸部活动度正常。

3. 随访到位　症状缓解后分别于治疗后 1 个月、3 个月对患者进行随访，患者无疼痛复发。

4. 宣教到位，重视预防　随访时，患者恢复正常工作状态。患者从事体力劳动，存在胸椎棘间棘上韧带炎高发因素，指导患者合理工作方式。该病发作前患者多为存在慢性劳损，定期进行腰背部拉伸康复、加强腰腹部核心肌群训练，可有效避免复发。

九、总结与思考

胸椎棘间、棘上韧带炎是临床常见病、多发病。胸腰段过度前屈是其根本原因，常见于长时间弯腰及搬重物者。该病结合查体及影像学检查，一般不难诊断，治疗上应注意休息。如果疼痛较重可采取消炎镇痛药物局部注射治疗。

（冯智英 王祥瑞 程志祥 薛朝霞 欧册华 王新春 阚厚铭）

参考文献

［1］ 刘金锋,陆丽娟.骨骼肌与关节疼痛病分册［M］.北京：人民卫生出版社,2017.

［2］ 韦中阳.胸椎椎管狭窄症的临床诊治分析［J］.基层医学论坛,2016,20(19)：2744－2745.

［3］ 白麟鹏,丁长青,孙惠芳,等.胸椎黄韧带肥厚MRI表现特点［J］.中国当代医药,2016,23(13)：131－133.

［4］ 郭政,王国年.疼痛诊疗学［M］.北京：人民卫生出版社,2016：39.

［5］ 刘洋康,孟超,周华成.神经毁损止痛治疗的研究进展［J］.疑难病杂志,2016,15(5)：102－105,109.

［6］ 倪家骧.等离子消融术新适应证——神经痛治疗的瑜与瑕［J］.中国医药科学,2017,7(4)：1－3.

［7］ 高巍巍,邹德生,王伍超,等.红外热像图定位冲击波疗法治疗肌筋膜疼痛综合征的临床分析［J］.中国疼痛医学杂志,2016,22(3)：312－314.

［8］ 郭雪娇,彭志友,冯智英.脊椎小关节介入治疗在慢性脊柱源性疼痛应用进展［J］.中国疼痛医学杂志,2016,22(11)：801－805.

［9］ Kato K，Yabuki S，Otani K，et al. Unusual chest wall pain caused by thoracic disc herniation in a professional baseball pitcher［J］. Fukushima journal of medical science，2016,62(1)：64－67.

［10］ Bouthors C，Benzakour A，Court C. Surgical treatment of thoracic disc herniation：an overview ［J］. Int Orthop. 2019,43(4)：807－816.

［11］ Jia ZQ，He XJ，Zhao LT，et al. Transforaminal endoscopic decompression for thoracic spinal stenosis under local anesthesia ［J］. Eur Spine J. 2018,27(Suppl 3)：465－471.

［12］ Zhao BL，Ji C，Jiang JJ，et al. Clinical effectiveness of treatment of combined upper thoracic spinal stenosis and multilevel cervical spinal stenosis with different posterior decompression surgeries ［J］. Int J Surg，2018,55(2)：220－223.

［13］ Grosmanrimon L，Clarke H，Chan A K，et al. Clinicians' perspective of the current diagnostic criteria for myofascial pain syndrome ［J］. J Back Musculoskelet Rehabil，2017,30(3)：509－514.

［14］ Do TP，Heldarskard GF，Kolding LT，et al. Myofascial trigger points in migraine and tension-type headache ［J］. J Headache Pain，2018,19(1)：84.

［15］ Fricton J. Myofascial pain：mechanisms to management ［J］. Oral Maxillofac Surg Clin North Am，2016,28(3)：289－311.

［16］ Zhang XF，Liu L，Wang BB，et al. Evidence for kinesio taping in management of myofascial pain syndrome：a systematic review and meta-analysis ［J］. Clin Rehabil，2019,33(5)：865－874.

［17］ Ehrle A，Ressel L，Ricci E，et al. Structure and innervation of the equine supraspinous and interspinous ligaments ［J］. Anat Histol Embryol，2017,46(3)：223－231.

第四章

腰椎源性疼痛

腰椎源性疼痛是指腰椎的骨、关节、椎间盘或椎体周围软组织发生退行性变或损伤后，在一定的诱因下，发生腰椎间盘突出、椎管狭窄、腰椎小关节错位、椎旁软组织炎症或痉挛等，直接或间接刺激或压迫脊神经根、交感神经或脊髓等而导致的疼痛。腰椎源性疼痛发生与年龄的增长呈正相关，同时与体质、职业等因素也存在紧密联系。腰椎源性疼痛原因可分为原发因素（如急慢性损伤）、诱发因素（如过度负荷）和继发因素（如肌痉挛）。腰椎源性疼痛的诊治首先要明确病因，而后根据病变严重程度、病程等制定治疗方案。腰椎源性疼痛发病机制主要有骨性学说（如椎间盘突出、椎管狭窄导致的病理性改变引起的疼痛）和软组织损伤学说（软组织损伤后发生一系列病理变化导致的疼痛）。腰椎源性疼痛治疗形式多样，包括中医治疗、药物治疗、神经调制治疗、手术治疗等。本章节就各种病因引起的腰椎源性疼痛进行阐述。

第一节　腰椎间盘突出症

一、定义

腰椎间盘突出症（lumbar disc herniation，LDH）是指腰椎间盘发生退行性病变或（和）外力作用下，纤维环部分或全部破裂，髓核单独或者连同纤维环、软骨终板向外突出，刺激或压迫窦椎神经和神经根引起的以腰腿痛为主要症状的一种综合征。

二、病因

（一）椎间盘退变是根本原因

腰椎间盘在脊柱的运动和负荷中承受巨大应力，随着年龄的增长，椎间盘逐渐发生退变，纤维环和髓核的水分逐渐减少，髓核失去弹性，纤维环出现裂隙。在退变的基础上，劳损积累和外力作用使纤维环出现破裂，髓核、纤维环甚至终板向后突出，严重者压迫神经产生症状。

（二）损伤

积累损伤是椎间盘发生退变的主要原因。反复弯腰、扭转等动作易引起椎间盘损伤，故本病与职业有一定关系。久坐或从事体力劳动者,椎间盘易早期出现退变。急性外伤也可作为椎间盘突出的诱发原因。

（三）妊娠

妊娠期间腰骶韧带处于松弛状态,腰骶部承受更大力量,易发生腰椎间盘突出。

（四）遗传因素

有色人种本病发生率较低。<20 岁的青少年患者中约 32％有阳性家族史。

（五）发育异常

腰椎骶化、骶椎腰化和关节突不对称等腰骶部先天发育异常,使下腰椎承受异常应力,均会增加椎间盘的损伤。

（六）其他因素

肥胖、糖尿病、高脂血症、吸烟、痤疮丙酸杆菌感染等是发生 LDH 的危险因素。

三、发病机制

椎间盘的生化成分为胶原、蛋白多糖、弹性蛋白和水。椎间盘退变时Ⅰ型胶原蛋白增加,Ⅱ型胶原蛋白减少,同时椎间盘内蛋白多糖、弹性蛋白明显减少,椎间盘内水分降低。目前椎间盘突出引起腰腿痛机制存在争议,看法比较一致的理论有机械性压迫理论及炎症反应理论。

（一）机械性压迫理论

突出的髓核或纤维环直接压迫神经根,突出物的大小直接影响疼痛的程度,基于此理论,临床开展髓核摘除、神经根松解手术。

（二）炎症反应理论

突出的髓核或破裂的纤维环作为生物化学和免疫性刺激物,引起周围组织及神经根的炎症反应,可能是引起临床症状的原因。因此,有的患者影像学上突出程度较轻但症状较重。基于此理论,部分患者在硬膜外腔注射类固醇类药物后腰腿痛明显好转。

四、临床表现

（一）症状

1. 腰痛　LDH 患者绝大多数伴有腰痛。腰痛可出现于下肢痛之前,亦可出现于下肢痛之后或与下肢痛同时出现。发生腰痛的原因是突出的椎间盘刺激到纤维环、后纵韧带和窦椎神经纤维等。

2. 下肢痛　椎间盘突出刺激相应神经根时,会伴有下肢相应神经支配范围的疼痛、麻木。由于大约 95％腰椎间盘突出发生在 L4/L5 及 L5/S1 椎间隙,低位腰椎间盘突出多伴有坐骨神经痛。在高位腰椎间盘突出（L2/L3 及 L3/L4）时,可压迫相应上腰段神经出现大腿前内侧或腹股沟区疼痛。

3. 马尾综合征　中央型腰椎间盘突出可压迫马尾神经,出现大小便障碍、马鞍区感觉异常,急性发病时应作为急症手术指征。

4. 间歇性跛行　患者行走数十米或数百米后,腰背部出现疼痛不适,同时感下肢出现疼痛、麻木不适,当采取蹲位或卧床后,疼痛缓解或消失,多见于腰椎间盘突出合并椎管狭窄患者。

5. 麻木　部分患者不出现下肢疼痛而是麻木,多为椎间盘组织压迫刺激了本体感觉和痛觉纤维而引起麻木。麻木感觉区域按照神经根受累区域分布,但麻木与神经根受压严重程度无密切关系。

6. 其他症状　部分患者会出现下肢肌肉痉挛,最常痉挛的肌肉为小腿三头肌、腘绳肌、跗肌,通常发生在夜间,持续数秒或数分钟。有部分患者表现为下肢发凉、足及踝部水肿、下肢肌力减退。

(二)体征

患者由于疼痛刺激常伴有腰椎侧弯,这是一种姿势性代偿畸形。由于腰部或下肢疼痛,很多患者伴有腰部活动受限。多数患者伴有神经系统表现,如感觉异常、肌力下降、反射异常等。直腿抬高加强试验、股神经牵拉试验、仰卧挺腹试验、膝腱反射、跟腱反射等特殊专科检查可见阳性特征(表 4-1,图 4-1)。

表 4-1　腰神经根病的神经定位

受累神经	关键感觉区	关键运动区	腱反射
L2	大腿前中部	屈髋肌(髂腰肌)	
L3	股骨内踝	膝伸肌(股四头肌)	膝反射
L4	内踝	足背伸肌(胫前肌)	
L5	第三跖趾关节背侧	足踇长伸肌	
S1	足跟外侧	足跖屈肌(小腿三头肌)	踝反射

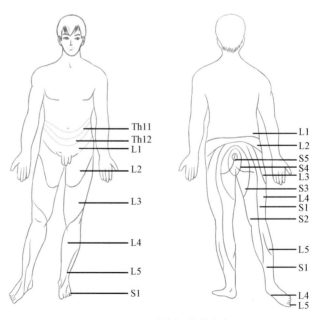

▲ 图 4-1　下肢神经感觉分布图

（三）影像

1. 腰椎正侧位片（图4-2）　X线片通常作为常规检查。若怀疑存在腰椎不稳，可加屈伸动力位片和双斜位片。正位片主要观察腰椎侧弯情况，侧位片主要观察腰椎生理曲度和椎间隙高度。平片还可以看到纤维环钙化、骨质增生、关节突肥大硬化等。

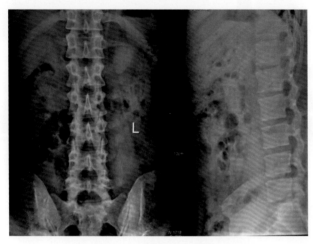

▲ 图4-2　腰椎正位和侧位X线片

2. 腰椎CT（图4-3）　能更好地显示脊柱骨性结构的细节。腰椎间盘突出在CT上表现为椎间盘后缘变形突出、硬膜囊受压、神经根鞘受压移位等。CT还能观察到椎间小关节和黄韧带情况。

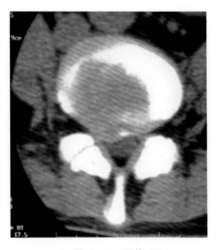

▲ 图4-3　腰椎CT

3. MRI　MRI矢状位和横断面成像见图4-4，在鉴别椎体和椎管内病变时可增加冠状面成像。MRI可以观察到椎间盘退变的情况，也可以较全面了解椎间盘突出的程度和位置，并鉴别是否存在椎管内其他占位性病变。但对骨及钙化组织成像不如CT敏感。

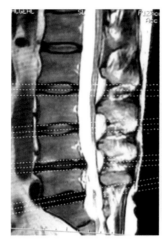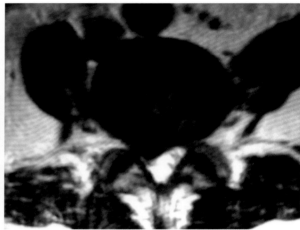

▲ 图 4-4　腰椎 MRI 矢状面和横断面

五、诊断

典型的 LDH 患者根据临床症状、体征即可做出初步诊断。根据影像学资料可以进一步明确突出间隙、突出物大小、突出物形态、是否伴有钙化、椎间隙高度等情况。

此外，需辨别腰椎间盘突出与 LDH 的区别。腰椎间盘突出是由于多种原因引起的纤维环破裂及髓核突出。仅有 CT 或 MRI 上表现而无临床症状者，不能诊断 LDH。另外，如影像学表现与临床症状不符者，可能存在其他因素，需进一步探明病因。

六、鉴别诊断

由于以腰腿痛为主要症状的疾病种类繁多，因此 LDH 的鉴别诊断非常复杂。对于一些不存在典型症状的患者及高位突出患者，常会存在误诊、漏诊情况，因此详细询问病史、体格检查、相关影像学资料、随访复诊是必要的。LDH 需与腰肌劳损、急性腰扭伤、L3 横突综合征、梨状肌综合征、腰椎椎管狭窄症、腰椎骨折、腰椎滑脱、椎管内肿瘤、盆腔疾病、下肢血管性疾病等鉴别。

七、治疗

（一）非侵入性非药物治疗

1. 健康教育　对于腰椎间盘突出的患者，给予正确的健康教育，对预防复发、防止加重、缓解症状都有作用，因此应加强患者健康教育。

2. 运动疗法　运动疗法应在专业人员指导下，基于病情评估并按照运动处方进行正确执行。不恰当的运动可能会加重症状，甚至会使病情进一步恶化。对于急性腰痛及腰骶神经根痛，不推荐在发病的 1~2 周进行运动疗法，对于亚急性或者慢性患者，如果没有危险信号，应尽早鼓励患者进行运动治疗。常见的运动疗法包括核心肌力训练、方向特异性训练、瑜伽、普拉提、太极拳等。

3. 手法治疗　脊柱手法治疗对于轻中度持续症状的 LDH 患者有效,对于没有手术适应证的患者,脊柱手法治疗可以改善腰骶部神经根性症状。

4. 牵引治疗　腰椎牵引是我国常用的保守治疗方案,临床常用的牵引方法包括持续牵引和间歇牵引。牵引治疗联合其他物理治疗和药物治疗可在短期内降低坐骨神经痛发生率。

5. 针灸治疗　与无创治疗相比,针灸治疗可在短期内中等程度改善疼痛和功能。针灸治疗对于有较高期望的患者疗效较好,如患者对针灸治疗有较高的兴趣,可推荐治疗。

6. 物理治疗　常见的物理治疗包括热疗、低中频电疗、弱激光治疗等。研究表明热疗可改善患者疼痛及功能受限,但患者从中获益小且不持续。低中频电刺激可在一定程度上有效缓解 LDH 患者的腰痛症状。

（二）药物治疗

1. 对乙酰氨基酚及 NSAIDs　对乙酰氨基酚及 NSAIDs 是大多数腰痛患者一线选择药物,对于没有禁忌证的患者,推荐使用 2～4 周的 NSAIDs 类药物。对于禁用或不耐受 NSAIDs 类药物的患者,可使用对乙酰氨基酚。

2. 阿片类药物　对非甾体类消炎药不耐受或效果不佳者,可采用阿片类药物止痛。

3. 肌松药　如乙哌立松、盐酸替扎尼定等。

（三）硬膜外注射类固醇激素

硬膜外注射类固醇激素可在短期内缓解腰痛或伴坐骨神经痛患者的症状,但不能使手术率下降。在 LDH 患者急性期不推荐使用此疗法,对于保守治疗无效,且不准备手术治疗或无法耐受手术的患者,可推荐进行注射治疗。

（四）经皮穿刺椎间盘消融术/减压术

1. 经皮穿刺椎间盘射频消融术　射频是通过高频电流在射频电极裸端周围产生电场,使组织内离子快速运动产热,热能造成髓核固缩及修复纤维环或毁损纤维环的痛觉神经,并抑制椎间盘内炎性介质的释放。目前常见的椎间盘射频消融模式包括单极靶点射频热凝术、双极水冷射频纤维环成形术、椎间盘射频电热凝术、椎间盘射频纤维环成形术、椎间盘等离子体射频消融术。

椎间盘射频消融的适应证：①单侧下肢疼痛程度较腰痛重;②神经根学检查或根性症状对应明确;③影像学(CT、MRI、椎间盘造影)证实为韧带下包容性椎间盘突出;④椎间盘高度保持至少 60% 以上;⑤经 6 周以上保守治疗无效。

椎间盘射频消融术禁忌证：①合并马尾神经损伤;②椎间盘炎或合并椎间隙感染;③椎间盘钙化或游离;④合并椎管狭窄或腰椎滑脱Ⅰ度以上者;⑤孕妇或 14 周岁以下儿童;⑥已安装心脏起搏器;⑦有出血倾向、代谢疾病未控制、心理或精神障碍者。

2. 经皮穿刺椎间盘三氧化学消融术　椎间盘髓核内主要成分之一是蛋白多糖,三氧注入椎间盘后能迅速氧化髓核内蛋白多糖,同时髓核细胞膜和细胞内结构破坏,造成细胞变性坏死,进而导致髓核内渗透压降低、水分流失,椎间盘容量减少,从而减轻对神经根的压迫。三氧髓核化学溶解术主要选择以腰椎间盘膨出及轻中度突出合并神经根症状者。合并严重心肺系统疾病及体质严重低下者、甲亢、葡萄糖-6-磷酸脱氢酶缺乏症、出血倾向为绝对禁忌证。

3. 经皮穿刺椎间盘胶原酶化学消融术　胶原酶是一种具有催化作用的高度特异性生物催化剂,能在生理 pH 和温度条件下水解天然胶原纤维。当外源性胶原酶以酶原形式大量注入病变椎间盘,胶原分子被分解,椎间盘体积缩小,从而减轻对神经根的压迫。

（五）椎间盘摘除手术

1. 椎间孔镜下椎间盘摘除术　经皮椎间孔镜下腰椎间盘切除术是经后外侧入路,通过椎间孔"安全三角工作区"进入椎间盘及椎管内,进行椎间盘髓核摘除、神经根松解治疗。随着脊柱内镜和手术器械的不断改进和发展,从早期单纯经 Kambin 安全三角区进入椎间盘内进行间接椎间盘减压,发展到当今能从椎间孔直接进入椎管内行神经根松解和减压手术。过去只能做单纯包容性椎间盘突出,发展到如今能完成各种类型椎间盘突出和脱出。该手术具有巨大前景,目前已经开展经皮椎间孔镜下腰椎融合、髓核置换和干细胞移植等技术发展。

2. 显微脊柱内镜下椎间盘摘除术　显微脊柱内镜(microendoscopic discectomy,MED)是通过一系列扩张导管建立工作通道,利用先进的摄像、录像系统将手术操作视野扩大 64 倍,进而完成以往传统手术才能完成的椎板开窗、神经根管减压以及椎间盘切除等手术。该手术有效避免脊柱后方骨性关节的破坏,最大限度保留脊柱后纵韧带复合结构的完整性,进而降低术后瘢痕粘连及腰椎不稳的发生。

3. 传统后路开放手术髓核摘除术　常见的手术方式有传统扩大椎板切除术、全椎板切除手术术、小切口椎板开窗式髓核摘除术。传统开放性手术相比内镜下手术恢复时间相对较长、治疗创伤相对较大,术后的脊柱稳定性可能会受到影响。

（六）腰椎融合或椎间盘置换术

相关指南并不推荐单纯椎间盘突出患者行腰椎融合手术。对于存在腰椎不稳、慢性下腰痛伴重度腰椎退行性变、复发性腰椎间盘突出症,或从事重体力工作时,低级别循证医学证据推荐腰椎间盘切除术联合腰椎融合术治疗 LDH。

（七）软组织松解治疗

通过利用针刺松解的整体效应,疏经通络、活血化瘀,达到"通则不痛"的目的。另外,通过松解剥离作用解除神经卡压,消除无菌性炎症,达到"以松致通,通则不痛"的目的。常见的软组织松解治疗有小针刀治疗、银质针治疗。

八、预防

（1）从事长时间弯腰或长期伏案工作的人员应保持正确的姿势对减少腰椎间盘内的压力,并定期伸展腰部。建议工作 60 分钟后应活动 10 分钟,缓解疲劳的肌肉。

（2）加强腰背肌肉及腹部肌肉锻炼,因为强健的腰背肌及腹肌对腰椎有维持和保护作用。

（3）生活中学会合理用力。当我们需要弯腰搬重物、弯腰抱小孩或突然扭腰时,都有可能损伤腰部肌肉以及腰椎间盘。因此,搬抬重物时,建议大家蹲下来,将身体向前靠,使重力分担在腿部肌肉上。那些较少进行体力劳动的人尤其应该注意这一点。此外,还要注意对腰部的保暖。

九、典型病例

（一）诊治过程

一般情况　患者女性，52岁，退休职工。

主诉　腰痛1年余，加重伴左下肢疼痛3个月。

病史　患者1年前劳累后出现腰痛，休息后腰痛症状好转，不伴有下肢放射痛。3个月前弯腰搬重物后腰痛加重，同时伴有左下肢放射痛，坐位、咳嗽等腹压增高时，腰痛及下肢放射痛加重。在门诊给予骶管注射、针刀治疗，配合口服止痛药物，效果不佳。疼痛严重影响睡眠。

既往史　既往有肺肿瘤左肺叶切除史，有甲状腺功能亢进。

查体　L4/5棘突间隙压痛，左下肢直腿抬高加强试验（＋），加强试验（＋），VAS评分7～8分。

辅助检查　腰椎CT、MRI提示L4/5椎间盘突出（图4-5）。

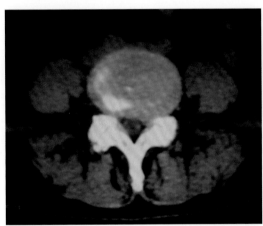

腰椎CT　　　　　　　　　　　腰椎MRI

▲ 图4-5　腰椎CT、MRI提示L4/5椎间盘突出

诊断　腰椎间盘突出症。

治疗方案　入院完善相关检查，排除手术禁忌证后，采取腰椎间孔镜下髓核摘除术治疗方案。术中采取腰椎椎间孔镜技术建立工作通道，镜下行突出髓核组织摘除、神经根探查术，减压后可见神经根血运恢复、神经根伴有自主搏动。术后腰痛及左下肢放射痛好转，下肢麻木症状改善，左下肢直腿抬高加强试验（－）。术后卧床24小时，指导康复训练，佩戴腰围1个月。术后3个月内避免弯腰搬重物，预防椎间盘组织再次突出。

随访　分别于术后1周、1个月进行电话随访，术后3个月行门诊随访。术后1周患者腰部酸痛，左下肢疼痛和麻木症状消失。术后1个月患者无腰痛及左下肢疼痛麻木。术后3个月患者无腰痛及左下肢疼痛麻木，复查腰椎MRI，L4/5未见突出髓核信号。

（二）诊疗分析

1. 诊断明确　患者具有典型的临床症状、体征和影像学表现，因而LDH诊断明确。

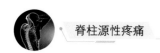

2. 治疗得当

（1）患者病史1年，加重3个月，曾行骶管注射、针刀等保守治疗，效果不佳，符合微创治疗指征。

（2）考虑患者椎间盘突出物较大、神经根压迫症状重，腰椎动力位片无腰椎不稳情况，最终选择采取腰椎间孔镜下髓核摘除术治疗方案。术中应用腰椎椎间孔镜技术建立工作通道，镜下行突出髓核组织摘除、神经根探查术，减压后可见神经根血运恢复、神经根伴有自主搏动。术后腰痛及右下肢放射痛好转，下肢麻木症状改善，双下肢直腿抬高加强试验（一）。术后卧床24小时，指导康复训练，佩戴腰围1个月。术后3个月内避免弯腰搬重物，预防椎间盘组织再次突出。

3. 随访到位　分别在术后1周、1个月、3个月、半年对患者进行随访，无腰痛及下肢放射痛，无下肢麻木无力症状。

4. 重视预防　患者表示，在被查出LDH之前，她不懂得如何预防腰椎间盘突出，也从来不会去刻意保护腰椎。LDH是可预防的，应该大力普及相关的健康教育。

十、总结与思考

LDH是临床常见病、多发病，通过病史、查体及影像学检查诊断一般不难。但是LDH治疗方法多样，包括单纯的保守治疗、介入微创治疗和开放手术治疗。

第二节　腰椎管狭窄症

一、定义

腰椎管狭窄症（lumbar spinal stenosis，LSS）是指由退行性变、外伤、占位性病变、先天畸形等原因引起的腰椎骨与周围软组织发生形态和组织结构的变化，椎管（主椎管、侧隐窝）内容积变小，导致神经根管、马尾神经受刺激、压迫、血供及代谢障碍等，引起一系列临床症状的疾病。

二、病因

（一）退行性椎管狭窄

1. 椎间盘退变　常为始发退变。年龄增长，椎间盘脱水变性致其弹性与韧性逐步丧失、椎间盘膨出或突出、椎间隙变窄、脊柱失稳，出现一定程度的关节突关节移位。为维持稳定，椎体及关节突关节骨赘增生，最后椎管容积下降。严重者髓核从纤维环破入椎管内，直接压迫硬膜囊或神经根管，刺激神经根而出现无菌性炎症，从而引起临床症状。

2. 关节突关节增生退变　节段不稳、关节囊松弛导致关节间滑动，加速椎间盘退变和骨赘形成，骨赘向前增生导致小关节前方侧隐窝狭窄，内聚则导致主椎管狭窄。

3. 椎板及黄韧带增厚　黄韧带钙化及椎板增厚造成椎管矢径减小，椎间隙下降导致黄韧带松弛凸向椎管，后伸位更甚。

4. 椎体后缘骨赘　进一步导致椎管容积下降。

5. 退行性腰椎侧突　严重的退行性侧突畸形也可以导致椎管内容积下降,引发相应症状。

（二）先天性椎管狭窄

先天发育畸形致椎管狭窄,导致相应症状。先天椎管相对狭窄,未出现相应的症状,而后天发生退变,椎管进一步狭窄时,出现症状。

（三）其他原因致椎管狭窄

1. 外伤　外伤导致椎体爆裂骨折等,骨块突入椎管,造成椎管容积变小。

2. 占位性病变　硬膜外脂肪增多、椎管内肿瘤及囊肿等占位性病变使椎管容积变小。

3. 腰椎滑脱　滑脱的椎体与下位椎体之间椎管容积变小。

4. 其他　椎体后缘离断症、氟骨病性椎管狭窄等也可导致椎管容积变小。

三、发病机制

（一）机械性压迫与体位

压迫的强度越高,时间越长,对于神经功能恢复的预后越不利。压迫后炎性产物刺激损伤神经、神经充血水肿、代谢产物堆积等因素造成神经损伤。故应尽早地解除压迫,条件允许下及时手术干预。患者常在腰部直立或者后伸时症状加重,而下蹲和向前弯腰时症状减轻或消失。这是因为腰椎管的容积随体位会发生一定的变化,后伸时腰椎管容积缩小,进一步加重压迫和静脉回流障碍,导致症状加重,而向前弯腰使则反之。

（二）血供及代谢障碍

椎管容积变小后,血管遭受压迫,血液循环障碍,静脉回流受阻致椎管内压力上升,形成不良循环。另外,神经根的营养主要来自根动脉,当侧隐窝狭窄时,根动脉被压迫,造成神经根血供不足,血管及神经内液外渗,造成周围水肿,炎症细胞浸润,最后神经脱髓鞘和粘连纤维化,造成神经损伤。

四、临床表现

（一）症状

1. 间歇性跛行　本病最典型的临床表现,患者久站或行走一段时间后,出现腰部酸痛、一侧或双侧下肢麻木、酸痛、无力等,坐位或者下蹲休息后下肢的症状缓解消失,继续久站或步行后再次出现下肢症状。患者久坐和骑车时一般不会出现下肢症状。

2. 坐骨神经痛　侧隐窝狭窄时,可压迫神经根管,出现类似于腰椎间盘突出症的症状,出现臀后、大腿后外侧、小腿前外侧的放射样麻木疼痛。与间歇性跛行不同,此症状较为持续,与活动、休息无明显相关性。

3. 马尾神经压迫症状　中央型的主椎管狭窄时（如中央型的椎间盘突出等）,马尾神经遭受压迫,出现会阴区的麻木疼痛、排便困难、性功能障碍等。

（二）体征

腰椎管狭窄患者直腿抬高试验及加强试验常不典型。有意义的为腰后伸试验为阳性,嘱患者站立,医者站于患者身后,患者髋膝伸直,腰部后伸,医者可在背后辅助患者避免摔倒,约半分钟,患者出现下肢麻木疼痛。严重者可有会阴区感觉减退、提睾反射减弱或消失。

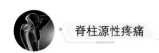

侧隐窝狭窄的患者体征类似于腰椎间盘突出症，为直腿抬高及加强试验阳性，受压神经根支配区皮肤感觉减退、踇背伸或足跖屈肌力下降、跟腱反射减弱或消失等。常累及的神经为 L4、L5 和 S1。

（三）影像学表现

1. X 线　对于腰椎椎管狭窄，X 线只能显示出骨性改变，如椎间隙变窄、椎体后缘增生、关节突关节骨赘增生、腰椎不稳等，虽然也可以从正侧位上获悉椎管的矢径和横径，但是对于软组织的改变和一些占位性的病变无法充分体现，缺少足够的信息，且重影和体位不正确时影响诊断。

2. 椎管造影　是确诊腰椎椎管狭窄和明确狭窄部位及程度的重要手段。对于一些复杂的多节段狭窄，可以充分显示出狭窄全貌，如硬膜囊整体的受压情况、黄韧带肥厚的后缘锯齿样充盈缺损等，很好地体现侧隐窝狭窄和神经根受压程度。由于磁共振检查的普及，目前该操作临床较少应用。

3. CT　能精确测量骨性结构病变后的矢径、横径、侧隐窝的大小等数据，也可体现出椎间盘突出、黄韧带肥厚、关节突关节增生等病变后的大小及位置。但不足之处为对软组织的显影较差，如果是以软组织病变为主的腰椎管狭窄症，则不如 MRI 直观，且无法对神经根及马尾神经进行成像。

4. MRI　其软组织成像能力是其他检查方式无法替代的，特别是对于腰椎管内占位性病变的排除（肿瘤、囊肿、血肿等），以及脊髓、马尾神经（特征性的马尾神经冗余征）、神经根的病变情况的体现。同时也能很好地体现出硬膜囊、黄韧带、椎间盘等软组织的情况。

五、诊断

根据临床症状和体征，判断中央型腰椎管狭窄症还是侧隐窝狭窄症，还是两者混合型。

从 MRI 和 CT 上判断硬脊膜受压是重要诊断依据，但只有与临床相符合时，才具有诊断意义。如果 MRI 腰硬膜囊受压明显，或 CT 关节突肥大增生明显，但临床症状缺如，则不能诊断腰椎管狭窄症，相反如 MRI 硬膜囊受压不严重，但临床症状体征明显，也应诊断腰椎管狭窄症。即 MRI、CT 表现腰椎管内改变的轻重与临床并不完全一致，临床医师应根据临床表现结合影像学阳性所见，做出诊断，不可仅凭影像学改变即做出临床诊断。

六、鉴别诊断

腰椎椎管狭窄症的主要临床特征是神经性间歇性跛行，因此需与血管源性跛行相鉴别（表 4-2）。

表 4-2　血管源性和神经源性跛行的对比

评估	血管源性	神经源性	评估	血管源性		神经源性
跛行距离	固定	多变	骑自行车	疼痛		无疼痛
疼痛缓解	站立	坐位-屈曲	疼痛类型	绞痛	痉挛性麻木	刺痛
上坡	疼痛	无疼痛	动脉搏动	缺失		存在

七、治疗

(一) 非手术治疗

通常腰椎管狭窄的患者经过一个疗程的非手术治疗后症状都会有所好转。非手术治疗虽然不能解除神经组织受到的压迫，但是可以消除或减轻神经根、马尾、硬膜以及硬膜外组织的炎性反应和水肿，从而减轻或缓解症状。

1. 卧床休息　发病初期卧床休息是一个较好的缓解症状的方法。卧床后局部静脉回流改善，无菌性炎症反应消退，椎管内的狭窄得以缓解，加上腰背肌放松，一般卧床 2 周，主观症状会减轻。

2. 物理治疗　局部可消除炎症，解除肌肉痉挛，缓解症状。

3. 药物治疗

(1) NSAIDs：NSAIDs 是大多数腰痛患者一线选择药物，对于没有禁忌证的患者，推荐使用 2～4 周的 NSAIDs 类药物。

(2) 阿片类药物：对 NSAIDs 不耐受或效果不佳者，可采用阿片类药物止痛。

(3) 其他药物：肌松药、抗抑郁药、降钙素等。

4. 硬膜外注射治疗　硬膜外类固醇激素注射治疗可用于治疗腰椎管狭窄的方法，通过将事先配好的类固醇类激素注射到病变神经根的周围，减轻下肢的疼痛和跛行。

(二) 手术治疗

1. 手术适应证

(1) 有神经根放射痛，非手术治疗 3 个月不能缓解者。

(2) 有运动功能障碍者。

(3) 有排尿功能障碍者应急诊手术。

(4) 间歇性跛行，行走距离短于 100～200 m。

2. 手术方法　腰椎管狭窄手术的方法多种多样，应根据狭窄的部位和程度，以及是否合并有其他病变(如腰椎失稳、滑脱和侧弯等)来确定手术方式。手术的目的是解除压迫，稳定脊柱。

(1) 全椎板切除减压：手术时将椎板和黄韧带从一侧的边缘切除到另一侧，然后再进行神经根管的减压。该方法适用于中央椎管狭窄，其优点是显露好，视野清楚，可以处理椎管任何部位的狭窄。但是由于破坏了脊柱后方的大部分结构，对手术后脊柱的稳定性有一定的影响并可能发生脊柱后方软组织与硬膜的粘连。手术中切除椎板以后需要仔细检查造成狭窄的因素，常见的有侧方黄韧带增生肥厚、小关节肥大、椎弓根内聚、椎体后缘增生以及后纵韧带钙化等。术中需切除这些造成狭窄的骨纤维结构，切除肥大的关节突内侧部分，但需要注意保留上下关节突的关节面仍有 1/3 以上，使其仍然可以互相接触构成关节，这样可以减少对腰椎稳定性的破坏。有侧隐窝狭窄者，除了切除部分上下小关节突外，还需要注意切除突出的椎间盘和椎体后缘增生的骨赘，使神经根完全松弛，同时解除硬膜囊外可能存在的束带或纤维组织增生。确定减压是否充分的方法是仔细地用神经探子松动神经根和用带钩的神经探子探查神经管道。为了防止术后的腰椎不稳，常需辅助脊柱椎弓根内固定融合术。

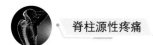

（2）半椎板切除减压：适用于单侧的侧隐窝狭窄和神经根管狭窄以及关节突肥大及中央性狭窄而对侧无症状者。此方法对脊柱的稳定性影响较小。手术时切除半椎板，于棘突根部向对侧切除扩大减压，然后于直视下切除上下小关节突内侧半，检查侧隐窝可见神经根，注意其有无充血水肿及粘连，有粘连时需要予以松解。

（3）椎板间扩大开窗入路：对于单一侧隐窝狭窄，则可以采用此入路，其方法是首先确定手术间隙的半侧椎板间黄韧带，向上下咬除部分上下椎板缘，即可显露椎管。当神经根能够很容易地从椎弓根内下拨开，用带弯的神经剥离子可以轻松地通过环绕神经根的空隙，说明减压是彻底的。此方法较半椎板切除损伤更小，对脊柱的稳定性影响更小，但是显露不如半椎板好，适于有经验的术者采用。手术可以根据病情连续减压数节段，对于双侧病变者可以双侧开窗。

（4）显微镜下单侧入路双侧椎管减压：相较于传统的椎板入路，显微镜下腰椎管减压手术的优势在于手术视野好、手术创伤小、术后恢复快、对脊柱稳定性影响小等。其适用于有明显间歇性跛行等症状但不伴有明显不稳定的腰椎管狭窄症。为了提高减压效果，预防围手术期并发症，显微镜下单侧入路双侧椎管扩大减压术中应该做好以下几点：①术中尽可能减少对同侧小关节的破坏，以防术后出现脊柱不稳定；②磨除同侧部分上下椎板骨质和小关节内侧后充分向对侧旋转手术床（约30°左右），调整手术显微镜角度，以获得满意的术野；③磨除棘突根部，对侧椎板里层及小关节内侧，充分扩大对侧侧隐窝、减压对侧神经根；④为避免对硬膜的损伤，磨除同侧骨质后暂不除去黄韧带，待磨除对侧骨质后，先移除对侧黄韧带，再除去同侧黄韧带。

（5）脊柱内镜辅助下减压：根据手术入路的不同分为椎板间入路和椎间孔入路。该术式具有创伤小、破坏小的优点，能够保留脊柱稳定性。通过镜下磨钻去除增厚的椎板和关节突内侧，掀开后咬除肥厚的黄韧带能够对目标硬膜囊和神经根精准减压。脊柱内镜下减压手术视野放大数十倍，视野更清晰，从而降低了神经损伤的风险，调整镜头能够观察到开放手术无法达到的视野盲区，可达到270°的减压。脊柱内镜减压与传统开放手术减压范围均在2个椎弓根之间，能够在有效减压的同时，有效避免因为操作区狭小而导致过度牵拉神经，减少对神经根造成伤害。对于合并滑脱、侧凸等椎间失稳的腰椎管狭窄症患者由于存在明显的腰椎不稳定，减压的同时需要恢复脊柱序列并融合固定，采用内镜下摘除椎间盘、处理椎间隙、椎体间植骨，然后用cage支撑恢复前凸，再经皮置入椎弓根螺钉，提拉复位并固定，既在镜下完成微创、充分的减压，又保留肌肉止点和稳定结构，达到更微创的治疗。

八、预防

（一）腰的保护

睡床要软硬适中，避免睡床过硬或过软，使腰肌得到充分休息；避免腰部受到风、寒侵袭，避免腰部长时间处于一种姿势，肌力不平衡，造成腰的劳损。

（二）腰的应用

正确用腰，搬抬重物时应先下蹲，用腰时间过长时应改变腰的姿势，多做腰部活动，防止逐渐发生劳损，因工作性质而用腰过度或已产生轻度劳损时，应早用相应药物，避免劳损进一步加剧,最终引起腰椎退性改变。

（三）腰部保健运动

坚持腰的保健运动,经常进行腰椎各方向的活动,使腰椎始终保持生理应力状态,加强腰肌及腹肌练习,腰肌和腹肌的力量强则腰椎的稳定性强,腰的保护能力加强,防止腰椎发生退行性改变。

九、典型病例

一般情况　患者女性,72 岁。

主诉　腰背酸痛和下肢间歇性跛行 2 年,加重 4 个月。

病史　患者 2 年前无明显诱因出现腰骶部酸痛,久站及行走时出现从臀部、大腿后侧及小腿外侧麻木、沉重,就诊于当地医院,给予口服"西乐葆、弥可保"等药物,同行配合物理治疗(局部热敷、针灸等)可稍缓解,但症状反复,近 4 个月来腰骶部及双下肢行走时麻木、沉重加重,跛行距离约 150 m。

查体　腰骶部压痛(一),叩击痛(＋),双侧股四头肌、胫前肌、踇背伸肌肌力 Ⅴ 级,双小腿内外侧、足背、足底针刺觉正常。NRS 评分 4 分,直腿抬高试验(一)。

辅助检查　腰椎 CT 提示(图 4 - 6):L4/5 椎间盘突出、黄韧带肥厚。腰椎 MRI 提示(图 4 - 7):L4/5 椎管狭窄,硬膜囊受压。

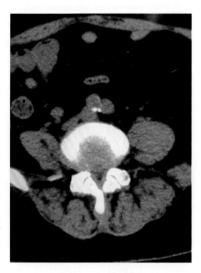

▲ 图 4 - 6　腰椎 CT

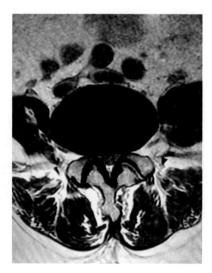

▲ 图 4 - 7　腰椎 MRI

诊断　腰椎管狭窄症(L4/5)

治疗方案　给予完善术前相关检查,排除手术禁忌证,在全麻下行腰椎后路椎管减压、L4/5 椎间盘切除、cage 植入、椎弓根螺钉内固定术(图 4 - 8)。术后继续给予神经营养等

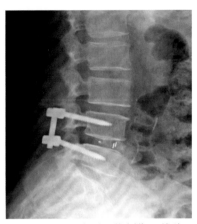

▲ 图4-8　术后腰椎侧位 X 线片

治疗。

随访 患者术后 5 天腰围保护下地行走,术后腰围佩戴 3 个月,患者术后 3 个月复查时,行走时双下肢麻木、沉重感消失。

十、总结与思考

腰椎管狭窄症是临床常见病、多发病,通过病史、查体及影像学检查诊断一般不难。腰椎管狭窄症治疗方法多样,有单纯的保守治疗,有介入微创治疗,也有开放手术治疗。需根据患者的年龄、症状及对生活的要求制定个体化的治疗方案。

第三节　腰 椎 不 稳 症

一、定义

腰椎不稳症是指腰椎运动节段在正常生理载荷下产生超出正常范围的活动,从而引发疼痛及一系列相应临床表现,且这种超出正常范围的活动具有加重腰椎畸形和损伤腰椎神经组织的潜在可能性。

二、病因

腰椎不稳症的病因较多,主要有退变性、医源性、先天发育缺陷、创伤、感染、肿瘤等因素。

（一）腰椎退变

随着年龄增长,腰椎的椎间盘、终板、小关节面、关节囊均发生不同程度的退行性改变。椎间盘退变本身以及有可能形成的髓核组织经终板向椎体内突出,均可造成椎间隙狭窄以及前纵韧带和后纵韧带的松弛;小关节在长期应力作用下,关节面发生重塑后变形为更加矢向,关节囊也会发生松弛,尤其是绝经后妇女。上述骨结构和韧带结构的松弛均造成腰椎运动节段的刚性降低。

（二）医源性因素

椎间盘退变性疾病,如椎间盘源性腰痛患者,接受射频治疗,其热效应可能会导致椎间盘退变加速;腰椎间盘突出症或腰椎管狭窄症患者接受开放手术时,一方面手术过程中对邻近节段稳定结构的破坏;另一方面固定融合造成的邻近节段的应力集中,均可导致邻近节段的退变加速和稳定性的丧失。

（三）其他因素

包括先天发育缺陷、创伤、感染、肿瘤等。L5/S1 小关节发育缺陷会导致 L5/S1 节段不稳定甚至儿童重度 L5 滑脱;创伤性腰椎滑脱在损伤当时会造成椎间盘损害和腰椎关节突峡部骨折,导致迟发不稳定;感染和肿瘤会破坏腰椎椎骨和椎间盘及韧带结构,造成运动节段的明显不稳定。

三、发病机制

由于先天发育缺陷、创伤、感染、肿瘤造成的腰椎节段不稳定是相应病损的组成部分之一，所以此处仅讨论退变性腰椎不稳症的发生机制。医源性因素造成的腰椎节段不稳定的机制类似于退变性腰椎不稳症。

脊椎的稳定系统分为被动系统、主动系统和中枢控制系统。被动系统包括椎体、小关节、关节囊、椎间盘、脊柱的韧带以及被动收缩的肌肉肌腱群。主动系统包括脊柱周围的肌肉和肌腱。中枢控制系统通过综合主动系统和被动系统的信息以此来维持脊柱的稳定性。每一系统均起着十分重要的作用。

腰椎运动节段的骨性结构为三关节复合体，前方的椎间盘承担约 2/3 的载荷，后方的两侧小关节共同承担约 1/3 载荷。椎间盘退变时髓核组织干瘪化，椎间隙高度下降，椎体间的支撑结构丧失，前纵韧带和后纵韧带相对松弛，从而使得一个运动节段内的相对的两个椎体间产生更大位移；伴随增龄，发生的肌肉量下降以及椎旁肌脂肪化，进一步损害了脊柱稳定系统的主动系统；增龄同时也会发生神经组织的退行性改变，使得中枢神经系统对脊柱稳定系统中被动系统的感知和对主动系统的控制均有不同程度功能下降。上述因素共同参与了退变性腰椎不稳症的发生和发展。

四、临床表现

（一）症状

1. 慢性腰痛史　患者有夜间卧床一段时间后出现翻身时腰部疼痛的特点，可能原因是睡眠后腰背部椎旁肌松弛导致运动节段活动度更大。多数患者有晨起坐起困难，站立或行走一段时间后腰痛反而减轻，可能原因是清醒状态下腰背部椎旁肌的张力增加，从而能更好地维持运动节段的稳定性。部分患者可伴有臀部及大腿后方不适感，但无小腿和/或足部症状。

2. 不稳交锁现象　患者由于疼痛不敢弯腰，或者在长时间弯腰后腰椎由前屈位转为直立位时有"顿挫感"或完全受阻而发生"交锁"。

3. 常有急性发作　通常有明显的轻微外伤诱因，疼痛剧烈，持续时间短，经休息制动及物理治疗后可缓解，但容易复发。

4. 疼痛　常为双侧性但两侧疼痛的程度可不同，疼痛由下腰部或臀部向腹股沟及下肢放射，但很少波及膝以下，咳嗽或打喷嚏时腹压增加会使疼痛加剧。

（二）体征

急性发作时，患者可能有腰椎侧弯等强迫体位，可伴有椎旁肌痉挛。慢性期多数仅有相应运动节段棘突间压痛、腰椎活动范围减小等不典型体征。

（三）影像

1. 腰椎正侧位 X 线平片　X 线平片所显示的不稳征象主要有椎间隙狭窄、牵引性骨刺及脊柱序列不良，包括滑移、旋转或中断等。正位片主要观察腰椎有无侧弯或侧方滑移以及有无侧方骨赘，侧位片主要观察腰椎曲度、椎间隙高度以及腰椎前缘骨赘的方向和形状（图

4-9）。过伸过屈侧位 X 线片中主要可以观察一个运动节段内相对应的两个椎骨间的平移和成角活动的程度。

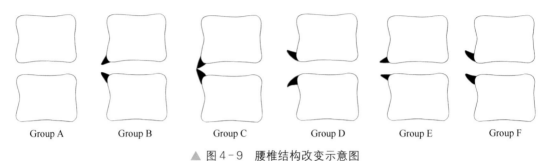

Group A   Group B   Group C   Group D   Group E   Group F

▲ 图 4-9   腰椎结构改变示意图

A. 正常；B 和 C. 爪形骨赘，有桥接趋势，提示相应椎间隙可能自发趋于稳定；D、E 和 F. 牵引骨赘，难于发生桥接，提示相应椎间隙难以自发趋于稳定。

2. 腰椎 CT   腰椎 CT 可清晰显示腰椎间盘内有无"空气征"，小关节的关节面方向以及有无小关节增生肥大，关节囊及黄韧带有无肥厚并造成椎管狭窄等。

3. 腰椎 MRI   腰椎 MRI 可发现腰椎节段性不稳定常伴随的"黑间盘"、HIZ（高信号区域）、小关节积液等非特异性影像学发现。

五、诊断

腰椎不稳症目前暂无统一的诊断标准，但诊断应该包含临床指标和影像学指标。临床指标即前述症状，尤其是第 1 条和第 2 条。影像学指标即在过伸过屈侧位腰椎 X 线片上测量一个运动节段的活动度。腰椎椎体间相对水平移位在过伸过屈侧位片上≥3.5 mm，和（或）椎体在过伸过屈侧位片上成角移位≥11°（L1/2、L2/3、L3/4、L4/5）或≥15°（L5/S1），见图 4-10。符合影像学指标，同时临床指标必须首先满足第 1 条和（或）第 2 条，再满足第 3 条和（或）第 4 条即可诊断腰椎不稳症。

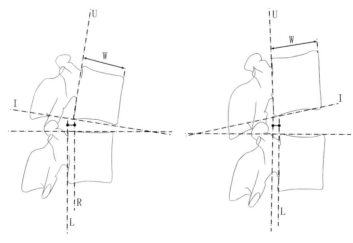

▲ 图 4-10   过伸过屈侧位腰椎 X 线片上测量一个运动节段活动度的方法

需要注意的是,由于疼痛、肥胖等因素限制,普通站立位过伸过屈侧位腰椎 X 线片有时并不能真实反映腰椎运动节段的活动度,此时则需要在必要时充分镇痛,行侧卧过伸过屈侧位腰椎 X 线检查或被动过伸位侧位腰椎 X 线检查。

六、鉴别诊断

根据退变性腰椎不稳症的临床表现和影像学表现,一般不难做出诊断。由于退变性腰椎不稳症的临床表现特异性不高,在完善的影像学检查之前,必须时刻警惕外伤、感染、肿瘤等严重病损的可能性。腰椎节段性不稳定常和退变性腰椎侧弯、腰椎滑脱同时并存,此时应当诊断为后者,而无需再单独诊断腰椎不稳症。

七、治疗

以保守治疗为主,手术治疗为辅。

1. 保守治疗

(1)急性发作期可短暂卧床休息,减轻椎间关节和腰背肌的负荷。

(2)慢性疼痛期的药物治疗:主要为 NSAIDs;急性发作期可适当服用乙哌立松等药物缓解肌肉痉挛。

(3)可酌情使用理疗:包括热疗、冰疗、超声、推拿按摩、电刺激、牵引等。

(4)局部注射治疗:包括痛点注射、小关节注射治疗、硬膜外腔注射治疗等。

(5)急性发作期可暂时佩戴腰围、支具来增强腰椎的稳定性并减轻疼痛症状,但长期佩戴腰围或支具可能会造成腰背部椎旁肌萎缩,加重腰椎节段性不稳定。

2. 手术治疗 手术治疗的指征是明确诊断为腰椎不稳症后经过严格保守治疗仍然无法缓解的严重影响日常生活的腰痛,术前必须排除患者有焦虑、抑郁、躯体化障碍等心因性疾患。

(1)融合手术:包括各种椎体间融合术[前路椎体间融合术(ALIF)、斜外侧椎体间融合术(OLIF)、侧路椎体间融合术(XLIF)、经椎间孔椎体间融合术(TLIF)、后路椎体间融合术(PLIF)]和后外侧横突间融合术,后路椎弓根螺钉固定(经皮或开放)可以作为附加选择。

(2)非融合手术:包括经椎弓根动态固定、棘突间稳定固定以及人工腰椎间盘/髓核置换术。

八、预防

为预防腰椎不稳症,尤其是退变性腰椎不稳症,应从脊柱稳定系统的三个子系统方面加以全面考虑。

1. 被动系统 注重预防椎间盘、小关节及脊柱韧带退变,措施主要包括避免腰部不良姿势、避免腰部过度负重等。

2. 主动系统 应注重腰背部椎旁肌力量训练,可通过蛙泳、三点/五点支撑等动作增强腰背肌力量。

3. 中枢控制系统 则应尽量避免可加速神经组织退变的环境因素,同时适当体育活动也可增加中枢神经系统对躯体各个部分的控制能力,包括腰椎。

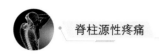

九、典型病例

（一）诊治过程

一般情况　患者女性，58 岁，农民。

主诉　反复腰痛 10 余年，加重 3 个月。

病史　患者 10 年前无明显诱因出现腰部酸痛不适，久坐或弯腰劳动后加重，休息后可缓解。逐渐发展为夜间睡眠一段时间出现翻身时腰痛，晨起坐起时需要双手支撑床面才能坐起，洗漱时需要手支撑洗手台面，站立或行走一段时间后腰痛可缓解，长时间弯腰后由弯腰改直立位时需要双手支撑大腿等待一段时间才能完全挺腰。症状时轻时重，时有症状急剧加重。近 3 个月来上述症状无明显诱因反复出现，程度较以往为重，且偶有左臀部及大腿后方酸胀不适感。

查体　L4/5 棘突间隙压痛，腰椎活动范围受限，无明显双下肢感觉及运动异常。

影像　过伸过屈侧位腰椎 X 线片显示 L4/5 成角位移为 13°，腰椎 MRI 显示 L4/5"黑间盘"改变伴椎间盘膨出轻度突出，见图 4-11。

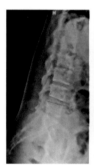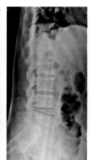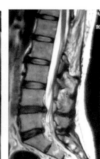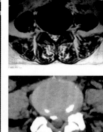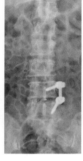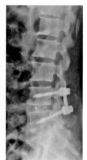

▲ 图 4-11　腰椎 X 线显示 L4/5 屈伸位成角位移达 18°，MRI 显示 L4/5 黑间盘并轻度突出，CT 显示 L4/5 间盘轻度突出伴部分骨化。行 L4/5 左侧 TLIF 和单侧椎弓根钉棒内固定术

诊断　腰椎不稳症。

治疗方案　入院完善相关检查，排除手术禁忌证后，行 L4/5 左侧 TLIF 及左侧椎弓根钉棒内固定手术，术后第 2 天下地活动，佩戴腰围 4 周。

随访　分别于术后 3、6、12 个月行门诊随访。患者下腰痛症状明显缓解，术后 6 个月患者 L4/5 节段融合良好。

（二）诊疗分析

1. 诊断明确　患者符合影像学指标，符合临床指标的第 1 条和第 2 条，同时符合临床指标的第 3 条。

2. 治疗得当　患者下腰痛病程迁延，曾经历过多种保守治疗，虽能取得暂时效果，但往往短时间复发，因此需要手术治疗。行融合术后，患者症状得到有效缓解。

十、总结与思考

腰椎运动节段退变的过程可分为暂时性功能丧失期、不稳定期和稳定重建期三个阶段。暂时性功能丧失期是指病变初期出现腰痛及功能障碍。不稳定期的病理特点为椎间盘内容物的减少和高度降低以及韧带和关节囊的松弛，由此而引起的椎间活动增加或活动异常。稳定重建期是指纤维组织及增生的骨赘围绕在后方小关节及椎间盘周围，减小了椎体间的相对活动，从而达到稳定。

根据脊柱稳定三个系统的理论和运动节段退变三个节段的理论，腰椎节段不稳定（尤其是退变性）是腰椎稳定三个子系统共同发生功能障碍的结果，干预其中任何一个子系统均可能延缓腰椎节段性不稳定的发展；同时，腰椎不稳定的节段有自发稳定的趋势，因而选择手术治疗时应非常慎重，但仍有少数迁延不稳的患者最终因生活质量下降需要接受手术治疗。

第四节　腰脊神经后支综合征

一、定义

腰脊神经后支综合征（lumbar spinal nerve posterior branch syndrome）是指腰脊神经后支受机械牵拉或压迫刺激，引起神经支配区及其远端的放射痛。

二、病因

（一）腰椎退行性病变

随着年龄的增长，腰椎退行性变逐渐加重，相应小关节退行性变、增生会加重或引起疼痛。随着人口老龄化加剧，此类病因越发常见。

（二）损伤

1. 急性损伤　跌闪、搬抬等，外伤或骨质疏松导致的腰椎压缩性骨折、椎体滑脱，均可出现急性腰脊神经后支痛。

2. 慢性损伤　长期弯腰、扭转动作、急性损伤治疗延误、退行性腰椎滑脱等，引起慢性腰脊神经后支疼痛，劳累、受凉等因素可诱发起病。

（三）其他

脊柱结核、肿瘤占位、强直性脊柱炎、腰椎手术及内固定术后等，因病变或累及腰椎小关节周围，常出现腰脊神经后支疼痛。

三、发病机制

急性损伤、腰椎压缩性骨折、腰椎滑脱或慢性劳损、受凉等因素，可导致腰椎小关节及滑膜损伤，或牵拉、卡压关节支神经，出现炎症反应，刺激关节支神经，引发腰脊神经后支痛。

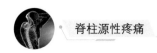

四、临床表现

(一) 症状

1. 腰痛　单侧或双侧疼痛，可放射到臀部、髋部、腹股沟或下肢膝以上区域。

2. 特点　疼痛性质为深部钝痛，急性痛可为闪电样，严重时可伴有强迫体位；无神经功能障碍表现；弯腰、扭转时疼痛出现；侧屈、伸展、坐和站立前屈时疼痛加重；静卧时症状减轻。

(二) 体征

腰椎旁小关节区压痛阳性，伴或不伴有腰部肌痉挛，严重时伴有强迫体位。神经系统感觉及运动功能无异常体征。

(三) 影像

影像检查对疼痛病因有评估意义，但对腰神经后支痛的诊断没有明确价值。

1. X线片　通常作为常规检查，多见腰椎及小关节退行性变，或见椎体旋转，失稳及滑脱，外伤及骨质疏松时可见椎体压缩或楔形变，偶见肿瘤或结核骨破坏像。

2. CT　能更好地显示腰椎和小关节骨性结构，发现椎间盘突出、小关节增生、椎体旋转、肿瘤或结核征象等。

3. MRI　可见椎间盘退变，对肿瘤和结核的敏感性较高。

4. 其他　彩超、相关实验室检查等有助于与内脏源性疼痛相鉴别。

五、诊断

根据病因和典型的临床症状，结合体征和相关影像学资料，可以初步做出诊断，但明确诊断则以腰脊神经后支诊断性神经阻滞作为金标准。

六、鉴别诊断

腰腿痛为主要症状的疾病种类繁多，鉴别诊断非常复杂，详细询问病史、体格检查、相关影像学资料和随访复诊是必要的。腰脊神经后支痛需与腰肌劳损、急性腰扭伤、第三腰椎横突综合征、腰椎间盘突出症、梨状肌综合征、骶髂关节炎、腰椎椎管狭窄症、腰椎骨折、腰椎滑脱、腰椎肿瘤、强直性脊柱炎、肾绞痛、盆腔疾病、有时还需和带状疱疹神经痛未出疱疹急性期等相鉴别。详尽的病史、体格检查、实验室检查及影像检查不可或缺，必要时建议对可疑患者行腰脊神经后支诊断性神经阻滞以明确诊断。

七、治疗

(一) 保守治疗

1. 药物治疗

(1) NSAIDs 是一线选择药物，对于没有禁忌证的患者，使用 1～2 周的 NSAIDs 类药物，注意防范胃肠道不良反应。对于禁忌或不耐受 NSAIDs 类药物的患者，可使用对乙酰氨基酚或曲马多缓释剂。

(2) 急性发作疼痛较重的病例，没有禁忌证时，可给予 20% 甘露醇静脉点滴加地塞米松静脉注射 1～2 日，部分患者可迅速缓解疼痛。

（3）中药治疗：选用舒筋活血类中成药如舒筋活血片等，或依据中医辨证论治选用桃红四物汤加减、血府逐瘀汤加减等治疗。

2. 手法治疗　整脊、推拿等手法治疗有效，通过手法矫正脊柱关节紊乱，缓解肌紧张或肌僵硬，减轻疼痛。常用膝顶整脊复位法、斜扳整脊复位法、俯卧或仰卧按压整脊复位法、背法整脊复位法等。对急性腰椎小关节紊乱引起的脊神经后支痛，有时疗效立竿见影。注意明确病因及诊断，掌握适应证及禁忌证。

3. 牵引治疗　临床常用间歇牵引。通过牵引矫正脊柱关节紊乱，缓解肌紧张或肌僵硬，减轻疼痛，可用于亚急性期或慢性期，而急性期、脊柱骨折、腰椎滑脱伴峡部裂等慎用或禁用。

4. 物理治疗　包括热疗、低频电治疗、中频电治疗、体外冲击波治疗等，具有促进局部循环、抑制疼痛、缓解局部炎症，促进组织修复等作用，可一定程度上缓解疼痛，临床应用较频繁。注意使用禁忌，如心律失常、心脏起搏器植入术后等。

5. 针灸治疗　用于急、慢性期患者，可选用夹脊穴、阿是穴、体穴（合谷、三阴交、后溪、昆仑、阳陵泉等）等，具有即时镇痛效应。

6. 运动疗法　运动疗法应在专业人员指导下进行，对于亚急性或者慢性患者，应尽早鼓励患者进行运动治疗，常见的运动疗法包括飞燕运动、仰卧挺腹法、麦肯基疗法等。

（二）侵入性治疗

1. 软组织松解治疗　具有针刺和松解双重作用，疏经通络、活血化瘀，通过松解、剥离作用解除神经卡压，消除无菌性炎症。常用的治疗有针刀治疗、银质针导热治疗、内热针治疗等。临床应用较广泛，疗效确切。建议在影像引导下（彩超、X线、CT等）操作，可做到定位准确，操作精准，有效避免损伤比邻的血管、神经等导致不良反应，并有助于进一步提高疗效。

2. 腰脊神经后内侧支阻滞治疗　在影像引导下进行（X线、彩超或CT），穿刺到上关节突与横突根部交接处（图4-12），同时阻滞本节脊神经后内侧支和上位脊神经后内侧支，诊断性神经阻滞时1.0%利多卡因或0.5%罗哌卡因注射0.5 ml，治疗性神经阻滞时镇痛复合液注射1.5 ml左右（局麻药配伍类固醇激素）。

腰脊神经后支阻滞不但具有诊断性意义，同时具有治疗作用，部分患者可获较长时间的疼痛缓解。

3. 脊神经后内侧支射频术　经诊断性神经阻滞确定后，可考虑行脊神经后内侧支射频术。通常疗效确切，疗效可能会更持久。在影像引导下进行（X线、彩超或CT），穿刺到上关节突与横突根部，同时处理本节脊神经后内侧支和上位脊神经后内侧支。

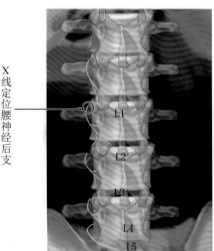

▲ 图4-12　X线引导下定位

（1）传统使用标准射频：逐渐升高温度到70 ℃，射频热凝150秒。近年不少学者选用脉冲射频也获得不错疗效，参数默认为：2 Hz、20 ms、36 V、42 ℃，时间240~360秒。

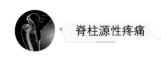

（2）术后注意：卧床 2 小时，观察出血，感染，肢体感觉和运动障碍。

（3）禁忌证：心脏起搏器置入患者、血压大于 160/100 mmHg（控制血压后再进行）、出血倾向患者、危重患者、严重心肺疾患者、穿刺部位感染、菌血症、高颅压综合征、严重心理障碍、月经期、孕妇、哺乳期、诊断不明患者等。

八、预防

（1）从事长时间弯腰或长期伏案工作的人员应保持正确的姿势对延缓腰椎退行性变，并多做腰部伸展运动。建议工作约 30 分钟后应活动 5 分钟左右，缓解肌肉疲劳。

（2）加强腰背肌肉及腹部肌肉锻炼，增强对脊柱的保护作用，增加脊柱稳定性。

（3）避免日常意外损伤，搬抬重物时注意缓慢、稳妥用力，防止跌伤，尽早防止骨质疏松，注意腰部的保暖等。

九、典型病例

诊治过程

一般情况 患者女性，71 岁，退休。

主诉 反复腰痛伴左臀部疼痛半年，加重 3 周。

病史 半年前无明显诱因出现腰痛伴左臀部疼痛，疼痛呈刺痛感，弯腰及活动时加重，休息后疼痛渐缓解；3 周前无明显诱因，疼痛明显加重，行走约十几米即疼痛难忍，卧床后疼痛渐缓解，未系统诊治。发病以来：无下肢麻木、无力症及肌萎缩。

查体 腰肌稍僵硬，L3～L5 棘突左侧压痛（＋）、叩痛（＋），骶髂关节压叩痛（－），左侧梨状肌压痛（＋＋）、无明显肌僵硬，"4"字试验（－），Laseque 征左右均 80°，双下肢肌力及肌张力正常，膝腱反射（＋），跟腱反射（＋），双侧足背动脉搏动正常，发作时 VAS：7 分。

辅助检查 腰椎 X 线片及腰椎 MRI 提示：腰椎退行性变，L4 椎体Ⅰ°前滑脱，L4/5 椎间盘变性、轻度膨出。

诊断 腰脊神经后支综合征。

治疗方案 入院完善相关检查，排除手术禁忌证后，行 C 型臂 X 线机引导下诊断性左侧 L3/4 腰脊神经后内侧支阻滞，术后腰痛及左臀部疼痛明显缓解，VAS 约 2 分；次日行 C 型臂引导下左侧 L3/4 腰脊神经后内侧支射频热凝术，术后腰痛及左臀部疼痛明显缓解，VAS 约 1 分出院。术后卧床 2 小时，佩戴腰围 1 个月。3 个月内避免劳累及搬抬重物，防止复发。

随访 术后 3 个月行电话随访，患者无腰痛及左臀部疼痛、麻木，劳累时稍感腰部酸胀感。

十、总结与思考

腰脊神经后支综合征临床常见，通过病史、查体、影像学检查及诊断性神经阻滞可明确诊断。受诊断性神经阻滞操作技术限制，临床明确诊断受到一定程度限制，但不影响临床保守治疗方法的使用。推荐顽固性及严重疼痛病例尽早施行腰脊神经后支神经阻滞，必要时行射频热凝术，以迅速控制疼痛。

第五节 腰椎小关节源性疼痛

一、定义

腰椎小关节源性疼痛(lumbar facet joint pain)是指腰椎脊柱某个或数个小关节在外力作用下引起细微解剖关系的改变，失去关节的自稳性，出现小关节的退变、增生，以及关节囊和周围组织的炎性改变，继而出现的腰臀部及下肢反射性疼痛的疾病。

二、病因

（一）原发性病因

单纯小关节退行性改变及骨性关节炎、外伤(关节突骨折、嵌顿)、肿瘤(如骨样骨瘤)、其他炎症(风湿性关节炎、强直性脊柱炎、创伤性滑膜炎等)。

（二）继发性病因

常继发于椎间盘退变或突出引起的关节间隙狭窄，以及整个腰段甚至下胸段椎间盘退变和移位造成的松弛不稳及小关节松弛。

三、发病机制

腰椎上位椎体的下关节突与相邻下位椎体的上关节突构成关节突关节。双侧关节突关节和椎间盘构成一个"三关节复合体"，主要承受压缩、拉伸、剪切、扭转等不同类型的载荷，保持脊柱的稳定性。腰部过屈、过伸及突然旋转，都会引起小关节、关节囊、韧带及滑膜损伤，产生急性疼痛。椎间盘退化变窄腰椎不稳时，关节面磨损重，软骨变薄，关节边缘，特别是上关节内侧缘增生、椎板上缘增生明显，关节纤维化、钙化，下关节突下移并经常撞击椎板形成凹槽的假关节，在伸腰旋腰时两侧下关节突落入骨槽不对称，使假关节绞索牵拉关节囊致剧痛。

每个腰椎关节突关节至少接受来自本节段和上一节段脊神经背内侧支的双重支配(图 4 - 13)。由于脊神经内侧分支走行路线靠近关节突关节，关节突关节的退变、半脱位、骨折及关节囊肥大等均可刺激脊神经并产生临床症状。

当关节突关节发生退变、钙化时，乳突和副突形成的骨沟及覆盖其上的乳突—副突韧带构成的骨纤维管变窄，可对走行其间的脊神经背内侧支造成卡

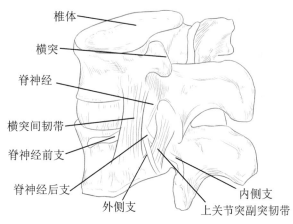

▲ 图 4 - 13 腰椎脊神经后支位置图

椎体
横突
脊神经
横突间韧带
脊神经前支
脊神经后支
外侧支
内侧支
上关节突副突韧带

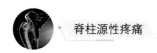

压,产生疼痛。

关节突关节囊中富含末端神经纤维,当关节囊受损或受到炎症刺激时,关节囊内神经末梢疼痛介质分布发生改变,从而产生疼痛。

关节突关节属于滑膜关节,反复受损后,关节囊薄弱或发生缺损,可致滑膜疝出而形成关节囊肿,压迫神经根或硬膜囊产生相应症状。

四、临床表现

(一)症状

(1)腰棘突旁持续性钝痛,放射到臀髋部和大腿后外侧痉挛样疼痛。

(2)腿痛一般不超过膝关节。

(3)腰部晨起僵硬,休息时加重,活动后缓解。

(4)后伸、扭转腰部时加重,前屈减轻。

(5)无皮肤感觉异常。

(二)体征

(1)后中线旁 1.0～1.5 cm 处有深在局限性压痛。

(2)伸腰时疼痛加剧。

(3)下肢无神经系统受损相关体征。

(4)无神经牵拉痛。

(5)直腿抬高试验(±),加强试验(-)。

(6)半脱位的椎体棘突可向一侧歪。

(三)影像学表现

1. X 线 可见小关节有退变增生,如两侧小关节不对称则可能为错位,斜位片可见小关节硬化、关节间隙变窄、关节突嵌于峡部。

2. CT 可见小关节间隙小,软骨下骨侵蚀硬化,骨赘形成,关节突增生肥大,关节面不规则、关节周围钙化。

五、诊断

由于腰椎小关节源性疼痛的症状和体征都不具特异性,因而该疾病临床诊断存在一定困难,详细的病史采集和专业的临床体检是小关节源性疼痛诊断和鉴别诊断的基础。

具备上述临床症状及体征的同时,脊神经后内侧支阻滞是明确小关节源性疼痛的重要诊断方法。用两种不同药物半衰期的局部麻醉药,间隔 1 周,进行 2 次局部阻滞注射:第 1 次是筛选,用短效局部麻醉药(如利多卡因)在脊神经后内侧支附近进行浸润麻醉,局部麻醉药的持续时间与患者疼痛缓解时间一致。间隔 1 周后,进行第 2 次诊断性注射,用不同药物半减期的长效局部麻醉药(如罗哌卡因),然后用视觉模拟评分法(VAS)进行疼痛评估,疼痛缓解达到 80% 以上为阳性判定标准。

六、鉴别诊断

本病需与腰椎间盘突出、腰椎退行性疾病、软组织损伤、腰椎肿瘤、腰椎结核、尿路结石、妇科疾病等相鉴别。

七、治疗

（一）物理治疗

包括红外线、激光、热疗、针灸、体外冲击波等方法，能减轻无菌性炎症，解痉止痛，促进局部组织微循环、缓解疼痛。

（二）药物治疗

NSAIDs 能够减少前列腺素的形成，减轻炎性反应，具有抗炎、镇痛的作用。氨基葡萄糖存在于正常关节软骨中，能够促进软骨中胶原蛋白的合成，保持软骨的正常结构，促进合成蛋白多糖，增强软骨自我修复能力，还可以抑制蛋白多糖降解，修复受损软骨，减轻软骨破坏，从而缓解疼痛，减缓关节突关节退变过程。硫酸软骨素具有亲软骨性，可以抑制与软骨基质降解相关水解酶的活性，减轻其对软骨的破坏，抑制炎性反应，促进软骨修复，减缓软骨退变。中药内治法通过活血止痛、温经通络、强骨壮筋、补益肝肾，达到缓解疼痛症状的目的。

（三）手法治疗

手法治疗具有调理关节、减轻肌肉痉挛、松解组织粘连、促进局部微循环、消炎消肿、消除滑膜嵌顿、缓解疼痛等作用。手法治疗虽然能够缓解症状，但是并不能解除脊椎不稳因素。

（四）针具松解

针具疗法能够减轻肌肉痉挛、松解组织粘连、解除神经卡压、改善局部血液微循环、消炎止痛等，包括拨针、针灸、针刀等方法，具有创伤小、安全性高、效果明显等特点。

（五）小关节注射治疗

腰椎小关节腔内注射糖皮质激素配合局部麻醉药。糖皮质激素具有减轻机体应激反应、抑制炎性反应，缓解组织充血水肿，降低血管通透性，促进炎性递质吸收等作用。局部麻醉药具有阻滞神经传导、缓解肌肉痉挛、减轻疼痛等作用。根据局部压痛及 X 线片确定病变小关节，阻滞其同节段小关节及上一节、下一节 2 个节段的腰脊神经后内侧支。

（六）低温冷冻去神经术

低温冷冻神经术是利用低温破坏组织的原理，导致神经功能受损，起到长期止痛目的，而且低温冷冻不会造成神经粘连等不良反应。在 X 线透视下将套管针置于病变节段，注入低温液态二氧化碳以达到去神经支配的效果。经$-60\sim-100$ ℃的低温冷冻，多数神经纤维会发生变性，但仍可完全再生修复；经$-140\sim-180$ ℃低温冷冻，神经纤维发生坏死后，形态与功能将不能完全修复。

（七）脊神经后支射频热凝术

射频热凝消融术是利用射频电流通过神经组织时，在高频电场作用下产生热量，可以使局部组织达到一定温度，使蛋白质凝固变性；根据不同周围神经对温度的敏感性不同，可以选择性地阻断传导痛觉的神经纤维，从而起到止痛目的。在 C 型臂 X 线机透视下，对病变节段关节突关节的上下两支脊神经后支进行射频热凝消融,可阻断关节突关节痛觉神经纤维的传导而达到缓解疼痛的目的。因每个腰椎关节突关节都有本节段和上一节段脊神经背内侧支的关节支双重神经支配,因此射频消融须至少在相邻 2 个椎体的层面进行(图 4-14)。

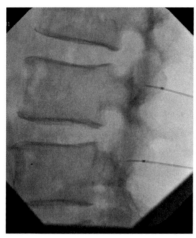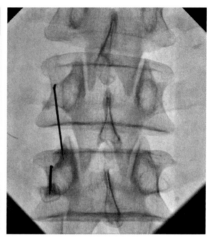

▲ 图 4-14　右侧 L3、L4 脊神经射频

（八）椎间孔镜下脊神经后内侧支切断术

椎间孔镜下脊神经后内侧支切断术是在椎间孔镜直视下切断支配责任节段脊神经后内侧支,阻断其神经传入通路,从而达到缓解疼痛的目的。

（九）手术治疗

对于腰椎小关节源性疼痛,在保守治疗、微创介入治疗无效的情况下,尤其是关节退变严重等引起的神经症状,或者合并其他严重脊椎病的情况下,考虑采用手术治疗,包括腰椎融合术、非融合术、小关节部分切除、置换术等。

八、预防

（一）纠正不正确的生活习惯

久坐、错误坐姿、弯腰搬运物体等可造成腰背部劳损,随年龄增加有可能患腰椎小关节源性腰痛,建议平时选择带靠背的椅子,身体后方可以垫腰枕,避免长期平卧看电视、看书。避免长期弯腰洗漱、洗衣服等家务劳动。久坐超过 1 个小时需起身活动,建议睡硬板床垫,睡觉时使脊柱躺平,避免处于凹陷状态。

（二）腰背部肌肉锻炼

加强腰背部肌肉力量,平时通过飞燕式、五点支撑、平板支撑等锻炼方法,加强腰背部肌肉力量,从而减少腰椎小关节源性疼痛的发病率。

（三）其他

加强健康教育,注意加强对腰部的保暖,避免腰部过度疲劳。

九、典型病例

一般情况　患者男性,35岁,农民。

主诉　腰痛5月余。

病史　患者5月前无明显诱因出现腰部疼痛,以右侧腰部为甚,伴右侧臀部放射痛,无双下肢放射痛,后伸、扭转腰部时加重,前屈减轻。曾行针灸、理疗、推拿等治疗,效果欠佳。无腰痛家族史。

查体　L3/4～L4/5右侧椎旁压痛(＋),右下肢直腿抬高加强试验(－),加强试验(－),VAS评分5分。

辅助检查　CT和MRI示:L3/4及L4/5小关节增生。实验室检查未见明显异常结果。

诊断　腰椎小关节源性疼痛。

治疗方案　入院完善相关检查,并行诊断性阻滞结果为阳性明确诊断,排除手术禁忌证后,采用射频热凝消融术:常规消毒铺巾,选用后侧入路,在标准腰椎正位透视下确定目标点(L3/4后支分别为L4/5上关节突与横突交点),实际进针点为其下约3 cm、外约1 cm处。针尖朝向内上,向目标点穿刺,直至接触到关节突关节坚硬骨质。此时将针尖转向外上,滑过关节突关节外缘后,将针尖转回内上,继续前进,随后将DSA机头转成标准侧位透视,监视穿刺针进针深度,保证穿刺针尖不抵达椎间孔,避免损伤腰椎脊神经前支。穿刺成功后,插入射频电极进行电刺激测试:转换测试频率50 Hz、感觉测试电压0.3～0.5 V,测试频率2 Hz、运动测试电压0.3～0.5 V时,患者述疼痛部位与术前完全一致,且出现竖脊肌等腰臀部肌肉跳动,同时不伴有右侧下肢放射痛及肌肉弹跳。运动测试电压增加到2.0～2.5 V未见下肢肌肉跳动后,明确靶神经位置后,注射2％利多卡因0.3 ml,等待30 s后开启标准射频毁损模式,给予70 ℃,2个60秒射频周期热凝。术后患者即可下地行走,疼痛基本缓解。

随访　分别于术后1周、1个月进行门诊随访,术后3个月、6个月、1年行电话随访。术后1周、1个月、3个月患者无腰痛感。术后1年患者弯腰工作、久坐后感腰部酸胀,VAS评分1分。

十、总结与思考

近年来,腰椎小关节源性疼痛诊断明确,引起了学者们对其治疗方法的探索。虽然治疗方法种类繁多,但其疗效各有不同,临床上大多采用保守疗法。随着医学的进步,射频和内镜下治疗的使用也越加广泛,临床医师需要根据患者的综合情况选择合适的治疗方案。

第六节　腰背肌筋膜炎

一、定义

腰背肌筋膜炎(waist and back muscle fasciitis)是指因寒冷、潮湿、慢性劳损等导致腰背部肌筋膜及肌组织发生水肿、渗出及纤维性变引起的腰背部疼痛不适。腰背部的肌筋膜疼痛综合征(myofascial pain syndrome，MPS)以中老年，尤其是体力劳动与长时间伏案工作的人群居多。因治疗不够彻底，遗留局部粘连，进而形成激痛点，即疼痛触发点。

二、病因

人体的肌肉受到急性或者慢性损伤后，可能会产生一个或多个潜在触发点，潜在触发点长期处于相对静止的状态中，仅有局部的疼痛，如果一块肌肉的疼痛触发点长期得不到治疗，当创伤、疲劳、免疫力降低、营养物质缺乏、人体姿势长期失衡等因素刺激潜在触发点时，它们可以转化为活化触发点，导致触发点疼痛区域的大面积疼痛(图4-15)，并经触发点通路传导致远处牵涉性疼痛和自主神经高度过敏，形成一组如受累肌肉疼痛及肌无力、骨骼肌牵张范围减小和关节运动受限。如果肌肉的潜在触发点长期得不到治疗，还会造成机体局部力学失衡，而且同一力学功能的其他骨骼肌和拮抗肌也会受到间接的过用性损伤，最终导致触发点活化，造成肌肉疼痛。

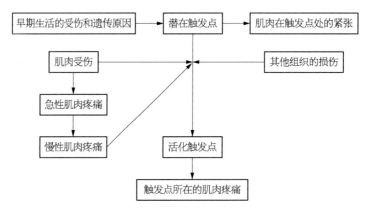

▲ 图4-15　疼痛发生示意图

肌筋膜疼痛触发点是一个复合体(图4-16)，即肌腹上的触发点结节，称为中央触发点。与此相连在肌肉和肌腱联合部以及骨的附着处也会出现病理增厚改变，称为附着点触发点。附着点触发点在临床上常表现为一种末端病、腱鞘囊肿、狭窄性腱鞘炎和肌腱炎等症状。不仅要针对患者的中央触发点，还应兼顾患者的附着点触发点。

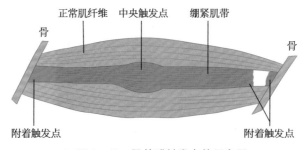

▲ 图4-16　肌筋膜触发点的示意图

三、发病机制

(一) 整体学说

各种诱发因子和易感因子造成肌肉损伤,导致局部运动终板功能异常,出现了乙酰胆碱在终板处的漏出现象,使终板处的肌细胞膜持续去极化,大量钙离子从肌浆网释放,引起肌纤维持续性收缩,形成可以触摸到的肌内紧张带。肌肉持续收缩导致局部缺氧和局部高代谢状态,形成了局部的能量代谢危机和局部 5 -羟色胺、组胺、缓激肽和 P 物质的释放,刺激传入神经末梢,引发触发点疼痛、刺激交感神经产生局部交感症状。运动终板内有触发疼痛的病灶小点。每一病灶小点包括感觉成分的"敏感小点"和运动成分的"活化小点"。此小点分布于全身所有肌肉,以终板区分布最多。

(二) 肌梭放电学说

由于触发点内有两种类型的自主电位活动:一种为持续性低电位,振幅为 $10\sim80$ mV;另一种为开始为负值的双相高电位,振幅为 $100\sim600$ mV。该学说认为高振幅的电位活动是触发点的特征,而这种高振幅的自发肌电电位有两种形态:一种是正常形态的终板电位,一种是形态相反的自发电位。高电位可能是一种肌梭异常放电,这种肌梭放电为不正常兴奋的交感神经刺激肌纤维收缩所致。该学说解释了肌筋膜疼痛综合征患者有自主神经过激症状。

(三) 中枢致敏学说

当肌筋膜疼痛综合征长期得不到治疗时,持续伤害性输入会造成脊髓后角神经元池的致敏。中枢致敏引发并形成肌筋膜疼痛触发点还是仅仅形成触发点的持续因子,仍存在争论。中枢致敏会改变骨骼肌张力和慢性的局部生物力学不平衡,出现过分的局部痛觉敏感和特征性的触发点局部抽搐反应。

(四) 肌组织瘢痕纤维化学说

肌筋膜疼痛综合征中受累肌肉可能类似瘢痕组织。人体软组织受急性或慢性损伤后一系列病理和生理过程的变化会对被破坏组织产生修复和对被扰乱的生理功能进行恢复,于是产生瘢痕、粘连、挛缩。针法治疗正是基于此原理,针对附着点处触发点治疗,并取得了一定的疗效。

四、临床表现

肌筋膜触发点疼痛的起病年龄多为 $20\sim60$ 岁,但也可以在青少年发病。患者多表现为局部压痛、牵涉痛以及自主神经紊乱。

患者的局部压痛多为触摸到骨骼肌内的挛缩条束,在这个挛缩条束上可触及痛性结节,对痛性结节进行触压或针刺可引发带有强烈酸胀痛感觉的局部抽搐现象。触发点起病时一起受累的肌肉常有几个不同的固定疼痛点,每一个疼痛点都有自己固定的触发牵涉痛区域。一个原发疼痛点可触发另一个邻近疼痛点,第二个疼痛点又可触发更远处的疼痛点,从而造成远距离疼痛,即牵涉痛。由于神经血管反应物质的释放,患者多存在不同程度的触摸和温度高敏感、疼痛、异常出汗、反应性、充血、烧灼感和皮肤划痕症等。

(一) 竖脊肌和多裂肌触发点位置(图 4 - 17)

竖脊肌在下背部和腰部分为内侧群和外侧群,外侧群触发点的位置常在 12 胸肋处,内侧群触发点 10~11 胸肋和 L1 水平。多裂肌触发点多在 L2、S1 和 S3/4 水平。

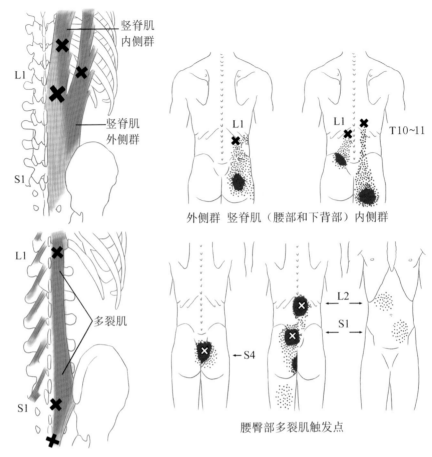

▲ 图 4-17 竖脊肌和多裂肌常见触发点位置和各点多发的特定牵涉痛范围

"×"为触发点位置，"·"为牵涉痛的范围，密集点示疼痛较重的部位。

（二）腰方肌和髂腰肌触发点位置（图 4-18）

腰方肌分深和浅两层，各有两个常见触发点，常引起大腿后部疼痛。髂腰肌常有 3 个触发点，常引起大腿前部的疼痛。

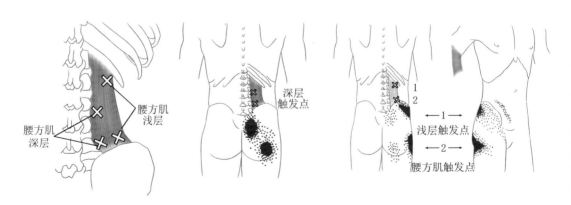

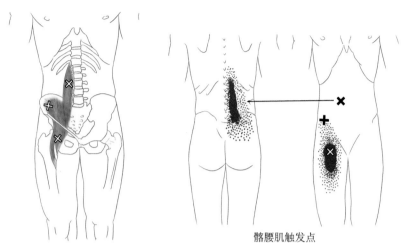

髂腰肌触发点

▲ 图4-18　腰方肌和髂腰肌常见触发点位置和各点多发的特定牵涉痛范围

"×"为触发点位置，"·"为牵涉痛的范围，密集点示疼痛较重的部位。

（三）臀大肌和臀中肌触发点位置（图4-19）

臀大肌和臀中肌常引起下肢的牵涉痛，一般都有3个触发点。各点的触发点位置和特定牵涉痛范围见图4-19。

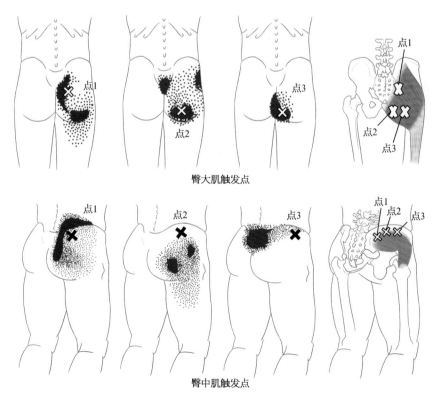

臀大肌触发点

臀中肌触发点

▲ 图4-19　臀大、中肌常见触发点位置和各点多发的特定牵涉痛范围

"×"为触发点位置，"·"为牵涉痛的范围，密集点示疼痛较重的部位。

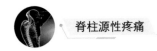

五、诊断

肌筋膜炎的诊断标准尚未定论,目前常采用的标准如下:

(1) 病史:突然发作的肌肉挛缩或跟随肌肉挛缩发作的一个短暂时期后的疼痛,反复和慢性过用受累肌肉而引起的肌痛,不明原因的肌痛。

(2) 明确的肌肉压痛点、肌肉疼痛点处可触及紧张带或收缩性结节。

(3) 每个肌的痛点(触发点)伴有特征性的牵涉痛。深压可引发牵涉痛。不同的肌肉常有几个不同的固定疼痛点,每一个疼痛点都有自己固定的触发牵涉痛区域。

(4) 快速触压和针刺触发点可引发局部抽搐反应。

(5) 受累肌肉的运动和牵张范围受限和肌力稍变弱。

(6) 静息状态下,肌电图上可录到触发点处的自发性电位。

(7) 睡眠不足时加重,或易疲倦和睡眠异常(失眠、易醒)。

(8) MRI 和 B 超显示肌肉影响增强和增厚。

六、鉴别诊断

1. 骨源性疼痛　包括骨折、畸形、椎间盘突出。
2. 神经性疼痛　带状疱疹。
3. 内脏性疼痛　肾结石、输尿管痉挛。

七、治疗

肌筋膜疼痛综合征的治疗原则就是以各种方法灭活触发点,使肌肉内的挛缩肌束松开,使机体或各关节的生物力学处于一个正常平衡状态。基着这个原则,只要能灭活疼痛触发点,任何治疗方法均可被应用。建议将牵张疗法作为各种疗法的辅助疗法在临床中加以应用,会取得事半功倍的治疗效果。

(一)针法

各种针都可用来穿刺定位的触发点。准确刺到触发点,肌肉会有抽搐反应(跳动)或扎(针)牵涉痛。

1. 湿针疗法　即对触发点反复穿刺,尽量引出肌肉的跳动。当患者感觉难忍的酸胀痛时,给予 0.1~0.2 ml 局部麻醉剂,以减轻穿刺时的疼痛。一般情况下用 0.4 mm 的注射针头可以减少针后针眼处的疼痛感。此法对于任何急、慢性疼痛触发点综合征效果最好。

2. 注射浸润疗法　一些患者无法忍受或过于敏感穿刺时的酸胀痛,选择此方法。一旦引出抽搐反应,注射大约 0.5 ml 的局部麻醉剂,然后对局部用手指轻柔地按摩,使麻醉剂在局部充分浸润。这种方法可以显著地减少患者治疗时的疼痛,但施针后的效果不能长久,因此需要一个较长时间反复的治疗过程。

3. 干针疗法　不加任何局部麻醉剂进行针刺触发点,可以反复针刺,引出跳动;但是为了减轻患者的疼痛,这种干针疗法可以用 0.3 mm 的细针,引出抽搐反应后,留针 8~15 分钟,反复应用较好。

4. 拨针疗法　　在触发点的治疗中,拨针可用于对增厚和挛缩的触发点上的肌筋膜横向松解,也可直接穿刺触发点。同时可以在局麻下用于对肌肉附着处触发点和附着处粘连以及挛缩硬化关节囊和韧带进行松解。

5. 热凝射频疗法　　治疗肌筋膜疼痛很有效,因为触发点可以在温度 45 ℃左右可被灭活,但前提是最好能定位触发点,使针尖进入触发点。缺点是成本太高。也可用内热针法,成本较低,但针太粗。

6. 闪针　　这是一种配合推拿按摩的快速针刺法,仍然针对疼痛触发点。当给患者做推拿时,如果发现一些肌肉上的疼痛结节推拿不能使之消除。根据解剖位置可用不同长短的毫针对定位的肌肉疼痛结节进行快速反复针刺。

（二）推拿按摩

与传统推拿按摩不同是,需要找到触发点的位置,针对触发点去推拿按摩。任何一种推拿按摩的手法都可以被应用,但以一指禅推法和拇指点法以及手掌按法和滚法、拿捏法为主。如果效果不佳,可以改为针法治疗。

（三）理疗

深部激光、微波、红外、超声波等聚焦于触发点内,而不是针对牵涉痛的位置上。一个物理治疗师必须懂得怎样诊断和定位触发点。由于触发点常是多发的,因此这些设备需要是多探头的,配合对受累骨骼肌施予每天多次的牵张疗法加以辅助治疗。

（四）牵张疗法

牵张辅助疗法有两种:①自我牵张技术,用于患者在家中自我锻炼;②治疗师的牵张技术,由治疗师为患者牵张同时整复关节位置。但是对于那些不能施针的患者,按摩推拿师可以通过冷喷雾牵张疗法来灭活疼痛触发点。其要点是在对有疼痛触发点的受累肌进行牵张的时候,反复从触发点位置到牵涉痛位置的皮肤表面用冷喷雾剂进行有方向的喷射。所以,也要求定位触发点和认清牵涉痛的分布范围。在冷的作用下,抑制了肌肉的牵张反射使短缩的肌纤维被牵张开,从而灭活了疼痛触发点。但必须注意避免过分牵张,所以只要患者有被牵张的感觉即可,反复多次,逐渐牵张开。

（五）整脊技术

脊柱的轻微结构性改变都会对机体造成不同程度的影响,特别会引起机体各部有关的疼痛,整脊可以在不同程度上纠正那些因姿势和骨骼肌力学紊乱造成的位置改变,使脊柱排序恢复。大家都公认整脊前需要对脊柱周围肌肉进行放松,然后再实施整脊。

（六）运动疗法

通过运动锻炼来纠正肌肉的不平衡和提高肌肉的耐力,以巩固其他疗法治疗的效果;同时恢复肌肉的柔韧性。运动疗法一般可以分成两类,牵张锻炼和力量训练,特别是核心力量和核心稳定性训练。但是训练时间过早会引起更多肌肉疼痛、紧张和痉挛。所以,运动疗法必须放在局部疼痛被明显缓解之后,而且通过渐进性的低阻力,反复多次的方法进行。

（七）药物治疗

较轻的肌筋膜疼痛综合征可以给予解热镇痛药物或(和)肌松药。对于较为严重的肌筋膜疼痛有时可以用麻醉性镇痛剂。如果肌筋膜疼痛伴有神经病理症状时,也可以同时用辅助性镇痛药物,如抗抑郁药物和抗痉挛药物。镇静催眠药物可以与上述药物合用,以解决患者的精神问题和睡眠问题。但是,通过长期单独给予药物来缓解疼痛是不明智的。补充与骨骼肌疼痛有关的多种维生素、矿物质和某些激素的缺乏是解决触发点持续因子的营养疗法。在中国传统医学中,肌筋膜疼痛常与肾气的缺乏有关,金匮肾气丸和各种地黄丸可以通过改善肾气缺乏的症状,达到改善患者机体的整体情况。

八、预防

(一)核心腰肌群拉伸

拉伸可以减轻挛缩肌肉的张力,缓解肌肉疼痛。常用的腰背肌拉伸方法有:①腰方肌牵张法:两腿分开站立,单手叉腰,腰部向叉腰侧侧屈,另一手于头上方向叉腰侧挥,反之向另一侧挥手。②髂腰肌牵张法:患者平卧于床,腰部搭在床边,双腿伸直落在床下似腰部反张。③臀大肌牵张法:平卧,单腿屈膝屈髋,对侧手握住另一侧膝,并向另一侧反复牵拉也可以高坐位,做上述动作。④臀中肌牵张法:单腿直腿站立,将站立侧手抓住患侧踝部向上拉到站腿膝上,患侧手向下压患侧膝部。

(二)核心肌群训练

腰部核心肌群是稳定腰椎的重要因素,包括躯干深部肌、腹横肌、腰部多裂肌、腹内斜肌、脊旁肌、盆底肌。腰背痛在不同程度上均有核心肌群的力量减弱,如多裂肌、腹肌,从而导致腰椎节段性失稳,引起下腰痛反复发作。因此采用运动疗法提高腰部周围核心肌群肌力和耐力及平衡协调能力有助于增加脊椎稳定性。

九、典型病例

(一)诊治过程

一般情况 患者女性,53 岁,退休职工。

主诉 双侧腰背部疼痛 1 年余,加重 1 个月。

病史 患者自诉 1 年前无明显诱因出现双侧腰背酸痛伴双后侧臀部酸痛,夜间翻身痛,左侧尤甚,久坐久站,劳累时疼痛症状明显加重。曾行药物、针灸、推拿等治疗,酸痛症状较前有所好转。近 1 个月来症状加重,急性发作时卧床休息,行走困难。既往未曾接受治疗,MR 示 L4/5 椎间盘轻度膨出,腰椎退行性病变。

查体 腰椎无明显侧凸畸形,脊柱活动度可,L3 - S1 棘突压痛,双侧侧臀中肌压痛,双下肢直腿抬高试验"一",4 字试验"一",双下肢肌力 V 级,双侧感觉对称,跟腱反射对称,股神经牵拉试验"一",双侧 Babinski 征阴性,双侧足趾背伸、跖屈肌力对称,足背动脉搏动可,末梢血供、感觉可。

诊断 腰背部肌筋膜炎。

治疗方案 根据 Simons 三原则:即将患者的疼痛区域当作牵扯痛区域,即棘突压痛,提示多裂肌的触发点,臀中肌、腰方肌、竖脊肌可能存在触发点,依次按压,是否存在压痛,以及是否存在挛缩的结节。根据此原则来定位触发点。在 B 超引导下治疗,针刺触发点以引出可视的抽搐反应即可,针刺后配合患者自我肌肉牵张和腰背肌核心肌群训练。共进行 3 次针刺治疗,每周 1 次,3 个月后行门诊随访,患者基本无腰背部的疼痛。

（二）诊疗分析

患者疼痛部位局限在腰臀部,无腿部放射痛,即无典型的神经根压迫症状、体征,且影像学无表现,但是下腰部肌肉压痛明显,因而诊断为腰背部肌筋膜炎。治疗的效果主要取决于定位触发点是否准确,即根据牵扯痛的规律,进行定位,针刺时的效果主要取决于是否引出抽搐反应,抽搐反应越多,说明症状越重,触发点定位越准确。针刺后,配合肌肉的拉伸和核心肌群训练,可以有效地灭活触发点,以及激活核心肌群。

十、总结与思考

腰背肌筋膜炎是疼痛门诊最常见的疼痛种类之一,也是最容易被误解的疾病之一,以中老年,尤其是体力劳动与长时间坐位工作的人群居多。因治疗不够彻底,遗留局部粘连,进而形成激痛点及疼痛触发点,准确的诊断和灭活受累肌触发点可以有效地解决腰背部肌筋膜炎。长期疗效的维持需要与康复性拉伸和锻炼相配合。

第七节　腰椎棘间、棘上韧带炎

一、定义

腰椎棘突间韧带（interspinal ligament）是连接相邻腰椎棘突间的薄层纤维,附于棘突根部到棘突尖,向前与黄韧带,向后与棘上韧带相移行。腰椎棘突上韧带是连接相邻腰椎棘突尖之间的纵行韧带,前方与棘间韧带相融合,限制脊柱前屈的作用。

二、病因

（一）原发性病因

腰椎棘突间、棘上韧带是连接腰椎脊柱棘突间韧带、巩固脊柱稳定性、限制脊柱过度前屈的重要组织。腰椎棘突间承受人体重量较大,长期弯腰劳动,或腰背部负重活动、久坐、长期弯腰、姿势固定等,棘间、棘上韧带处于紧张状态,局部缺血产生无菌性炎症,慢性损伤退变;或过度前屈时,棘上韧带负荷增加,棘上韧带部分撕裂出血渗出;或腰部用力不当,棘突间韧带、棘上韧带发生急性损伤。

（二）继发性病因

腰椎棘间韧带、棘上韧带、黄韧带、小关节囊共同组成脊柱后方韧带复合体,在维持腰椎稳定方面发挥重要作用,一方退变互相影响,椎间盘退变加重了棘间韧带退变,棘间韧带退变又破坏了腰椎稳定性,也促进了腰椎间盘退变突出,导致腰痛。

三、发病机制

腰椎棘突间韧带是腰椎后方重要解剖学结构,腰椎频繁屈曲以及承受过重负荷,导致其疲劳性断裂或压力性磨损,最终导致韧带退变、无菌性炎症,周围软组织渗出、粘连形成瘢痕挛缩,使棘上韧带肥厚变性、结节形成,或韧带微撕裂出血渗出,刺激神经,导致疼痛。腰椎

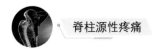

棘突间韧带损伤退变常见于 L4/5 和 L5/S1，因为这两个节段承受负荷较大。腰椎间盘的退变、腰椎小关节退变与腰椎棘突间韧带退变互为影响。

四、临床表现

（1）腰部酸痛，前屈疼痛症状加重，后伸疼痛相对较轻。
（2）棘上韧带炎多位于腰背部，而棘间韧带炎的位置较低，多位于下腰部。
（3）棘上韧带 1～2 个痛点，压痛部位表浅，压痛明显。

五、诊断

（1）有明确的劳损病史或急性损伤病史。
（2）棘间韧带炎在棘突和棘突间均可有压痛，韧带造影可以明确诊断。
（3）普通 X 线片检查无阳性发现。
（4）腰椎 MRI 矢状面和轴位上示棘上韧带 T2WI 上高信号。
（5）超声检查提示棘上韧带炎厚度大于正常棘上韧带厚度。

六、鉴别诊断

棘上、棘间韧带炎以腰痛为主，位置表浅，压痛明显。试验性注射诊断能明显缓解疼痛，但要区别于有腰痛症状的其他疾病，如腰间盘退变、腰椎间盘突出症、盘源性腰痛、腰椎小关节退变紊乱、腰部肌肉劳损等。

七、治疗

（一）药物治疗

口服非甾体类抗炎镇痛药，局部外敷膏药，炎症水肿明显时候建议应用 NSAIDs 药物的外用药膏，如氟比洛芬凝胶贴膏等。

（二）物理治疗

如中频、超短波、体外冲击波等。

（三）局部注射治疗

注射 0.25％利多卡因和曲安奈德（5 mg/ml）复合液，每个部位 2～3 ml，每周一次，俯卧位，腹部垫枕，取压痛最明显的棘突、棘突间位置后，于棘突间进针，先将棘突、棘上韧带浸润，再在棘间韧带扇形注入，边进针，边抽，边注射的方法。建议超声引导下进行。

（四）针刀治疗

定位于棘突顶上下缘，刀口线与人体纵轴一致，刀体向头侧或足侧倾斜 45°，使针刀体与棘突顶上下缘骨面垂直刺入，直达棘突骨面，将棘上韧带附着点纵行切开 2～3 次，然后纵摆动 2～3 次。

八、预防

避免长久弯腰负重，建议劳逸结合，适当放松腰部肌肉。

九、典型病例

（一）诊治过程

一般情况　患者男性,19 岁,青年。

主诉　腰部疼痛 7 天。

病史　腰部负重训练时,下腰部疼痛,腰部无法活动,休息后稍缓解,来我科门诊。患者既往有慢性腰痛病史。

查体　腰椎棘突、棘突间压痛明显,弯腰疼痛明显。直腿抬高实验(一),腰椎间盘 MRI(一)。

诊断　腰椎棘上韧带炎。

治疗方案　俯卧位,痛点局部注射药物后,疼痛很快缓解,弯腰稍有胀痛感。

随访　第 2 天及术后 1 周随访,腰痛基本消失。

（二）治疗分析

单纯棘上、棘间韧带炎,病史明确,定位表浅,治疗效果明显。如果合并腰椎其他疾病,需鉴别诊断,同时治疗。

十、总结与思考

腰椎棘上、棘间韧带炎,位置表浅,压痛明显,有明显的发病史,诊断一般不难。注意合并有腰部其他疾病时诊断稍困难,需鉴别诊断,同时治疗。

第八节　腰椎间盘源性腰痛

一、定义

椎间盘源性腰痛是腰椎间盘内各种因素(如退变、终板损伤等)刺激椎间盘内疼痛感受器所引起的腰痛,通常不伴有神经根性症状,无神经根压迫或脊柱不稳的影像学依据。

二、病因

（一）压力改变

坐位或弯腰搬物体时,椎间盘压力增高,椎间盘可出现异常活动,导致腰椎不稳,椎间盘内压力发生改变,椎间盘及后纵韧带中窦椎神经的痛觉神经末梢受到刺激引起疼痛。

（二）神经因素

正常椎间盘中,窦椎神经分布在后 1/3 和相邻的后纵韧带中,其余部分则没有神经分布。研究发现腰椎退行性改变后可出现神经浸润现象,即微血管和神经会从破裂的纤维环裂隙中长入,逐渐深入扩展至纤维内层甚至髓核内,这些神经大多是无髓纤维,轻微的压迫刺激都可能引起疼痛。

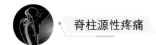
（三）炎性刺激

髓核是人体最大的无血管组织，退变后的髓核可作为抗原，刺激免疫反应的发生，产生许多炎症介质。这些炎症介质通过退变间盘的裂隙达到外层纤维环，可以使外层的神经纤维敏化或直接刺激而引起疼痛。

三、发病机制

目前对于椎间盘源性腰痛的研究主要集中在椎间盘及纤维环。椎间盘由窦椎神经和交感干交通支神经支配，窦椎神经是由脊神经返支和灰交通支构成，支配椎间盘后方，交感干交通支神经侧支配前方，两者共同支配侧方区域。在纤维环的外层中，存在着窦椎神经的神经末梢，一旦纤维环后 1/3 以及邻近后纵韧带中的这些神经末梢受到各种因素的刺激，疼痛随之产生。

椎间盘源性腰痛除了与椎间盘及纤维环病变有关，其邻近结构的退变也发挥着重要作用。脊柱发生退行性变时，终板和椎体营养血管减少，纤维血管增生，并发生脂肪变，终板软骨瓦解、硬化，甚至发生终板软骨下骨微小骨折，这一系列病理变化均可能导致神经异常分布。

四、临床表现

（一）症状

腰部正中深部位置疼痛，L4/5、L5/S1 棘突间隙、髂后、大转子等处的酸胀感。抬重物、弯腰等活动后，疼痛会明显加重。不能久坐久站，咳嗽、喷嚏都会加重症状，症状持续时间可长达数月。有的患者伴有根性放射痛，往往不会存在麻木、无力等神经损伤症状。患者常描述坐下或从椅子上站立等动作困难。

（二）查体

患者常无明显腰部触压痛，有或无腰肌紧张，伸屈、旋转、侧弯等活动受限。股神经牵拉试验阴性，坐骨神经神经牵拉试验阴性，直腿抬高试验及加强试验常引起腰痛。无相应节段神经损伤症状，有时触压腹部引起腰痛症状。

（三）影像学表现

1. CT　椎间盘源性下腰痛患者的腰椎 CT 往往显示正常。无腰椎间盘突出，有时或仅仅是简单的轻微膨出，因此对椎间盘源性下腰痛诊断参考价值不大。

2. MRI　MRI 对诊断椎间盘源性下腰部疼痛有一定意义，病变椎间盘为 T1WI、T2WI 均呈低信号改变，即所谓的"黑椎间盘"。但黑椎间盘在正常老化的椎间盘中很常见，且在造影时并不一定都诱发疼痛反应，仅可作为诊断的筛选方法。腰痛患者矢状位 MR T2 加权像上往往会出现腰椎间盘后缘圆形或线状的局限性高信号区（HIZ）（图 4-20）。盘源性腰痛与腰椎间盘后缘的 HIZ 存在着明显的相关性，此时椎间盘造影常表现为阳性，使 HIZ 成为诊断盘源性腰痛的标准之一。如果矢状位椎间盘后缘 MR T1、T2 加权像均表现为局部高信号，则可能为钙化的组织（图 4-21），椎间盘造影不能诱发出腰痛症状。

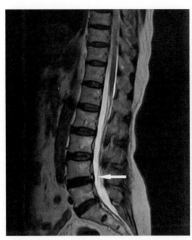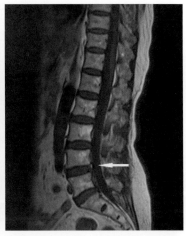

▲ 图 4-20　矢状位 MR T2 加权像与 T1 加权像均显示有一线状局限性高信号区

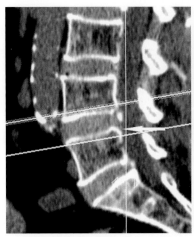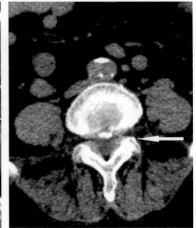

▲ 图 4-21　矢状位及横断位 CT 在相同的位置上显示为局限性高密度影，为钙化组织

3. *腰椎间盘造影术*　又称髓核造影术，通过将对比剂注射到椎间盘内，从而观察髓核的形态，以此来反映椎间盘的病理特点，是目前诊断腰椎间盘源性腰痛和椎间盘内破裂的重要手段。然而，椎间盘造影术自诞生以来，其安全性以及有效性尚未完全阐明。

五、诊断与鉴别诊断

诊断椎间盘源性腰痛需符合以下几个条件：①反复发作，疼痛持续 6 个月以上；②坐位症状加重，卧位缓解；③MR T2WI 示椎间盘低信号（黑盘征），纤维环后部高信号；④椎间盘造影阳性。

腰痛是临床常见病，其病因复杂、症状多变，准确的诊断是治疗的前提。椎间盘源性腰痛需与腰背部肌筋膜炎、腰椎间盘突出症、小关节源性腰痛、骶髂关节源性下腰痛等相鉴别。

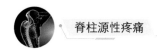
六、治疗

减轻或消除疼痛,提高生活质量、改善腰椎功能是椎间盘源性腰痛治疗的目的。临床用于治疗椎间盘源性腰痛的非手术方法,包括卧床休息、牵引、针灸、推拿、药物治疗、功能锻炼等。通过改变腰椎局部肌肉张力可以调节脊柱生理曲度,纠正脊柱小关节紊乱。功能锻炼可以增强腰背部核心肌群,但由于未对病变髓核进行处理,窦椎神经刺激持续存在,腰痛症状常反复发作。椎间盘源性腰痛的微创手术方法包括椎间盘减压法、椎间盘内注射法及椎间盘摘除术。将非手术疗法和微创手术结合,椎管内外同时兼顾,疗效比单一治疗佳。

(一)保守治疗

常见保守治疗包括卧床休息、药物治疗、针灸推拿、功能训练、整骨正脊等。保守治疗费用小,对患者无损伤或损伤较小,对于新发或病情较轻的椎间盘源性腰痛,首先考虑保守治疗。

(二)手术治疗

1. 经皮激光椎间盘减压术　通过激光汽化髓核组织,降低椎间盘内压力,使纤维环回缩,从而减轻甚至消除纤维环对神经根和痛觉感受器的压迫和刺激。

2. 三氧髓核消融术　在透视定位下将三氧注入椎间盘内,利用三氧的强氧化能力使髓核内的蛋白多糖氧化变性,使髓核脱水萎缩,椎间盘内压力随之降低。同时能减轻椎间盘内炎症反应,起到镇痛效果。三氧氧化后生成的氧气还可以营养周围组织,促进椎间盘修复。

3. 等离子射频消融术　其原理是运用 100 kHz 射频在刀头周围形成一层等离子层,可切断组织分子间的化学键,在 40～70 ℃下使髓核胶原收缩,从而达到椎间盘内减压的目的。

4. 椎间盘内亚甲蓝注射　亚甲蓝是一种活泼的氧化还原剂,同时具有较强的亲神经特性,可以通过灭活病变椎间盘内的神经纤维及痛觉感受器而止痛。

5. 椎间盘干细胞移植　常规保守或传统手术疗法仅针对临床症状,并未从根本上解决椎间盘退变问题。以干细胞为基础的生物学治疗是基于椎间盘退变的始发因素,可以为椎间盘退变性疾病提供一种新的治疗思路。目前常用的干细胞类型有间充质干细胞、诱导多能干细胞、造血干细胞、胚胎干细胞等。目前干细胞治疗椎间盘退变多用于实验室研究,长期效果及临床应用仍有待进一步研究。

6. 水冷式双极射频　应用水冷系统将专用电极和持续流动着常温生理盐水的管路进行连接,可不断冷却电极,避免电极温度过高。这样可使电极周围温度低于 45 ℃,避免对神经毁损造成正常组织的损伤,又可使纤维环后部温度超过 45 ℃发挥毁损痛觉神经组织的作用。

7. 经椎间孔脊柱内镜系统　内镜可直视辨认纤维环破口,选择性地摘除髓核以及切除破口内肉芽灶,同时使用带弧度的双极射频可简便地消融到椎间盘内纤维环腹侧面,进行粘连松解、炎症灶的消融。

8. 后路显微镜下椎间盘切除术　借助显微镜手术系统,通过椎间隙进入椎管,摘除病变的髓核及致炎纤维环。

9. PRP 治疗　PRP 是由自身生长因子和细胞因子组成的，在组织再生和修复的临床应用中得到了广泛的应用。体外和体内相关研究证明 PRP 可能刺激椎间盘基质代谢。

七、预防

椎间盘源性腰痛的预防重在改善腰背部软组织疾患，避免久坐或弯腰搬重物导致椎间盘退行性变。应多加强腰背部功能锻炼，改善腰背部软组织疾患。

八、典型病例

（一）诊治过程

一般情况　患者女性，52 岁，工人。

主诉　反复腰痛 1 年，加重 1 个月。

病史　患者 1 年前受凉后出现腰痛，疼痛位于下腰部，弯腰或劳累后疼痛加重，前期经针灸、理疗疼痛可缓解。1 个月前腰痛症状加重，经常规治疗效果不佳。发病不伴有下肢放射痛，不伴有间歇性跛行。

查体　腰椎脊旁肌肉压痛（＋），腰椎棘突间隙压痛（＋），双下肢直腿抬高试验（－），双下肢肌力 5 级。膝反射、跟腱反射正常，病理征阴性。

影像　腰椎 MRI：L4/5 椎间盘退行性改变，椎间盘 T1WI、T2WI 均呈低信号改变，T2WI 可见椎间盘后缘高密度 HIZ（图 4 - 22）。

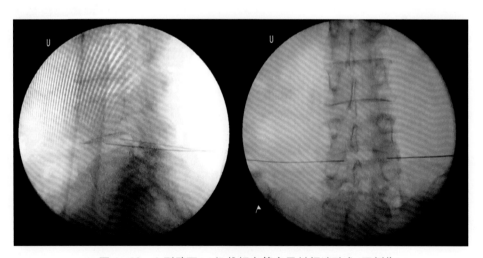

▲ 图 4 - 22　C 型臂下 L4/5 椎间盘等离子射频消融术（正侧位）

诊断　椎间盘源性腰痛

治疗方案　术前给予椎间盘造影，腰痛症状复制，盘源性腰痛诊断明确。进一步给予 L4/5 椎间盘等离子射频消融术，术后配合腰背部核心肌群训练康复。

随访　分别于术后 1 周、1 个月进行电话随访，术后 3 个月行门诊随访。患者腰痛疼痛明显好转。

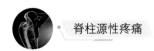

（二）诊疗分析

1. 诊断明确

患者腰痛1年,疼痛反复发作。腰椎MRI提示椎间盘退变伴纤维环破裂,诊断性椎间盘造影后腰痛症状复制明显,因而椎间盘源性腰痛诊断明确。

2. 治疗得当

该患者反复腰痛,早期保守治疗有效。近1个月患者腰痛症状加重,保守治疗无效,通过等离子射频消融术减轻椎间盘炎症,灭活窦椎神经,治疗创伤小、效果佳。

九、总结与思考

椎间盘源性下腰痛是临床常见疾病,其发病源于椎间盘内部结构的改变,目前认为盘源性疼痛的主要原因与椎间盘纤维环破裂、化学刺激等因素有关。由于不伴有明显椎间盘突出表现,易被临床医生忽视。如患者反复腰痛,经保守治疗效果不佳,需进一步考虑此病。

第九节　腰椎滑脱症

一、定义

腰椎滑脱症是指由于腰椎关节突峡部断裂或延长而引起该节腰椎椎体连同其椎弓根、横突和上关节突一起向前部分或全部滑移,并由此产生腰痛、下肢放射痛、神经源性间歇性跛行等临床表现。

二、病因

腰椎滑脱症的病因包括小关节和/或关节突峡部先天性发育缺陷、急性创伤或慢性累积性劳损所致的关节突峡部断裂、退变导致的关节突峡部延长、全身病理改变在腰椎的局部表现以及腰椎手术所致腰椎稳定结构的医源性破坏。

（一）发育不良型

由于腰骶部骨性结构先天性发育缺陷导致,常在儿童或青少年期就出现相应临床表现。

（二）峡部裂型

关节突峡部发生损伤,可进一步分为三种类型:①峡部发生溶解-疲劳骨折;②峡部完整但发育延长;③峡部发生急性骨折。

（三）退变型

由于腰椎运动节段的整体性退变导致上位椎骨抵抗剪切应力的能力下降所致。

（四）创伤型

急性创伤可导致小关节的关节突或峡部发生骨折。

（五）病理型

发生在全身或局部骨疾病时,比如类风湿病。

（六）医源型

腰椎手术广泛椎板及小关节切除导致腰椎稳定结构破坏。

三、发病机制

腰椎椎间隙相对于地面呈倾斜状，因此承受较上腰椎更大的剪切力，这是腰椎滑脱大多见于下腰椎的内在原因。相邻两个腰椎骨保持相互间的正常位置关系有赖于关节面方向与矢状面呈相当角度的关节突关节、健康的椎间盘、具有良好张力的脊柱周围韧带、腰背部椎旁肌足够的杯伸力和正常的脊柱力线。任何一种或数种抗剪切力机制的减弱或丧失均可导致腰椎运动节段的刚性下降，久之则产生滑脱。

先天性腰椎滑脱的主要发育缺陷为 L5/S1 关节突关节较小，无法有效抵抗腰骶部较大的剪切应力，致使 L5 椎骨有向前滑移和旋转的趋势，又由于儿童椎骨的骨性终板尚未发育成熟，在 L5 椎骨反复向前滑移和旋转过程中，L5 下终板和 S1 上终板发生重塑形，形成 L5 椎体前高后低的楔形状以及 S1 上终板的穹窿化。

峡部型滑脱的特征是关节突峡部发生断裂。峡部裂的机制为慢性累积性劳损，尤其是运动损伤，比如橄榄球、举重、蝶泳等。根据骨盆入射角的大小不同，峡部裂的机制又可再分为两种：一种发生于小骨盆入射角患者，其 L5 关节突峡部反复受到 L4 下关节突和 S1 上关节突类似于"胡桃夹子"样的挤压而发生疲劳骨折，称为钳夹型；另一种发生于大骨盆入射角患者，其 L5 关节突峡部反复受到腰骶部较大的剪切应力而发生疲劳骨折，称为剪力型。

椎间盘退变和关节突矢向化使得运动节段刚性降低，抗剪力功能障碍，椎体连同后部附件整体前移，或椎体前移伴椎弓根延长而下关节突和棘突并不前移。

退变性滑脱时上位椎骨整体前移可引起或加重椎管狭窄，峡部裂型滑脱其峡部断裂处常有大量瘢痕增生，所有类型的滑脱均可伴有腰椎间盘突出，这些病理变化可刺激或挤压神经，引起腰痛、下肢痛、下肢麻木、甚至大小便功能障碍等症状。另外，滑脱后腰背肌的保护性收缩可引起腰背肌劳损，产生腰背痛。

四、临床表现

（一）症状

1. 早期　绝大部分患者因受累腰椎运动节段稳定性下降而表现为慢性腰痛，特点为腰骶部轻度酸痛，腰部过度活动后症状加重，限制腰部活动后症状减轻，部分患者偶有臀部及大腿后方疼痛，但疼痛几乎不到小腿。

2. 后期　由于椎管狭窄、峡部瘢痕增生导致的椎间孔狭窄和伴随的椎间盘突出，患者出现下肢放射性疼痛或神经源性间歇性跛行。

由于退变型腰椎滑脱很少出现重度滑脱，因而椎管很少出现严重狭窄，而重度滑脱多为先天型或峡部裂型。由于关节突峡部断裂或椎弓延长，滑脱椎体对应的椎板并不前移，也不会造成严重的中央椎管狭窄，因而腰椎滑脱症伴随马尾神经损伤的患者较为少见。

（二）体征

1. 低度滑脱　处于病程早期阶段时，阳性体征仅有滑脱节段棘突间压痛和椎旁肌痉挛。

2. 高度滑脱　或低度滑脱患者处于病程晚期阶段时，往往伴有神经根受压，因此表现出与椎间盘突出类似的体征，如受累腰椎节段的压痛及放射痛、下肢感觉运动障碍、直腿抬高试验阳性等。

3. 儿童及青少年重度腰椎滑脱　由于腰骶部严重后凸畸形，腰骶部之上腰椎呈前凸增大而出现"空背"征，更严重者骨盆因向后旋而突出，常屈膝并使脊柱胸腰椎过伸来维持站立位。行走时 Thalen-Dixon 征阳性，即骨盆性摇摆式鸭步。退变型腰椎滑脱程度较重时，可在滑脱节段棘突处触及台阶感。

（三）影像学表现

1. X 线片　包括腰椎正侧位片、双斜位片、过伸过屈侧位片及脊柱全长片。腰椎正位片可见滑脱节段椎间隙明显狭窄，上位椎体下终板和下位椎体上终板重叠，重度 L5 滑脱时，L5 椎体在正位片上可能显示不清。有时能在椎弓根阴影下发现一密度减低的斜行或水平裂隙，多为双侧。

腰椎侧位片能较清楚显示椎弓根后下方、上关节突与下关节突之间的峡部裂，边缘常有硬化征象。侧位片能测量滑脱程度。常用的是 Meyerding 分级，即将下位椎体上缘分为 4 等份，根据上位椎体相对于下位椎体向前滑移的程度分为Ⅰ～Ⅴ度。Ⅰ度：指椎体向前滑动不超过椎体中部矢状径的 1/4 者；Ⅱ度：超过 1/4 但不超过 2/4 者；Ⅲ度：超过 2/4 但不超过 3/4 者；Ⅳ度：超过椎体矢状径的 3/4 者；Ⅴ度：仅发生在 L5 滑脱时，L5 椎体完全脱垂于骶骨前方。Ⅲ、Ⅳ、Ⅴ度为重度滑脱。

斜位 X 线片能清晰显示峡部病变裂，峡部呈一带状裂隙，称为苏格兰（Scotty）狗颈断裂征。

过伸过屈侧位片可判断滑脱节段的活动性，对判断有无滑脱节段不稳定价值较高。

脊柱全长片可观察脊柱整体冠状面和矢状面的平衡情况，可发现有无伴随的脊柱侧弯，可通过 C7 沿垂线与双侧股骨头旋转轴的关系判断脊柱-骨盆的整体矢状面平衡情况。

国际脊柱畸形研究组根据滑脱的分度、骨盆入射角的大小以及脊柱-骨盆的整体矢状面平衡状况把 L5 峡部裂型滑脱分为 6 型。

2. 腰椎 CT　可显示位于椎弓根下缘的峡部裂，呈不规则锯齿状，断裂缘局部膨大、密度增高。腰椎 CT 横断面扫描和滑脱节段椎间隙不平行时，滑脱层面椎管横断面 CT 图像由于下位椎体后上缘的间隔而呈双管状，而上位椎体后缘和下位椎体后缘则呈双边征。CT 可较清晰显示有无椎间盘突出、骨赘形成、椎间孔狭窄等病理改变，并能显示神经根致压物的性质和部位。

3. 腰椎 MRI　与腰椎 CT 比较，腰椎 MRI 可更清晰显示硬膜囊和神经根的形态，能辨别滑脱节段有无棘上棘间韧带损伤，并判断其他腰椎间盘的退变程度。但 MRI 对分辨骨赘和增生的韧带结构不如 CT 敏感。

五、诊断

腰椎滑脱导致的腰腿痛等症状并无特异性，而"空背征"和触诊的棘突台阶感特异性较强。诊断腰椎滑脱主要依靠站立位腰椎侧位 X 线片，但诊断腰椎滑脱症则必须临床表现和影像学（CT、MRI）表现相一致，如下肢神经症状要和在滑脱节段发现的受压神经的支配区相一致。根据临床表现，尤其是影像学上发现的椎体滑移，一般不难做出诊断。

另外，诊断腰椎滑脱症时还需要辨别是退变型、峡部型还是发育不良型，需要对滑脱进行分度，需要判断滑脱的 SDSG 分型。

六、鉴别诊断

峡部型和发育不良型腰椎滑脱症,根据其特征性的峡部裂、L5/S1 关节突发育不良等影像学表现,一般无需与其他疾病相鉴别。

退变型腰椎滑脱症只是多种腰椎退变性疾病中的一种,容易与腰椎管狭窄、腰椎间盘突出症、腰椎不稳症、退变性腰椎侧弯等混杂在一起,因而不同的医生可能对同一位患者做出不同的诊断。诊断的原则是首先选择涵盖腰椎退变时病理改变多的名称,而后再补充涵盖病理改变少的名称。比如,退变性腰椎侧弯的患者可以同时发生椎骨的侧方滑移、前方滑移和后方滑移,在不同节段可能存在不同程度的不稳定、椎间盘突出或椎管狭窄,而侧弯则是最明显的退变性病理改变,因此主要诊断应是退变性腰椎侧弯,当然可以补充各个节段具体的退变性病理改变对应的诊断名称。同样的,退变型腰椎滑脱的患者,也可以补充滑脱节段的腰椎间盘突出症、腰椎管狭窄症、腰椎不稳症等,但应把腰椎滑脱症作为主要诊断,而那些补充诊断则有助于医生有针对性地制定治疗方案。

七、治疗

腰椎滑脱症的治疗措施主要根据患者的临床表现来选择,而不能仅仅依靠影像学资料来决定。

(一)保守治疗

腰椎滑脱症患者处于病程早期仅有非特异腰痛时,可以采取保守治疗。具体措施包括疼痛急性加重时可适当卧床休息并在下地时戴腰围或支具;可适当进行物理治疗,如红外、热疗等;疼痛症状严重时,可短暂口服 NSAIDs 和肌松药。

(二)手术治疗

随着病程迁延,当腰椎滑脱症患者出现反复发作的严重腰痛,或难以忍受的下肢放射性疼痛,或行走功能严重受限,或腰骶部畸形进行性加重已造成脊柱-骨盆整体平衡状态破坏时,则需考虑手术治疗。

手术的目的是解除神经压迫缓解下肢症状,稳定和(或)复位滑脱节段缓解腰痛,以及尽量恢复脊柱-骨盆整体平衡状态来改善椎旁肌的疲劳和髋、膝关节所承受的不正常应力。对于重度腰椎滑脱,尤其需要注意纠正腰骶部发生的旋转畸形,即注意把重度滑脱是腰骶部的后凸畸形尽量纠正为生理性前凸。采用改良腰骶角作为儿童及青少年重度 L5 滑脱矫形术中判断复位是否满意的标准,通过研究发现,复位越充分的患者,术后残余腰腿痛越轻微。

手术主要采用后方入路,手术步骤包括椎板/关节突切除减压、椎体间植骨融合以及椎弓根钉棒内固定。少数重度腰椎滑脱患者可能需要前路经腹膜后行纤维环前部松解、椎间融合及固定手术。

八、预防

1. 发育不良型腰椎滑脱 因其腰骶部骨性结构发育缺陷为先天性,因而难以预防。同样的,创伤型腰椎滑脱也较难预防。

2. 峡部裂型腰椎滑脱 主要为峡部的疲劳性骨折所致,因而在高危人群(爱好运动者)

中应做好运动防护，避免橄榄球擒抱、蝶泳、举重等反复强力挺腰的动作，以免关节突峡部反复承受巨大应力而发生疲劳骨折。

3. 退变型腰椎滑脱　是腰椎随着增龄而退变的结果，多发生于绝经期之后女性，与雌激素水平下降导致的韧带结构松弛有关。但在考虑雌激素补充疗法时必须慎重权衡其负面效应。另外，可适当采用与预防腰椎间盘突出症、腰椎不稳症等腰椎退变性疾病类似的措施，包括加强腰背肌肉的功能锻炼、减少腰部过度前屈、旋转和负重等，减轻体重，尤其是减少腹部脂肪堆积。

4. 病理型腰椎滑脱　为预防病理型腰椎滑脱，需要治疗相应的全身性疾病。

5. 医源型腰椎滑脱　外科医生在进行腰椎手术时，尽量减少手术创伤，保留腰椎的稳定结构。

九、典型病例

（一）诊治过程

一般情况　患者女性，13岁，学生。

主诉　腰痛5年，右下肢疼痛麻木、间歇性跛行6月余，加重1个月。

病史　患者5年前无明显诱因开始出现慢性腰痛，体育活动后加重，休息后缓解，未予重视。近6个月来，患者出现右下肢放射性疼痛，伴右足背麻木，久坐易诱发症状，行走距离较前缩短，约行走500 m后因右下肢疼痛麻木而需要坐下休息。晨起时上述症状较轻，下午时症状较重。近1个月来，患者腰腿痛症状明显加重，不伴二便障碍。

查体　站立时躯干左倾，侧面观腰椎前凸明显增大，臀部突出，L5/S1棘突间隙压痛并向右下肢放射，右足第三跖趾关节背侧感觉减退，右足蹞背伸肌力4级，右下肢直腿抬高加强试验（＋），加强试验（＋）。

影像　腰椎及脊柱X线全长侧位片显示L5椎体Ⅲ度滑脱及脊柱侧弯；腰椎CT显示双侧L5关节突峡部断裂，L5/S1关节突关节较小；腰椎MRI显示L5～S1右侧椎间孔狭窄，右侧L5神经根受压；腰骶部后凸畸形达25°，SDSG分型为第5型（图4-23）。

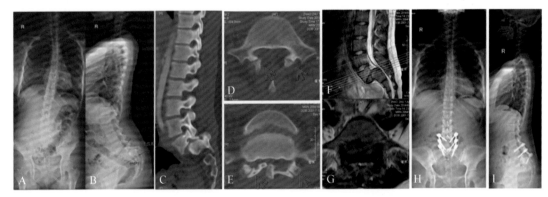

▲ 图4-23　A、B. 术前脊柱X线全长片，L5重度发育不良型滑脱伴脊柱侧弯；C. CT矢状面重建L5椎体呈前高后低的楔形，S1上终板穹窿化；D. CT横断面显示L5双侧关节突峡部断裂（箭头）；E. CT横断面显示双侧L5/S1关节突发育缺陷，较小（箭头）；F、G. MRI显示右侧L5/S1椎间孔狭窄；H、I. 术后3年随访，无脊柱侧弯，腰骶部维持前凸15°状态

诊断　腰椎滑脱症(重度,发育不良型)。

　　治疗方案　入院完善相关检查,排除手术禁忌证后,全麻下行后路 L5 椎管及 L5/S1 右侧椎间孔减压,L5 椎体复位,L5/S1 椎体间植骨融合及双侧 L4/L5/S1 椎弓根钉棒内固定术。术后胸腰骶支具保护 3 个月。

　　随访　分别于术后 3、6、12、24、36 个月行门诊随访。术后即刻患者右下肢疼痛麻木症状消失,腰骶部由术前的后凸 25°畸形纠正为术后的前凸 15°,接近完全复位;术后 3 个月时 L5/S1 椎间隙已有较多骨痂生成,去除支具后无明显腰痛;术后 6 个月时 L5/S1 椎间隙发生坚强骨性融合;随访至术后 3 年时,L5 复位未发生丢失,未出现明显邻近节段退变。

　　(二)诊疗分析

　　1. 诊断明确,评估细致　该患者具有典型的临床症状、体征和影像学表现,诊断明确,同时按照 SDSG 标准进行了准确分型,明确了腰骶部主要畸形的构成及严重程度,以及脊柱冠、矢状面上的整体平衡情况。

　　2. 治疗得当

　　(1)手术适应证把握准确,患者腰骶部畸形严重,腰、腿痛症状严重。

　　(2)手术达到了腰椎滑脱症的手术治疗目标,即腰痛和神经症状完全消失,腰骶部局部畸形得到接近完全纠正,脊柱冠、矢状面整体平衡状态得到恢复,拟融合的 L5/S1 椎间隙获得坚强骨性融合,未发生明显邻近节段退变。

　　3. 随访到位

　　术后进行了 3 年随访,患者腰腿痛症状未再发作。

十、总结与思考

　　退变型腰椎滑脱症是临床常见病,多为低度滑脱,多数患者下肢神经症状轻微,通过保守治疗腰痛多可较快缓解,其预防主要包括锻炼腰背肌、减少腰部负担等措施。峡部裂型腰椎滑脱症的预防则应当在高危人群中普及这一类型滑脱的基础病理知识,做好职业和运动防护。重度发育不良型腰椎滑脱症则主要依靠手术治疗,这一手术难度较大,需要术前仔细评估,特别是要准确评估腰骶部畸形的构成和程度以及脊柱整体平衡情况。

　　采用不同类型的椎体间融合术和椎弓根钉棒内固定来维持滑脱节段的稳定性目前已广泛应用于临床。但对于滑脱节段是否需要完全复位,目前仍有不少争论。理论上来说,如果滑脱节段的向前滑移和后凸(或前凸减小)畸形未得到完全纠正,则上、下邻近节段必然会通过加大前凸进行代偿,长时间的代偿作用势必加速邻近节段退变。因此,笔者更倾向于尽可能完全纠正滑脱节段存在的畸形。

第十节　第三腰椎横突综合征

一、定义

　　第三腰椎横突综合征(transverse process syndrome of third lumbar vertebra)又称腰三

横突综合征，是由于腰部持重受力、突然扭转等外力作用，致使附着在腰三横突周围的肌腱、韧带、筋膜发生损伤，引起局部的渗出、粘连、结节、竖脊肌被动的痉挛，引起的腰部、臀部、大腿后外方的疼痛等，称之为腰三横突综合征。此病多由慢性损伤所致，多见于长期从事用力弯腰工作的青壮年和长期保持坐位的工作者。

二、病因

本病多见于瘦高体型患者，因其腰部肌群不发达，加上第三腰椎横突的特殊解剖位置关系，是其发生的主要内在因素；慢性劳损、急性外伤、局部受寒是其主要的外在因素。

三、发病机制

第三腰椎位于腰前凸曲线之顶点，背阔肌的髂腰部分纤维止于第三腰椎横突，腰大肌的部分肌纤维也止于此处，骶棘肌的一部分肌纤维也止于此，因此，第三腰椎成了腰椎的活动中心（图4-24）。由于第三腰椎横突较长，以致附着于此处的肌肉、筋膜、韧带能有效地保持脊柱的稳定性及正常的活动。较长的横突又能增强肌肉的杠杆作用，肌肉收缩牵拉机会多，拉力最大，当这些组织异常收缩时，横突末端首当其冲。这种解剖特点构成末端易受损伤的基础。加之腰部活动频繁，人体抗提重物等用力时，腹肌紧张，腹压增高，以及久坐、久站、长时间不良弯腰姿势等都可使第三腰椎横突尖部承受的作用力进一步加大，超出其承受能力，即可导致横突尖部附着软组织轻微的撕裂损伤，使局部产生炎性肿胀、充血、渗出等病理变化。这些改变可导致周围肌肉紧张、肌痉挛等保护性反应。长期反复小的损伤和人体不断的修复可使横突尖部结缔组织纤维化、粘连及挛缩变性，筋膜增厚，并使软组织的胶原纤维化及钙盐沉着，进而形成钙化和骨化。

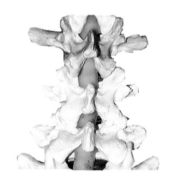
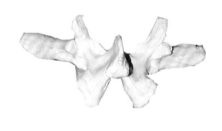

▲ 图4-24 第三腰椎横突示意图

一次性的暴力扭伤可使横突尖部的软组织骤然被撕裂，局部形成血肿、炎症，若处理不当易导致机化粘连形成瘢痕。

炎性反应和瘢痕可刺激或压迫穿过周围软组织的神经、血管，特别是臀上皮组织、股外侧皮神经而引起一系列的临床症状。

一侧的第三腰椎横突损伤可使同侧肌紧张或痉挛，长时间可继发对侧腰肌紧张，导致对侧第三腰椎横突牵拉受累而损伤，故临床常见双侧均有症状的患者。

四、临床表现

（一）症状

多见于从事体力劳动的青壮年，男性多发，常诉有轻重不等的腰部外伤史，患者主要症状为腰痛或者腰臀部疼痛，可为一侧或双侧同时发生，疼痛程度、性质不一，弯腰时加重，疼痛多呈持续性。症状重者有沿大腿后侧致膝关节以上的放射痛，极少数患者其疼痛可放射致小腿外侧，甚至波及内收肌及下腹部，但咳嗽、喷嚏等致腹压增加的动作对疼痛无影响。

（二）体征

最为突出的体征是第三腰椎横突尖端有明显的压痛，甚至可触及活动的肌肉痉挛结节。部分患者在髂棘下缘臀中肌、臀小肌起点处可有明显压痛。部分患者股内收肌可出现明显痉挛紧张，并于起点处有压痛，这是由于股内收肌由 L2～L4 脊神经发出的闭孔神经所支配，当 L1～L3 脊神经后支受到刺激时，可反射性引起股内收肌痉挛，致使该侧下肢"4"字征可因疼痛而不能完成。直腿抬高试验可为阳性，但加强试验为阴性。

五、诊断

（1）多见于从事体力劳动的青壮年男性和长期坐位、弯腰工作的人，多有外伤史。

（2）腰痛或向臀部放射，腰部活动不受限。早期可见患侧腰部及臀部肌肉痉挛，表现为局部隆起、紧张，后期可见患侧肌肉萎缩。

（3）第三腰椎横突尖端有明显的局限性压痛，且可触及较长的横突。

（4）X 线检查可见第三腰椎横突过长或左右不对称等。

六、鉴别诊断

本病需与腰椎间盘突出、腰肌劳损、急性腰扭伤、腰椎肿瘤、腰椎结核、肾周围炎、妇科疾病等鉴别。

七、治疗

（一）一般治疗

大部分患者可通过按摩、理疗、针灸、冲击波等治疗方法使症状缓解或消除。

（二）痛点阻滞

于第三腰椎横突的上、下缘及其尖端分别注入消炎镇痛液。阻滞后其症状均能缓解或消失，若仍有疼痛，1 周后再行阻滞。一般 2～3 次为一个疗程，亦可酌情行臀肌或股内收肌痛点阻滞。

（三）神经阻滞

用消炎镇痛液于平 L2～L4 棘突向外 2.5 cm 处，分别阻滞 L1～L3 脊神经后支的内侧支；于平 L2～L5 棘突向外 3.5～4.5 cm 处，可分别阻滞 L1～L4 脊神经后支的外侧支。以上刺入深度均为经皮垂直刺入 3～5 cm。1 周 1 次，2 次～3 次为一个疗程。

（四）三氧注射治疗

于局部压痛点处可注射三氧 30 μg/mg，每点 5 ml，可配合阻滞治疗进行。

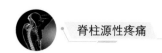

（五）针法松解

分别松解第三腰椎横突根部、尖部，通过松解局部的粘连组织，解除神经血管的卡压，使局部血液循环改善，无菌性炎症消除。同时，通过全发针、针刀的剥离，将局部肌肉、筋膜与骨之间的粘连松解。

（六）射频治疗

部分患者可进行射频治疗：射频针寻找第三腰椎横突根部、尖部周围的瘢痕挛缩软组织进行低温热凝治疗，以解除其对神经的压迫，改善周围组织血液供应。

（七）手术治疗

对症状严重、频繁发作、保守治疗不愈、影响工作生活的患者，必要时可作横突周围软组织松解术，亦可作第三腰椎横突剥离或切除术。

八、预防

（1）从事长时间弯腰或长期伏案工作的人员应保持正确的姿势，并定期伸展腰部。

（2）加强腰背肌肉及腹部肌肉锻炼，因为强健的腰背肌及腹肌对腰椎有维持和保护作用。

（3）加强健康教育，对于腰部急性损伤要及时就诊，注意加强对腰部的保暖，避免腰部过度疲劳。

九、典型病例

一般情况　患者男性，43岁，装修工人。

主诉　腰痛3个月，加重1周。

病史　患者3个月前无明显诱因出现腰部疼痛，以左侧腰部为甚，无双侧臀部及下肢放射痛，卧位时腰痛好转，咳嗽、喷嚏等腹压增高时腰痛无明显加重。1周来患者上述症状加重，曾行针灸、理疗、痛点阻滞等治疗，效果欠佳。患者既往有长时间弯腰后腰部胀痛病史，未予重视，无腰痛家族史。

查体　L2/3～L5/S1棘突间隙无压痛，左侧第三腰椎横突尖端压痛明显，左下肢直腿抬高加强试验（－），加强试验（－），VAS评分5分。

辅助检查　腰椎X线：左侧第三腰椎横突过长（图4－25）。实验室检查未见明显异常结果。

诊断　第三腰椎横突综合征。

治疗方案　入院完善相关检查，排除手术禁忌证后，采用射频热凝加三氧横突尖部注射治疗术：数字减影血管造影（DSA）透视下定位第三腰椎横突位置，标记为穿刺点。患者取俯卧位，腹部垫枕，用心电血氧监护仪监测其心电图、血压和脉搏血氧饱和度。常规消毒铺巾，用1％的利多卡因2 ml局部麻醉后，用10 cm长射频穿刺针沿标记点45°进针3～5 cm，触及横突尖后在影像监视下再次确定位置。插入射频电极，开启射频治疗仪开关，先行感觉神经及运动神经刺激，患者出现与临床症状相吻合的腰部疼痛感，且无下肢肌肉跳动感出现，即可分别行50℃、60℃、70℃、75℃射频热凝治疗。射频治疗完毕后行横突尖部三氧

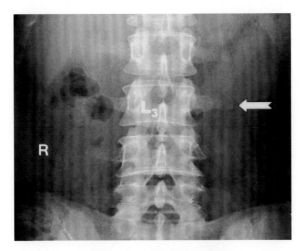

▲ 图 4 - 25　腰椎正位 X 线片

注射,取 10 ml 无菌一次性使用注射器抽取 30 μg/ml 三氧 5 ml,回抽无血后经射频针孔道注入横突尖部,注射完毕后穿刺点皮肤常规消毒,无菌敷料敷盖。术后患者腰部疼痛基本缓解。

　　随访　分别于术后 1 周、1 个月进行门诊随访,术后 3 个月、6 个月行电话随访。术后 1 周、1 个月、3 个月患者无腰痛感。术后 6 个月患者弯腰工作、久坐后感腰部酸胀,VAS 评分 1 分。

十、总结

　　目前对第三腰椎横突综合征的治疗方法多种多样,传统针灸、推拿方法等与现代治疗手段相结合,并延伸到运动力学等角度。单一治疗方法一般效果欠理想,多种治疗方法配合,可互相促进,相互增强,从而能较快改善局部微循环,加快代谢物的吸收、肌肉痉挛的松弛,减轻局部病变对脊神经后支的刺激和卡压症状从而缓解疼痛,产生快速并显著的疗效。

（郑拥军　程志祥　刘伯龄　赵长清　王新春　王晓丰　李　菁）

参考文献

[1]"腰椎间盘突出症的康复治疗"中国专家共识[J].中国康复医学杂志,2017,32(2)：129 - 135.

[2]陈孝平,汪建平,赵继宗.外科学(9 版)[M].北京：人民卫生出版社,2018.

[3]薛文,王栋,管晓鹏,等.脊柱内镜辅助套管内微创经椎间孔椎体间融合术的初步应用[J].中国微创外科杂志,2019,19(8)：756 - 759.

[4]黄剑,曾杨,宋国新,等.激痛点针刺疗法治疗腰背肌筋膜炎的疗效观察[J].按摩与康复医学,2018,(6),38 - 39.

[5]丁晨莉,马彦韬,黄强民.利用样本熵分析针刺肌筋膜疼痛触发点的疗效[J].针刺研究,2018,43(2)：127 - 132.

[6]陈号,刘龙彪,沈斌,等.小针刀配合扶正固本穴位埋线法治疗肌筋膜炎的临床观察[J].中医药临床杂

志,2018,v. 30(4):122 - 124.

[7] 赵鹏飞,张亚君.温针灸配合整脊手法治疗腰椎间盘突出症的临床疗效观察[J].山西医药杂志,2018, 47(11).1309 - 1311.

[8] 叶晓宇,徐卫星,王润民.非手术与微创手术治疗椎间盘源性腰痛的研究进展[J].中医正骨,2018,32 (5):480 - 485.

[9] 王峰,南利平,张亮,et al.干细胞在椎间盘退变生物学治疗中的研究进展[J].中华损伤与修复杂志(电子版),2018,13(2):134.

[10] 李振,张喜林.腰三横突综合征发病机制分析[J].按摩与康复医学,2019,28(05):66 - 68.

[11] AL-Najjim M, Shah R, Rahuma M, et al. Lumbar facetjoint injection in treating low back pain: Radiofrequency denervation versus SHAM procedure. Systematic review [J]. Journal of Orthopaedics, 2018,15(1):1 - 8.

[12] Devereux F, O'rourke B, Byrne P J, et al. The Effects of myofascial trigger point release on the power and force production in the lower limb kinetic chain [J]. Journal of Strength & Conditioning Research, 2018,71(1):93.

[13] Ghorbanpour A, Azghani M R, Taghipour M, et al. Effects of McGill stabilization exercises and conventional physiotherapy on pain, functional disability and active back range of motion in patients with chronic non-specific low back pain [J]. Journal of Physical Therapy Science, 2018,30(4):481.

[14] Boonruab J, Damjuti W, Niempoog S, et al. Effectiveness of hot herbal compress versus topical diclofenac in treating patients with myofascial pain syndrome [J]. Journal of Traditional & Complementary Medicine, 2018,30(2):163 - 167.

[15] Machado E, Machado P, Wandscher V F, et al. A systematic review of different substance injection and dry needling for treatment of temporomandibular myofascial pain [J]. International Journal of Oral & Maxillofacial Surgery, 2018,47(11):1420 - 1423.

[16] Ma ZJ, Zhao CQ, Zhang K, et al. Modified lumbosacral angle and modified pelvic incidence as new parameters for management of pediatric high-grade spondylolisthesis [J]. Clin Spine Surg, 2018,31 (2):E133 - E139.

[17] John Paul G, Kolcun, Damian Brusko, et al. Endoscopic transforaminal lumbar interbody fusion without general anesthesia: operative and clinical outcomes in 100 consecutive patients with a minimum 1-year follow-up [J]. Neurosurg Focus, 2019,46(4):1 - 5.

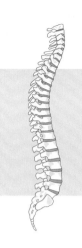

第五章

骶尾椎源性疼痛

骶尾椎源性疼痛是指骶尾椎的骨关节或椎体周围软组织发生急慢性损伤、退行性变或骶尾椎感染、肿瘤、手术等,在一定的诱因下导致神经压迫、椎旁软组织炎症痉挛或躯体化障碍而引起的疼痛。患者多表现为坐下或由坐位起身时疼痛明显,女性发病率较高。骶尾椎源性疼痛原因可分为原发因素(如急慢性损伤、躯体化障碍等)和诱发因素(如过度负荷,继发因素如肌痉挛等)。骶尾椎源性疼痛的诊治首先需明确病因,然后确定治疗方案。骶尾椎源性疼痛治疗形式多样,包括手法、药物、神经调制、手术、心理治疗等治疗。本章针对各种病因引起的骶尾椎疼痛疾病做逐一阐述。

第一节 骶尾脊神经后支综合征

一、定义

骶尾神经后支在走行过程中因各种原因受到卡压,造成臀部及大腿后侧的疼痛称为骶尾神经后支综合征。第 1～4 骶神经后支出骶后孔,第 5 骶神经出骶管裂孔,人类由于尾椎退化,多缺如尾神经。L5～S3 的后外侧支组成臀中皮神经,骶尾部后支神经卡压常表现为臀中神经卡压。

二、病因

骶尾神经在走行过程中,经过多处转折和骨纤维管道,当腰臀部肌肉紧张痉挛时,骶尾神经在转折及骨纤维管道处易受到卡压,引起相应临床症状。臀中皮神经主要由 L5～S3 的后外侧支组成,臀中皮神经具有特征性走行特点及毗邻关系,当骶髂部韧带尤其是骶髂后长、短韧带、肌肉及筋膜的劳损、退变时,会导致局部组织的张力增高,从而引起臀中皮神经受压,出现骶臀部的疼痛。

三、发病机制

骶神经后支分为后外侧支及内外侧支,其中后外侧支自骶后孔穿出后向后外侧走行于骶髂后韧带和多裂肌之间,在骶骨外侧缘处合成股神经干。该神经干向外下走行,跨过骶髂关节和骶髂后短韧带的背面,穿过由骶髂后长韧带形成的骨纤维管道,进入臀大肌内侧缘,几乎成直角弯曲穿过臀大肌,分成2～3支,浅出该肌起始部至皮下浅筋膜,形成臀中皮神经,支配臀区内侧部和股后部皮肤。骶神经的后内侧支从骶后孔分出后,一般较细,向内下方行走于骶棘肌中,相互有交通支联系。

由于骨纤维管道位于神经较大角度的转折处,管道在生理上扮演滑车的作用,对神经的走行起到导向和保护作用,但是在病理情况下可能演变为对神经的卡压。

四、临床表现

(一)症状

以下腰部疼痛为主,疼痛定位不准,有的位于臀中部,有的位于股后侧,一般对活动无明显影响。对于病程较长者,可伴有神经支配区域感觉减退。

(二)体征

骶棘肌压痛,臀大肌压痛,臀部及大腿后侧皮肤感觉异常。

(三)影像学表现

一般影像学检查无阳性结果。

五、诊断

臀中皮神经分布区内刺痛,感觉均匀减退,无其他相邻神经分布区感觉异常。无腰骶关节病变体征,无下肢坐骨神经痛体征。根据疼痛位置、疼痛特点、临床查体等进行诊断,影像学检查常无阳性结果。为进一步诊断,可采取选择性神经根阻滞,如疼痛减轻,即考虑骶尾神经后支综合征。

六、鉴别诊断

需与引起腰骶部及大腿后侧疼痛相关疾病进行鉴别诊断。

(一)腰椎间盘突出症

患者表现为腰骶部疼痛,伴有臀部及大腿后侧放射痛,常伴有腰椎棘突间隙压痛。直腿抬高试验或股神经牵拉试验阳性,腰椎影像学检查可见突出椎间盘压迫神经根或硬膜囊。

(二)骶髂关节炎

主要表现为腰骶部酸痛,可伴有晨僵及骶髂关节运动障碍。骶髂关节CT可见骶髂关节面硬化等异常改变。

七、治疗

(一)保守治疗

症状轻者,主要以物理疗法、冲击波疗法、手法小关节复位等保守治疗为主。

(二)药物治疗

以非甾体类消炎镇痛药剂、肌松剂、神经营养药、糖皮质激素等药物治疗为主。

(三)拨针松解

寻找结节、条索状包块、张力高、敏感压痛点等卡压反应点。以此点为中心进行消毒,左手为诊断手,在前后左右分离结节,并固定结节时,适当地、尽可能在患者耐受的情况下用力按住结节,这样进针时分散患者的注意力,使疼痛减轻。右手为持针手,在进针时,先将针靠在左手拇指甲缘,以寸劲进针,快速地发力。进针深度以刺破筋膜即可,即刺破张力增高区和正常区交界处为宜,防止过深而误伤组织。出针之后用干棉签按压局部 2～3 分钟,并外贴创可贴,要求保持治疗处干燥清洁 24 小时。每周治疗 1 次,一般治疗 1～3 次。

（四）针刀松解

利用针刀松解骶髂关节外缘软组织张力增高的结节。

（五）骶后孔阻滞治疗

采用 S1～S3 骶后孔注射的方法进行治疗。在注射之前先行定位:患者坐位屈腰,摸清两侧髂嵴最高点以定位其连线间的第 4 腰椎棘突,再依次定位下方的第 5 腰椎棘突、第 1 骶椎结节与第 2 骶椎结节。在体型较瘦的患者容易确定,但在较肥胖患者则有时较难。第 1 后孔位于第 1、2 骶椎结节之间的水平线上,距正中线平均 3 cm。第 2 骶后孔位于第 1 骶后孔下方约 2 cm,第 3 骶后孔位于第 2 孔下方约 2 cm,但皆逐渐偏内。3 孔皆位于由髂后上棘至尾骨尖的连线上。定位并标记以后,准备地塞米松棕榈酸酯注射液 1 ml,加 0.5% 利多卡因 15 ml。骶后孔距皮肤深度,一般是愈下位愈浅,用普通 7 号短针头即可;在肥胖者,特别是女性,皆较深,7 号短针头有时不够长,宜用 9 cm 长针头。注射时垂直进针,穿过腰背阔肌与骶棘肌起始部腱膜及肌肉时可有针感。抵达骨面时,如为骶后孔可有致密结缔组织的针感。如仅为骨面,则表示距孔稍远。注意骨孔是在骨面凹陷中的孔洞,提针再次变更方向寻找骨孔或凹陷部,可有致密结缔组织针感,深入少许注射药液即可。如进入骨孔过深,到骶管内,或骶前孔,应将针略回抽。同法下针 3 个骶后孔,各注入药液约 5～6 ml。一次仅注射一侧,对双侧病变者,1 周后再注射另一侧。

八、预防

久坐可造成腰骶部软组织痉挛,骶髂后韧带增生,造成神经骨纤维管道狭窄,因而避免久坐是预防骶尾神经后支综合征重要措施。

九、典型病例

（一）诊治过程

一般情况 患者男性,37 岁,电脑程序员。

主诉 反复左臀部疼痛 1 年余。

病史 患者 1 年前久坐后出现左臀部疼痛,以左臀部内侧靠骶骨处疼痛为重,经休息后疼痛好转,劳累后疼痛反复。

查体 脊柱生理曲度正常,前屈后伸活动度存在,腰背部双侧棘突旁压痛（＋）,左侧臀中肌压痛（＋）,臀中皮神经分布区针刺感减退。腹壁反射正常,提睾反射正常,双侧 Babinski 征、Chaddock 征阴性。

检查 HLA-B27:阴性。骶髂关节 CT 未见异常。腰椎 MRI 提示腰椎间盘膨出。

诊断 骶尾神经后支综合征。

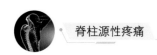

治疗方案　患者中年男性,久坐后左臀部反复疼痛,影响生活及工作,给予冲击波治疗(能量 3 kPa,频率 8 Hz,次数 2 000 次),每周 1 次,3 次为一个疗程。3 次治疗后患者左臀部疼痛较前明显缓解,但久坐后仍有一局限部位疼痛,给予利多卡因(2％利多卡因 1 ml＋0.9％生理盐水 2 ml)诊断性注射治疗,注射完毕后疼痛好转,后给予应用给予消炎镇痛液(2％利多卡因 2 ml＋0.9％生理盐水 6 ml＋甲钴胺注射液 1 ml＋复方倍他米松 1 ml)注射。1 周后门诊复诊,患者疼痛症状较前明显缓解,嘱患者少久坐,指导锻炼盆底肌。

随访　1 个月后患者门诊复诊,疼痛明显缓解。3 个月后行电话随访,患者左臀部轻微疼痛,建议门诊行冲击波治疗一次,治疗后疼痛消失。1 年后随访无疼痛复发。

(二)诊疗分析

1. 诊断明确　患者左臀部反复疼痛 1 年,多次就诊未明确病因,久坐后疼痛加重。该病多见于久坐患者,该患者为电脑程序员,伴有久坐病史,结合临床症状和体征,影像学检查排除强直性脊柱炎、腰椎间盘突出症等疾病,考虑骶尾神经后支综合征明确。

2. 治疗得当　患者反复疼痛,长期慢性疼痛影响情绪及睡眠,鉴于以上原因,先给予冲击波物理治疗。治疗后患者疼痛缓解,但遗留局部痛点,给予诊断性局部注射后疼痛好转。3 个月后电话随访患者伴有少许疼痛,及时冲击波治疗改善症状,1 年后随访患者无疼痛复发。

3. 随访到位　分别于治疗后 1 个月、3 个月对患者进行随访,患者疼痛明显好转。1 年后随访,患者无疼痛复发。

4. 宣教到位,重视预防　1 年后随访时,患者恢复正常工作状态。患者为伏案久坐者,由于久坐可造成腰骶部软组织痉挛,骶髂后韧带增生,造成神经骨纤维管道狭窄。因此,避免久坐是预防骶尾神经后支综合征重要措施。

十、总结与思考

S1～S3 神经后外侧支合成臀中神经,臀中神经卡压是骶尾神经后支综合征最常见临床表现。该疾病在临床比较常见,但由于辅助检查常为阴性,易被临床医生忽视。

第二节　尾　骨　痛

一、定义

尾骨痛(coccyalgia)是指在急性创伤、慢性累积性应力或经阴道分娩及其他原因,导致尾骨骨折脱位、慢性无菌性炎症、尾骨假关节等,引起的骶骨下部、尾骨及其周围软组织的疼痛综合征,多见于肥胖者和女性。

二、病因

(一)急性创伤

尾骨位于骶骨下方,也是脊柱的最下端,当患者因不慎滑倒或跌落时,尾骨成为接收外来暴力的最先部分,容易造成尾骨周围软组织(如韧带、肌肉)的损伤,甚至造成尾骨骨折、脱位。

(二) 慢性累积性应力

坐位时(特别是后倾体位),尾骨与坐骨一起受力,患者长期久坐、坐较硬的椅子、长时间开车等,将使尾骨及其周围软组织长期处于受力状态或者与周围组织反复摩擦,加之周围韧带肌肉长期应力代偿,累积性应力导致损伤后局部出现无菌性炎症,刺激周围神经后将导致疼痛、压痛等症状和体征,故肥胖久坐者患病率较正常体重者要大。

(三) 经阴道分娩

妊娠期间尾骨周围韧带处于相对松弛的状态,经阴道分娩时,患者骨性产道狭窄或胎儿头径过大,将造成尾骨脱位,或者因产伤导致的韧带肌肉松弛,在产后无法为受力时的尾骨提供牢靠的固定保护,长时间尾骨活动度增加、半脱位,从而造成疼痛。

(四) 其他病因

(1) 退行性变:骨质疏松、关节囊及其周围韧带肌肉的退化、钙化等。

(2) 肿瘤:如脊索瘤、局部浆液性肿瘤、直肠肿瘤累及等。

(3) 感染:开放性损伤、直肠肛门术后等导致的感染。

(4) 囊肿、皮脂腺肿。

(5) 心理障碍。

三、发病机制

常见的发病机制为外力作用后所导致骨折及软组织挫伤、慢性应力后的软组织炎性反应及产后尾骨不稳脱位。

四、临床表现

(一) 症状

1. 尾骨局部疼痛　疼痛见于尾骨周围,注意疼痛的性质,急性损伤者疼痛多剧烈且突然,慢性累积性应力者疼痛多为钝痛、隐痛以及多在坐位时发生。产伤疼痛多见于妇女产后。肿瘤引起的疼痛则有夜间加重或者与体位无关的难以忍受的疼痛。感染引发的疼痛则有感染的特征性的红肿热痛及脓液窦道等。

2. 肛周不适　因尾骨周围有耻骨直肠肌、提肛肌、肛门外括约肌等肌肉韧带附着,故在排便、性交时可加重尾骨疼痛或出现肛门重坠感及排便无力等。

(二) 体征

患者常因疼痛拒绝坐下,可有尾骨局部压痛,肛门指诊时的尾骨部触痛和触及移位的尾骨节段,较少可及异常肿块。

(三) 影像学表现

1. X线片(图5-1)　通常作为常规检查,一般拍摄骶尾部正、侧位片,以明确有无尾骨骨折、脱位的存在。对于无法明确的显示出微小骨折、半脱位和占位性病变,必要时应加做

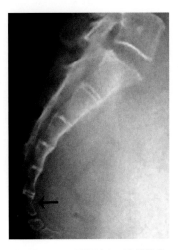

▲ 图5-1　骶尾部X线侧位片

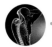

CT 及 MRI。

2. CT（螺旋 CT 及多平面重建）　CT 能直观地显示尾骨骨性结构和伤后尾骨的位置情况。对于微小骨折和脱位可以排除 X 线中伪影、肠内积气等干扰，对尾骨周围软组织也有一定的辨识度，也可初步辨识是否出现占位性病变，相对于 X 线，其诊出率高。查 X 线后疑似骨折或 X 线正常但症状、体征明显者，都应加做 CT 以进一步确诊（图 5 - 2）。

3. MRI　MRI 对软组织的辨识度是 X 线和 CT 不可比拟的。对于怀疑有占位性病变、感染的患者，MRI 必不可少。可根据尾骨局部信号的改变判断有无细微的骨折（图 5 - 3）。

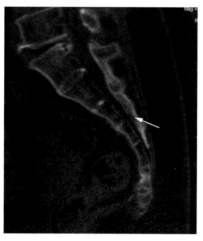

▲ 图 5 - 2　骶尾部 CT 提示尾骨骨折

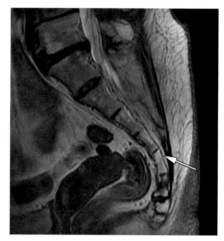

▲ 图 5 - 3　骶尾部 MRI 矢状面可见尾骨骨折

五、诊断

患者通常有坐倒、摔倒、久坐、妊娠史，以及骶尾部疼痛压痛、肛周不适、肛门指检触痛、触及移位的骨块等症状体征。结合 X 线、CT 可见尾骨骨折脱位及韧带钙化，即可做出诊断。在外伤史、久坐史、妊娠史不明确，以及出现与外伤劳损特点不相符的疼痛（如与体位无关、夜间痛、疼痛难忍等）时，可行 MRI，以明确是否为肿瘤、囊肿、感染等。排除以上种种可能，也应考虑心理障碍等精神疾病。

六、鉴别诊断

首先应与中央型的腰椎间盘突出、各种原因引起的椎管狭窄所致的马尾神经受压鉴别，马尾神经受压可有会阴部麻木疼痛、感觉异常、排便无力、性功能障碍等神经受压的症状体征。可行 X 线及 CT 检查是否有腰椎滑脱、椎间盘突出及椎管狭窄等。其次注意脊索瘤、转移瘤和其他占位性病变的鉴别，行 MRI 和活检后一般可鉴别。

七、治疗

（一）非侵入性治疗

1. 改变久坐习惯　长期久坐的患者可以教育其避免久坐或者避免坐于硬质椅子，避免后倾坐位,坐较长时间后及时起身活动。

2. 手法治疗　长期久坐的患者和已过急性期的未见明显骨折脱位的外伤患者,可对尾骨周围肌肉行手法放松,促进血液循环,减轻疼痛。

3. 手法复位　外伤后尾骨半脱位未见骨折或轻微骨折者,可经肛门直肠行尾骨复位矫正,复位后嘱患者避免坐位,卧床休息,待微小骨折或软组织修复,患者一般可恢复。

4. 针灸拔罐治疗　针灸拔罐可一定程度松解紧张的肌肉,增加患者痛阈,对于疼痛的改善有一定的帮助,适用于轻微外伤和慢性劳损者。

5. 物理治疗　热疗可一定程度减轻患者的疼痛,除慢性劳损和伤后恢复,其他原因导致的尾骨痛收效甚微。

（二）药物治疗

1. NSAIDs　轻微外伤、慢性劳损、产伤导致的疼痛,口服 NSAIDs 止痛,也可使用NSAIDs 敷贴贴于患处。

2. 阿片类药物　对 NSAIDs 不耐受或效果不佳者,可采用阿片类药物止痛,如肿瘤和严重骨折脱位的患者。

3. 中药熏洗外敷　合理的活血、祛瘀、止痛功效的中药配方用于患处,热敷或外洗可一定程度地缓解疼痛、加速炎症吸收和创伤恢复等。

（三）微创治疗

1. 局部激素注射　在尾骨局部明显压痛处行局部注射治疗,一般使用利多卡因加泼尼松龙、倍他米松、地塞米松棕榈酸酯注射液等激素混合注射。注射次数不应超过 3 次,7～14天注射一次。注意排除感染、肿瘤造成的尾骨痛。

2. 神经节阻滞　神经节位于直肠后方的腹膜后空间内,或者直接位于尾骨前方。在无菌手术条件下,通过 C 型臂 X 线机引导下将导针从骶尾间盘刺入(图 5 - 4),先注入对比剂,确定进入腹膜后间隙,注入 3～5 ml 的 0.5％利多卡因加 1 ml 泼尼松龙行神经阻滞。术后局部加压止血敷贴,可用冰袋和非甾体类药物贴膏局部止痛。术后患者疼痛将明显改善。感染和肿瘤者不适用。

3. 射频消融　在 C 型臂 X 线机引导下,在相应穿刺点行射频脉冲消融,可用于保守治疗无效者。术后有半数以上患者疼痛明显缓解。

（四）手术治疗

可行尾骨全切术,即患者俯卧位,于尾骨正后方取约 6 cm 正中切口,注意将尾骨最低处提起后再分离切除,以免损伤直肠。此法适用于较严重的尾骨骨折脱位者、产后尾骨脱位反复且经复位纠正无效者、保守治疗无效且严重影响生活者、感染导致尾骨及其周围组织破坏者、肿瘤浸润、尾骨局部囊肿等。

八、预防

虽然尾骨痛的部分病因(如经阴道妊娠、肿瘤、感

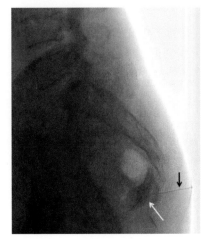

▲ 图 5 - 4　C 型臂 X 线机引导下行神经节阻滞

染等)没有太好的预防手段,但是对于外伤和久坐导致的尾骨痛还是可以进行有效的预防。平时穿着防滑性能好的鞋子,过较滑的斜坡时注意慢行,防止摔倒。平时需要久坐者可在椅子上放置软垫(必要时可使用中间有镂空的软垫,以悬空尾骨),避免坐位时上身后倾应力集中,定时起身活动等。

九、典型病例

一般情况 患者女性,62 岁。

主诉 摔倒致骶尾部疼痛 2 个月余。

病史 患者 2 个月前不慎摔倒,臀部着地,出现骶尾部疼痛,坐位时疼痛明显。在当地医院给予口服"西乐葆"消炎镇痛药物,局部热敷等治疗未见明显好转。

查体 尾骨处压痛,肛周针刺觉正常,双下肢肌力Ⅴ级、皮感正常。

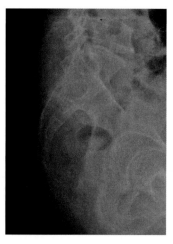

▲ 图 5-5 骶尾骨侧位

辅助检查 骶尾骨 X 线片(图 5-5)提示尾骨未见骨折、脱位。

诊断 尾骨痛。

治疗方案 局部给予 1‰利多卡因 2 ml 加入曲安奈德 2 ml 尾骨疼痛点封闭治疗。

随访 治疗第 2 天患者疼痛缓解 80%,局部继续给予外涂扶他林乳剂,2 周后症状完全消失。

十、总结与思考

尾骨痛临床较为常见,通过病史、症状、体征及影像学检查诊断一般不难,治疗首选保守治疗,只有当保守治疗无效或反复发作时选择微创等治疗方式。

第三节 骶 管 囊 肿

一、定义与分型

骶管囊肿是骶管内囊性病变的总称,包括神经束膜囊肿、脊膜囊肿、蛛网膜囊肿、脊膜憩室等。根据囊肿的位置与囊内特征,骶管囊肿可分为三型:Ⅰ型为硬脊膜外无神经根纤维囊肿,Ⅱ型为硬脊膜外含神经纤维囊肿,Ⅲ型为硬脊膜下囊肿,其中Ⅰ型多为位于骶脊膜终端或神经根腋下的脊膜囊肿,Ⅲ型多为蛛网膜囊肿、脊膜憩室等,Ⅱ型多为神经束膜囊肿,即 Tarlov 囊肿,占骶管囊肿的 90%以上。因此,骶管囊肿狭义上也指 Tarlov 囊肿。也有学者将骶管囊肿分为单纯型和神经根型两型,其中单纯型囊壁和囊腔均无神经根纤维,神经根型则有神经根纤维穿行,即 Tarlov 囊肿。

二、病因与发病机制

目前尚不清楚骶管囊肿的致病因素，一般认为与先天发育异常和后天继发创伤、炎症及退行性变有关。

关于骶管囊肿的发病机制，"球阀机制"学说被广泛认可，即站立或腹压增高时，脑脊液静水压增高，神经束膜与神经内膜之间的潜在腔隙开放，使其与蛛网膜下腔相通，并形成单向活瓣（阀门），脑脊液不断蓄积于神经束膜下腔，进而逐渐形成囊肿。

大部分骶管囊肿没有明显临床症状，仅约 $1\%\sim10\%$ 的患者囊肿对载囊神经根和（或）周围神经根造成张力性压迫，产生临床症状，称为症状性骶管囊肿。

三、临床表现

（一）症状

骶管囊肿的临床症状主要为骶管神经根刺激或损害的表现，早期可表现为下腰部、臀部、会阴区、大腿后侧、足外侧中的一个或多个部位疼痛、麻木等感觉障碍，以及下肢乏力等，严重者可伴随出现尿道或肛门括约肌障碍、便秘、神经源性膀胱、尿潴留等大小便功能障碍，以及性交困难、勃起障碍等性功能障碍。咳嗽、站立、行走、体位变化以及增加腹压的动作可加重临床症状，平躺则可不同程度减轻。

（二）体征

体格检查可有骶尾部、会阴部以及下肢后外侧浅感觉减退，腰骶部叩痛，肛周反射、踝反射减退甚至神经源性跛行、下肢肌力下降甚至足下垂等。

（三）辅助检查

1. X 线　当囊肿较大伴随骶骨侵蚀者，X 线检查可见骶前壁边缘规则的骨质破坏改变，甚至是病理性骨折表现，骶管局部前后径扩大等改变。

2. CT　可见骶管内低密度影，骶椎骨质破坏呈凹陷性压迹、椎板变薄、骶管不规则扩大等改变（图 5-6）。

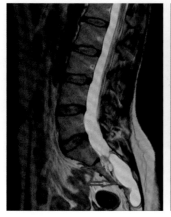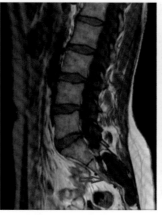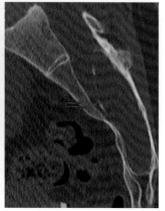

A　　　　　　　　　　B　　　　　　　　　　C

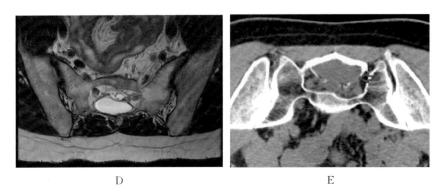

D E

▲ 图 5-6 骶管囊肿 MRI 与 CT 表现，S2～S5 巨大囊肿合并 S2 小囊肿（箭头所示为囊肿所在）

A、D. MRI T2 轴位与矢状位像；B. MR T1 矢状位像；C、E. CT 矢状位与轴位像提示骶管等密度影占位病变伴囊壁钙化及骶管壁变薄。

3. MR　诊断骶管囊肿的"金标准"，表现为骶管内呈卵圆形或串珠状的长 T1 长 T2 囊性占位病变（图 5-6、图 5-7）。高场强 MRI 有助于显示神经根纤维与囊肿的关系，辅助间

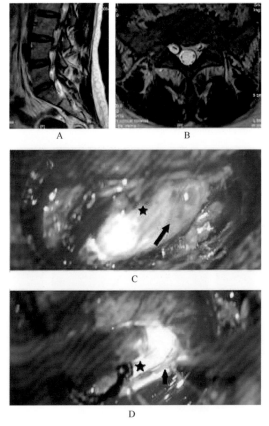

A B

C

D

▲ 图 5-7 骶管囊肿术中所见

A、B. MR 提示 S2/S3 两个囊肿性占位征象；C、D. 显微手术中所见囊肿壁与囊内神经根走行。C 图箭头所指囊肿壁；D 图箭头所指囊内神经根。

（摘自：孙建军. 中华神经外科杂志（英文），2016，2(2)：106-116.）

接判断囊肿内神经根走行与分布。

4. 椎管造影 相较于蛛网膜下腔，Tarlov囊肿可表现出囊肿内"延迟显影"和"延迟消退"现象，是Tarlov囊肿的特征性表现。

5. 神经电生理检查 可提示骶神经受累表现，包括传导速度减慢、波幅降低等。肌电图可提示肛周肌、腓肠肌、腘绳肌等骶神经支配肌肉的失神经肌电改变。

6. 尿动力学检查 当骶神经功能受损时，可提示膀胱逼尿肌压力下降、最大尿流率降低、排尿时间延长及残余尿增多等。

四、诊断

骶神经分布区的感觉障碍、鞍区括约肌功能减退等症状，以及症状随体位变化及腹压改变等动作加重，平躺减轻等特征性表现，结合临床、体征及影像学特征性改变，特别是磁共振检查，多可明确症状性骶管囊肿诊断。当合并肌力减退或神经源性膀胱时，电生理检查与尿动力学检查时必要的。

五、鉴别诊断

患者的临床症状体征与下腰段椎间盘突出症、椎管狭窄、马尾神经综合征、腰骶管神经肿瘤以及泌尿系疾病、妇科疾病等相似，因此需进一步的辅助检查以进行鉴别诊断。

六、治疗

偶然发现或症状轻微的骶管囊肿可随访观察，对症状明显影响生活质量的患者，根据病情程度、影像学囊肿特点以及患者治疗意愿，可选择保守治疗、介入治疗和手术治疗三种干预方式。

（一）保守治疗

可先采用改变生活习惯（避免久坐久站及快速增高腹压的动作）、物理治疗等干预方式，疼痛症状明显时，可采用镇痛抗炎药物，如非甾体类抗炎药、小剂量激素、前列腺素等药物治疗。

（二）介入治疗

骶管囊肿的介入治疗方式主要包括经皮穿刺囊肿抽吸减压术和经皮穿刺生物蛋白胶注射术。

1. 经皮穿刺抽吸术 可在CT引导下经骶后孔或骶管后壁变薄处穿刺囊肿，并抽吸囊液，降低囊内压力，缓解神经受压，减轻临床症状。但是单纯囊肿抽吸术具有容易复发，以及脑脊液漏并发症，目前采用较少。

2. 经皮穿刺生物蛋白胶注射术 通过穿刺囊液并在不同程度抽吸囊液的基础上，注射生物蛋白胶以填塞囊腔并封堵囊肿交通孔，并使囊壁慢性纤维化，减小囊肿对神经的压迫张力，降低囊肿的复发概率，存在漏胶导致无菌性炎症的风险。

（三）手术治疗

对于保守治疗无效或介入治疗复发，以及囊肿巨大或多发、骶管穿刺困难的病例，可考虑手术治疗。

手术治疗的方式包括囊壁部分切除并神经根袖套成形术、自体脂肪显微填塞术等。囊壁部分切除并神经根袖套成形术是通过切开椎板，显微镜下打开囊肿，切除部分囊壁，在脑脊液漏口处折叠缝合，达到缩小或封闭漏口的效果。而自体脂肪填塞通过显微镜下切开部分囊壁并填塞脂肪块于囊颈脑脊液漏口处,并注入纤维蛋白胶进行粘合固定。目前也有手术结合两者特点,在根袖成形前进行脂肪填塞以进一步加强囊颈漏口封堵,以进一步降低囊肿的复发率。手术强调显微镜下进行,以更好分辨并保护神经根,降低神经损伤风险(图5-7)。其他的手术方式,如囊肿分流术、囊肿夹闭术、球囊辅助瘘管封堵术等,应用相对较少,尚需更多临床疗效研究数据支持。

七、典型病例

一般情况 患者女性,29岁,快递企业员工。

主诉 右侧臀部及会阴部疼痛3月余。

病史 产后(顺产第一胎)3个月出现右侧臀部及会阴部疼痛,呈刺痛感,体位变化及负重时明显,休息平卧时多可缓解,无排便、排尿障碍,无双下肢放射痛。曾行针灸、理疗等治疗,效果欠佳。

查体 右臀部内侧及会阴区自发性疼痛,VAS4分,深、浅感觉无明显减退,鞍区反射无减退或亢进,四肢肌力5级。

辅助检查 MRI示:S1水平骶管右侧可见一2.3 cm×1.6 cm×0.3 cm长T1长T2囊性肿物,界限清楚,局部神经根显现不清(图5-8)。实验室检查未见明显异常。

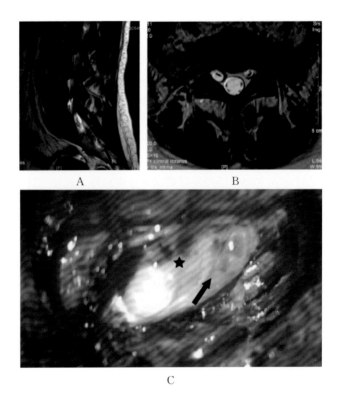

▲ 图5-8 右侧S1骶管囊肿及术中所见

A、B. MRI提示S1~S2水平囊性占位征象;C.显微手术中所见囊肿壁,囊壁与神经根鞘膜相延续。C图箭头所指为囊肿壁,星号所指为神经根。

诊断 S1 骶管囊肿。

治疗方案 入院完善相关检查，患者顾虑"哺乳"影响，拒绝药物治疗，要求手术治疗。鉴于经物理保守治疗疗效不佳，病程已逾 3 个月，给予显微镜下经骶管微骨窗行囊肿切除，术中可见 S1 神经根袖异常膨隆，切开神经根袖，即见鞘膜下囊性肿物，囊壁完整，其内侧可见神经根。显微镜下剥离囊壁，可见囊壁起自根袖与硬膜囊交界处，脑脊液自根袖内侧波动性流出，取自体脂肪填塞于脑脊液漏口，并适当缩窄性缝合根袖，确认无脑脊液漏出术，根袖外继续以自体脂肪组织适当填塞包裹根袖组织，逐层缝合创面。术后患者卧床 3 天，避免用力打喷嚏及排便等动作，于术后 1 周切口拆线出院。

随访 分别于术后 1 周、1 个月进行门诊随访，患者臀部及会阴部疼痛基本缓解。术后 3 个月随访，疼痛无复发，嘱 1 年内避免负重。

八、总结与思考

症状性骶管囊肿临床表现为骶神经分布区的感觉障碍、括约肌功能障碍等，通过 CT 及 MR 检查，多可明确诊断。大部分骶管囊肿属于偶然发现且无症状的，可随访观察。对于症状性骶管囊肿经物理性保守治疗无效或药物治疗效果欠佳的病例，可考虑微创介入治疗或显微手术治疗。经皮穿刺囊肿抽吸并生物蛋白胶注射与囊壁部分切除并脂肪填塞、神经根袖套成形是目前较为推荐的微创介入治疗方式与手术治疗方式。尚需更多的循证医学研究以进一步提高骶管囊肿的治疗效果，降低复发率。

第四节 马尾神经损伤综合征

一、定义

马尾神经损伤综合征（cauda equina syndrome，CES）是指由腰椎伤患、马尾神经肿瘤或其他原因导致的马尾神经损害产生，以大小便失禁、性功能和鞍区感觉功能障碍为主要症状、体征的症候群。1949 年由 Verbiest 首次临床报告并命名。

二、病因

各种先天性或后天性因素（如脊柱骨折、腰椎退行性病变、巨大腰椎间盘突出、马尾部位肿瘤等）引起腰骶椎管绝对或相对狭窄，致使马尾神经受压而产生的一系列神经功能障碍。

三、发病机制

马尾神经受到急性压迫数小时内就发生神经轴突变性、失用，继而导致神经功能障碍。若有黄韧带肥厚或后纵韧带钙化等因素造成椎管狭窄而影响脑脊液循环，导致马尾神经的充血、水肿、纤维素渗出、微灶出血及脱髓鞘变性等。

四、临床表现

马尾神经由腰、骶神经根（L2～S1）组成，故马尾神经根损害可类似腰膨大和脊髓圆锥联合病变的症状,但由于马尾神经走行颇长,病变不同,其临床表现也有所差异。一般而言,马尾神经病变的部位越高,累及的神经根越多,表现的症状越广泛。马尾神经病变的特点是常为单侧或双侧不对称,根性疼痛位于会阴部、股部或小腿,常有自发性疼痛放射至会阴及臀部。下肢可有下运动神经元瘫痪的体征,亦可有排便障碍。

(一)疼痛

最常见的早期症状,表现为腰骶部疼痛或坐骨神经痛,可因咳嗽、打喷嚏、改变体位、活动等增加椎管内压力的因素而加重。

(二)神经损害症状

初期其他临床症状和体征不明显,此后神经损害呈进行性加重,出现下肢力弱、软瘫或双下肢及会阴部感觉障碍。感觉和运动障碍可从一侧开始,逐渐波及对侧。肛门会阴部及下肢可出现异感、烧灼样痛,重者可发生大小便障碍。

(三)括约肌障碍

有时为首发症状,早期因括约肌痉挛出现排尿不畅、尿潴留,晚期因括约肌松弛而出现二便失禁,男性还可出现阳痿。

全马尾损害时,感觉障碍分界清楚,上界前为腹股沟,后为髂骨上端的水平线,在此以下,臀部、会阴及下肢全部出现感觉障碍,伴有自发痛(电击痛)、会阴有异常感觉并向下肢放射,常有痛性感觉迟钝。马尾损害的高度、程度不同,其上、下界可有不同。

马尾神经损伤后比其他周围神经恢复更慢,其原因可能是:脊神经根和背根神经节,从由侧方进入椎间孔的供应脊神经的动脉及供应脊髓的中央血管获得血液。马尾神经中的脊神经根无局部的或节段性的动脉供应。

五、辅助检查

(一)腰椎穿刺

1. 脑脊液蛋白质含量　因椎管内肿瘤引起者可有脑脊液蛋白质含量增高;一般肿瘤位置越低蛋白质含量越高,脑脊液多呈黄色,可有 Froin 征(蛋白质含量在 500 mg/L 以上者在体外可自凝,而细胞数不增多)。

2. 脑脊液动力学检查

(1) Queckenstedt 试验:是检查椎管内蛛网膜下腔有无梗阻及其程度的简单可行的可靠方法。每次压颈后脑脊液压力迅速上升、压颈至 60 mmHg 时脑脊液压力上升至 500 mmH$_2$O,解压后 15 秒左右压力降至原始水平为椎管内蛛网膜下腔完全通畅;颈部加压和放压后脑脊液压力上升和下降均缓慢,上升的幅度较小,解压后也不能降至初压水平为椎管内蛛网膜下腔部分梗阻;加压后压力无变化为椎管内蛛网膜下腔完全梗阻。

(2) Tober-Ayer 试验:压迫一侧颈静脉时脑脊液压力无变化,压迫对侧颈静脉时脑脊液压力升高,提示同侧横窦或颈静脉有血栓形成(或颈静脉孔区肿瘤)。椎管内蛛网膜下腔完全梗阻时,梗阻平面以下的脑脊液压力多较正常低,且不随呼吸和脉搏而波动。

3. 临床症状和体征变化　硬膜外肿瘤放出脑脊液后可使临床症状和体征加重。

4. 无液穿刺或干穿　多为圆锥或马尾肿瘤。

（二）脊柱 X 线

因椎管内肿瘤引起者可出现的脊柱 X 线的异常表现包括：①椎管局限性扩大：横径扩大表现为椎弓根间距增大，可伴有椎弓根形态改变；前后径扩大表现为椎体后缘和椎板正中连合间距增大，可伴有椎体后缘凹陷或硬化或破坏。②椎弓根形态变化：包括椎弓根内缘皮质变薄、密度减低，内缘变平或凹陷，椎弓根狭长或破坏消失。

因腰椎骨折引起者可表现为相应的椎体压缩或爆裂骨折，附件骨皮质不连续现象。巨大椎间盘突出或腰椎退行性变引起者，可见相应椎间隙变窄，椎体后缘骨质增生或小关节增生并向椎管内突起。

（三）CT 及 CT 脊髓造影

髓内肿瘤 CTM（脊髓 CT 造影）多表现为脊髓局限性增大，蛛网膜下腔狭窄或消失，肿瘤密度均一、低密度或等密度、与正常脊髓界限不清；髓外硬脊膜内肿瘤 CTM 多表现为肿瘤所在部位的充盈缺损，脊髓受压变形向对侧移位，肿瘤上、下的蛛网膜下腔扩大，可有椎间孔扩大、椎管扩大和相邻椎弓根破坏，可有从椎间孔伸至椎管外的肿瘤阴影或肿瘤钙化；硬脊膜外肿瘤表现为软组织影，有强化和邻近骨质不规则破坏；脂肪瘤表现为不规则分叶状低密度，无强化。

腰椎退变者多表现椎体后缘或小关节增生突入椎管内，造成椎管狭窄或巨大椎间盘突出压迫硬膜囊（图 5-9）。

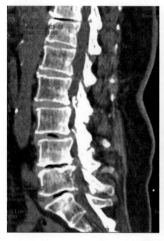 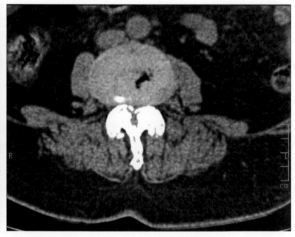

▲ 图 5-9 腰椎 CT 示腰椎间盘突出，小关节增生，椎管狭窄

（四）MRI

MRI 已成为诊断椎管内肿瘤的主要方法，髓内肿瘤 T1WI 见脊髓增粗，肿瘤呈低信号，星形细胞瘤与周围正常脊髓边界不清，室管膜瘤与脊髓界限清楚，肿瘤内可有囊变，肿瘤上、下极的中央管可扩大，强化后室管膜瘤和血管网状细胞瘤呈均匀强化，星形细胞瘤不强化或不均匀强化；髓外硬膜内肿瘤呈低 T1 高 T2 信号，脊髓受压移位，肿瘤与周围脊髓分界不清；硬脊膜外转移瘤多伴有明显的组织水肿而呈长 T1 长 T2 信号，可见椎骨转移灶，但椎间隙不受累，矢状面 T1WI 可见蛛网膜下腔变窄和脊髓受压。腰椎退变者多表现相应水平的间盘突

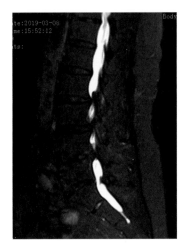

▲ 图 5 - 10　腰椎 MRI 示 L4/5 巨大椎间盘突出,L2/3/4/5 椎管狭窄

出,硬膜囊受压,椎管狭窄(图 5 - 10)。

六、诊断

根据患者的病史、典型临床表现和影像学检查诊断不难。

七、鉴别诊断

(一) 脊髓圆锥部病变

圆锥部病变和马尾完全性损伤鉴别要点：运动功能在损伤平面以下两者均完全丧失,但前者为弛缓性瘫痪或痉挛性瘫痪,后者仅表现为弛缓性瘫；感觉功能损伤平面以下前者可出现感觉分离,即痛、温觉丧失而触觉存在的现象,而后者各种感觉均丧失；前者跟腱反射存在、减弱或消失,后者包括跖反射全部反射均完全丧失；膀胱功能前者的特点是早期丧失,后期可建立反射性或自律性膀胱,男性阴茎勃起及射精功能前者可保留或消失,后者减退或消失；自发性疼痛前者多无或有局限于会阴及臀部的轻痛,后者表现为双下肢剧痛；预后前者不能恢复,后者行马尾神经修复有恢复的可能性。

(二) 脊柱结核

多见于青年,有结核病史,有发热、消瘦、盗汗和血沉加快等全身症状,有椎体或椎间盘破坏、椎旁脓肿,以胸段病变最多见。

(三) 椎间盘突出症

表现为一侧下肢坐骨神经痛,常反复发作,多有外伤史,平片见椎间隙变窄,MRI 有助于诊断。

八、治疗

马尾神经损伤是一种难治性疾病,以术后顽固性疼痛、马尾神经粘连、损伤引起的大小便障碍等最为常见。

（一）药物治疗

目的是治疗顽固性疼痛，可以用加巴喷丁、普瑞巴林等抗癫痫药物，也可应用可待因、曲马多等弱阿片类药物，疼痛严重者可选用美施康定或奥施康定治疗。

（二）手术治疗

1. 治疗原则　尽早诊断，早期手术，必要时急诊手术。

2. 手术目的　解除病变对马尾神经的压迫并松解粘连，以恢复神经功能。一般认为出现马尾神经损伤 2 周内手术效果最佳。

3. 手术方式

（1）肿瘤切除术：因肿瘤引起者以手术切除为最有效的方法。良性肿瘤经手术切除可治愈；恶性肿瘤常难以做到全切除，但可行肿瘤部分或大部分切除＋椎板切除减压术。

（2）椎板切除减压术：适应于骨折或骨折脱位或难以全切的恶性肿瘤，其减压范围以足够使受压部位的致压物完全切除或者以脱位的节段为中心，上下不超过一个椎节的椎板。

（3）前方减压或内固定术：主要用于来自脊髓前部致压物的清除，具有直接减压作用，并且可给予不同方法内固定术增强稳定性，还可以应用人工椎体，替代骨折或病损的椎体恢复原高度。

（4）马尾神经吻合术：马尾神经无神经外膜，但有周围神经束膜，故缝合时有一定困难。

（5）马尾神经松解术：适用于慢性损伤造成马尾神经粘连者。

（三）康复治疗

1. 防止关节挛缩　躯干和肢体的正确体位，有助于预防关节挛缩和褥疮。

2. 预防肌肉萎缩的训练　脊髓损伤的患者可运用工作肌群完成平时不能做的活动代偿丧失功能的肌群。选择性牵拉特定肌群，对脊髓损伤患者完成功能性作业是重要的。可以针灸或给予中频电刺激、盆底磁治疗等恢复膀胱及直肠平滑肌及括约肌的功能。

3. 日常生活活动的训练　训练日常生活活动尤为重要，如嘱患者做收缩腹肌及提肛的动作，间歇性导尿，定时控制排便，经过训练大多数马尾神经损伤患者可独立排二便。

（四）神经修复疗法

神经修复疗法治疗脊髓损伤是继药物治疗、手术治疗之后的又一场医疗革命，是一种安全无危害的全新生物学疗法。该疗法采用物理因素神经刺激或调控、药物或化学等各种干预策略，在原有神经解剖和功能基础上，促进被破坏或受损害神经再生修复和重塑、重建神经解剖投射通路和环路、调控和改善神经信号传导、最终实现神经功能修复。这一技术诞生多年来成功地使数千名脊髓损伤截瘫患者得到有效治疗。

九、典型病例

（一）诊治过程

一般情况　患者男性，67 岁，建筑工人。

主诉　双下肢活动不便、大小便障碍伴疼痛 5 月余。

病史　患者5个月前被坍塌的墙砸伤腰部,出现剧烈疼痛,无意识障碍。至外院急诊腰椎 CT 检查示:L4/5 椎体爆裂性骨折,行腰椎内固定手术。术后患者出现双下肢活动不灵,二便障碍,未行康复治疗,后出现双下肢疼痛进行性加重。现为康复治疗而入院。入院时带导尿管持续导尿,大便不能主动控制。

查体　脊柱前屈后伸活动自如,腰部正中可见一长约 9 cm 纵行手术瘢痕,愈合良好。双下肢髋、膝关节活动自如,双踝关节呈跖屈。双下肢肌肉萎缩,肌力 3^+ 级,腹壁反射减低,提睾反射减弱,膝腱反射、跟腱反射减弱,双侧 Babinski 征、Chaddock 征阴性。双侧 L4~S2 深浅感觉均减退,肛周感觉减退,肛门括约肌无收缩,直肠深压觉无。

诊断　①马尾神经损伤;②腰椎骨折术后。

治疗方案　入院完善相关检查,给予氨酚双氢可待因片 10 mg tid,加巴喷丁 0.3 tid 止痛治疗,甲钴胺 0.5 mg tid 营养神经,制定康复计划,进行截瘫肢体综合训练,下肢采用中频电刺激治疗。膀胱和直肠功能训练,采用盆底磁治疗,给予间歇性导尿,促进膀胱功能恢复。康复治疗 1 个月后,患者借助助行器可站立、行走,双踝关节仍呈跖屈状态;康复治疗 3 个月后,患者脱离尿管,可固定时间排尿。坐位平衡 3 级,站位平衡 2 级,Hoffer 步行能力:家庭性步行,ADL 能力评定(Barthel 指数):60 分。

随访　分别于出院后 1 个月、3 个月进行电话随访。患者疼痛时有反复,阴雨天疼痛加重,继续服用氨酚双氢可待因片和加巴喷丁治疗。借助拐杖能站立、行走,定时排大小便。嘱患者自行康复训练。

(二)诊疗分析

1. 诊断明确　患者具有典型的病史、临床症状、体征和影像学表现,因而马尾神经损伤综合征诊断明确。

2. 治疗得当　患者受伤已 5 个月,已错过最佳康复时间,神经功能恢复较差,生活自理能力受限,且出现顽固性疼痛。但经过止痛及康复治疗,患者双下肢运动能力明显改善,二便失禁情况改善,建立了定时排尿的低级反射,减少了长时间插导尿管所引发的尿路感染的风险,生活自理能力大大提高。

3. 随访到位　分别在出院后 1 个月、3 个月对患者进行随访,患者疼痛偶有反复,双下肢运动功能继续好转,定时排二便,生活基本自理。

4. 重视预防　巨大腰椎间盘突出或外伤所致的马尾神经损伤均需要积极进行手术治疗,及时解除对马尾神经的压迫。术后康复非常重要,该患者若在术后能早期进行康复治疗,预后将会更加乐观。

十、总结与思考

马尾神经损伤的恢复与其原始受压程度和受压时间密切相关,急性损伤型的恢复往往不及慢性损伤型的效果好,可能是因为慢性型对马尾神经的压迫是逐渐形成的,马尾神经对这种压迫可以通过自身代偿机制提高其耐受性。另外,手术的时机、减压是否充分、发病急缓、是否合并椎管狭窄、康复治疗是否及时均是影响预后的因素。

第五节　会　阴　痛

一、定义

会阴痛是临床常见的问题,以女性多见,临床症状复杂,可表现为尿道痛、尿频、阴道痛、肛周痛、便意频繁、肛门坠胀感,等,又被称为肛门会阴痛、会阴灼痛、肛门会阴痛综合征,目前还没有统一的定义及诊疗规范。广义上的会阴痛是指一组以外阴部位疼痛、性功能障碍和心理不适为主的综合征,包括肛周痛、睾丸痛、阴道/会阴痛等。狭义上的会阴痛往往指无器质性病变,原因不明的位于阴道口、阴蒂根部、阴唇、尿道口、阴茎、肛门与外阴之间等阴部神经支配区的剧烈疼痛,这是一种严重影响生活质量、治疗困难的顽固性痛症。

二、病因

会阴痛虽然发病率较高,但病因仍不清楚,也无明确的证据证明某些固定因素与会阴痛发病的存在因果关系,可能的发病因素包括会阴部慢性病、会阴部外伤或手术、解剖相关原因、心理疾病等。

(一)会阴部慢性病

可能的病因包括慢性前列腺炎、慢性直肠炎、慢性泌尿系感染、膀胱炎、肛周脓肿、慢性肛瘘、尿失禁、慢性便秘、高位直肠脱垂、前列腺癌、慢性盆腔脏器肿瘤等。慢性肛周脓肿、肛瘘、痔疮、肛裂、肛门直肠肿瘤等可能引起慢性肛门痛。

(二)会阴部手术或外伤

由于髂腹股沟神经及生殖股神经支配阴阜、大阴唇、小阴唇部位,某些外科手术可能会造成相关神经的损伤,从而引起会阴痛,如妇产科手术(产科外伤、阴道脱垂重建术、子宫全切除术等)、肛肠外科手术(肛瘘切除术、痔疮结扎手术等)。一部分会阴痛患者会追溯到会阴部外伤史。

(三)解剖相关因素原因

1. 阴部神经卡压　阴部神经卡压是难治性会阴痛的原因。男性或女性慢性、难治性、致残性会阴痛可能是阴部神经卡压而导致。阴部神经由 S2～S4 骶神经前支形成,经梨状肌下孔出盆腔到臀部,绕跨坐骨棘,穿过坐骨小孔到坐骨直肠窝,前行于阴部神经管(alcock's canal)在那里分成前后 3 个分支:阴茎/阴蒂背神经、会阴神经、肛神经。整个坐骨棘范围是阴部神经很可能受压的区域。阴部神经腹侧可以被骶棘韧带卡压,背侧可以被骶结节韧带卡压。同样,卡压可发生在骶结节韧带的镰行区、阴部神经管、闭孔筋膜处以及梨状肌区域。

2. 脊柱相关性疾病　骶管囊肿、女性腰椎间盘突出症等可能会导致会阴痛。

(四)心理因素

难治性会阴痛可能来自心理的紊乱,经历过精神和肉体虐待的人,更容易患上慢性会阴痛。性虐待与女性慢性盆底痛有关系。会阴痛常被认为是心理疾病的表现。

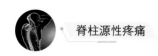

三、发病机制

会阴痛病因不明,其病理生理机制也尚不清楚。这个区域复杂、混合的躯体组织结构、内脏与自主神经,可以影响膀胱和控制肠道功能以及性功能。炎症、自生免疫、化学性炎症、免疫系统功能失调、尿道障碍和盆底肌肉紧张等多种因素可能是会阴痛发生机制。

会阴痛是一种顽固性内脏神经痛。内脏痛经常经过交感链的传入神经而传递到中枢神经系统,当神经损伤或组织发生炎症时,交感神经与感觉神经之间可能发生化学的或解剖上的偶联,这种偶联是交感神经元对初级感觉神经元敏感化和或兴奋的原因。

四、临床表现

会阴痛是躯体与交感系统的疼痛综合征,患者常有会阴部的功能失常,并伴有不同程度的心理疾病,甚至出现抑郁表现。

会阴痛临床表现复杂,急性或慢性发病,同时影响各个年龄段患者生活质量与性功能。因为缺乏明确的临床证据证实患者的抱怨,所以患者的表现通常也不能完全被医生了解,造成了会阴痛患者通常不被理解。慢性难治性会阴痛表现为坐位时加重的会阴部疼痛,还包括尿失禁、尿频、尿急、便秘、便痛和性功能障碍等,也有表现为自发性外阴、前列腺、睾丸痛,自发性肛门、直肠、肛提肌综合征以及尿道综合征的会阴痛。会阴痛的表现虽然多样,但都有一个共同的特点,即疼痛在一个或两个阴部神经的分布区域。焦虑和抑郁是两个最为常见的伴随症状,且不利于该病及其合并症的预后。会阴痛患者常合并心理疾病,但随着年龄的增加,心理紊乱可能会减轻。因此,会阴痛患者特别是年轻患者,心理疾病的评估及治疗极为重要。

五、辅助检查

多数会阴痛患者,常用的影像检查,如超声、CT、MRI 等多无阳性体征。

六、诊断

会阴痛有多种病因,诊断没有统一的标准可循。虽然没有特征性的诊断标准,但根据很多临床特征可以做出诊断。在 2008 年,一个多学科的工作团队出版了一个关于"会阴神经痛(pudendal neuralgia,PN)"的临床诊断标准,即所谓的"南斯标准(the Nantes criteria)",标准包括 4 项临床症状和 1 项诊断性阻滞。这 5 条重要的诊断标准是:①会阴神经分布区域的疼痛;②疼痛坐位时显著的加重;③夜间患者不会因为疼痛影响睡眠;④疼痛不伴客观的感觉障碍;⑤在诊断性阴部神经阻滞下疼痛减小。会阴痛临床诊断流程见图 5 - 11。

七、鉴别诊断

会阴痛的鉴别诊断很广泛,因缺少阳性体征及实验室影像学指标,因此需请有关科室会诊,包括普外科、妇产科、泌尿外科、心理科等,排除肛周与肛门直肠原发性疾病,同时也应与子宫内膜异位征、盆腔静脉淤血综合征、慢性盆腔炎、残留卵巢综合征及盆底肌膜、内收肌群耻骨附着处炎性病变等加以鉴别。用 3 种床旁试验可判断会阴痛患者的疼痛来源于躯体还

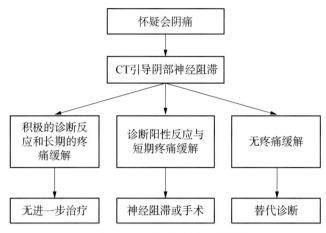

▲ 图5-11　会阴痛诊断流程图

是内脏,包括触诱发痛试验、扳机点诱发试验和减少痛阈试验。这些试验都很方便,且患者可耐受,其中触诱发痛试验是最能分辨躯体与内脏痛的指标。

八、治疗

会阴痛的治疗与管理是多渠道的,最终目标是最大程度的功能恢复与显著减少疼痛程度与强度。会阴痛治疗包括药物治疗、神经阻滞及微创治疗、外科神经解压、物理疗法、心理治疗等,但现在尚缺乏治疗标准及根治办法。

(一) 药物治疗

通常采用联合用药的方法,如NSAIDs、三环类抗抑郁药、抗惊厥药和麻醉镇痛药。有报道,百忧解(氟西汀)可以安全和有效的缓解会阴痛症状和改善生活质量,同时减轻抑郁症状。另有报道,抗胆碱酯酶类药物(索非那新)对会阴痛的治疗有效。

治疗自发性神经痛时,阿米替林和其他抗抑郁药是一线用药。口服抗抑郁药时应逐渐增加药物剂量,当患者对不良反应无法耐受时应停止增加剂量。三环类抗抑郁药可以改善患者的醒睡周期,因此对慢性会阴痛效果显著。除阿米替林外,其他三环类抗抑郁药也可以用于会阴痛的治疗,但抑制5-羟色胺再摄取的药物对会阴痛的镇痛效果较差。所有抗抑郁药物都会减少患者抑郁症的产生。

普瑞巴林对于带状疱疹后神经痛、复杂性区域疼痛综合征、会阴痛等疗效显著。应逐渐增加至最佳治疗剂量和最小不良反应的平衡点。

(二) 神经阻滞及微创治疗

局部神经阻滞可以阻滞伤害感受与交感神经纤维,从而有效缓解疼痛。局部微创治疗包括化学松解术、射频消融术等。

1. 奇神经节化学毁损　奇神经节阻滞或毁损可以阻断会阴部疼痛信号的传递,有效缓解疼痛,减轻或消除疼痛对人体的不良影响。同时,还可以扩张支配区的血管,改善局部循环,加速受损神经修复。椎旁交感神经系统由两条具有神经节的交感神经纤维组成,终止并汇合于骶尾关节前方的奇神经节是支配盆底脏器的重要交感神经节。奇神经节的位置、形状、大小均存在变异,大约只有 18% 位于骶尾关节水平,也可能位于尾骨中部(图 5 - 12),这些因素及奇神经节与骶神经分支的断层关系的变化,可能是导致阻滞效果不佳的原因。

操作步骤:患者俯卧或侧卧位于 CT 治疗床,在骶尾部或股骨大转子处放置金属标记框,进行 2 mm 薄层扫描骶尾关节,奇神经节多位于骶尾关节前方,确定进针路径及穿刺位置(图 5 - 13),并在患者体表作标记,常规消毒、铺巾、局麻,使用 22G 脊柱穿刺针按设计路线缓慢穿刺,一旦 CT 扫描证实针尖位置满意后,拔出穿刺针芯,回抽无血液及脑脊液等,注入对比剂(碘海醇 1 ml)和 0.75% 罗哌卡因(1 ml)共计 2 ml,CT 扫描对比剂分布情况,确定对比剂未进入直肠或血管内。观察 20 分钟,患者一般会有肛门会阴部温热感或疼痛明显缓解,确认奇神经节阻滞有效,20 分钟后即可注入浓度为 83.33% 乙醇 3 ml(无水乙醇 2.5 ml+碘海醇 0.5 ml,共计 3 ml),分次缓慢注入,间断 CT 扫描,如患者出现会阴区或足部剧烈烧灼感,应立即停止注射。拔针前,以 2% 多卡因 0.2 ml 冲洗针腔,以免针腔里的残余乙醇在拔针时损伤周围组织。

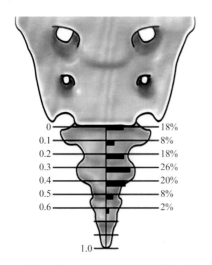

▲ 图 5 - 12　奇神经节位置及分布概率

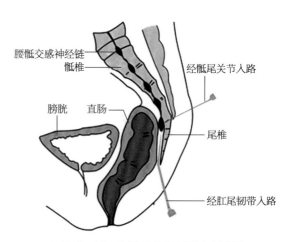

▲ 图 5 - 13　奇神经节解剖及穿刺路径

2. 阴部神经阻滞　对于会阴痛患者,阴部神经阻滞是一种诊断性治疗方法。阻滞阴部神经后,若原疼痛明显好转,有助于进一步确诊其为会阴痛,同时,在阴部神经周围注射消炎镇痛液,对会阴痛有治疗作用,部分患者注射后原疼痛明显好转。

阴部神经阻滞的穿刺可根据解剖结构进行,常用的穿刺路径有经坐骨棘水平及坐骨结节水平。在坐骨棘水平,CT 定位确认骶棘韧带与骶结节韧带,设计穿刺点及穿刺路径。常规消毒、铺巾,穿刺至骶棘韧带与骶结节韧带之间,注入对比剂或气体确认针尖位置后注入药物。在坐骨结节水平,可沿闭孔内肌内侧缘穿刺,注入对比剂,见对比剂沿闭孔内肌内侧缘扩散可注入药物(图 5 - 14,图 5 - 15)。

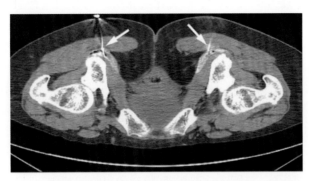

▲ 图 5-14　俯卧位轴位 CT 扫描显示双侧阴管内有经皮穿刺针（箭头）

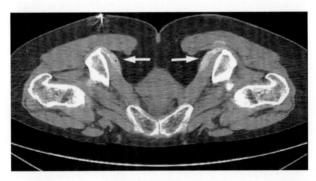

▲ 图 5-15　俯卧轴位 CT 扫描显示后部灌注对比剂（箭头），两侧阴部导管开放

3. 外科手术　对于部分保守治疗无效的难治的会阴痛患者，通过经臀通路的阴部神经外科手术减压，有助于症状与功能的缓解。在手术之前应进行阴部神经阻滞，对于阴部神经阻滞阳性患者，手术成功率较高。

4. 脊髓电刺激治疗　脊髓电刺激（spinal cord stimulation，SCS）是将电极植入椎管内，以脉冲电流刺激脊髓后柱以减轻或缓解症状的方法，目前被广泛应用于慢性顽固性疼痛的临床治疗，成为疼痛治疗中一项重要的镇痛技术。脊髓电刺激疗法目前在背部手术失败综合征（FBSS）、复杂性区域疼痛综合征（CRPS）、带状疱疹后遗痛、周围神经损伤后疼痛、下肢缺血性疾病等方面应用较为广泛。临床上，应用于会阴痛患者也取得较好疗效，但是目前尚缺少大样本的多中心随机对照研究。

5. 其他　包括物理疗法、心理治疗及一些使用较少的新兴疗法。Linda 等报道证实了手法治疗技术加上特殊的物理治疗方法，与积极的肌肉松弛锻炼、弹性锻炼、有氧运动的联合运用在缓解会阴疼痛与改善性功能方面的积极作用。体外冲击波疗法在慢性会阴痛的治疗中可能扮演有效的角色。通过神经生理学引导的阴部神经调节术对患者是一种有效的治疗方式，看上去是一种有希望的治疗选择，尤其是对那些使用其他治疗方式失败的患者。还有心理治疗，当然最好是联合身心障碍科医师治疗最佳。

九、典型病例

（一）诊治过程

一般情况　患者男性，64 岁，农民。

主诉　直肠癌术后 1 个月后会阴部疼痛。

病史　患者 2 个月前肠镜发现直肠癌，采取腹腔镜下保留肛门直肠癌切除术。术后 1 个月患者诉会阴部疼痛不适，不能久坐，坐位时肛周疼痛加重。偶伴有尿失禁、尿频、尿急、便秘、便痛。

查体　双侧臀肌压痛，肛周感觉正常，肛门括约肌收缩减弱。

诊断　①会阴痛；②直肠癌术后。

治疗方案　入院完善相关检查，给予阴部神经阻滞和骶管阻滞，患者疼痛较前减轻。后给予患者阴部神经联合奇神经节脉冲射频治疗，同时配合普瑞巴林、依托考昔药物口服。

随访　分别于出院 1 个月、3 个月进行门诊随访。患者疼痛时有反复，但疼痛程度较前减轻，久坐时肛周不适感缓解。

（二）诊疗分析

1. **诊断明确**　患者具有直肠癌手术史，手术后会阴部疼痛，诊断性会阴神经阻滞疼痛减轻，因而会阴痛诊断明确。

2. **治疗得当**　首先采取诊断性神经阻滞治疗，患者对于神经阻滞反应良好，预示手术效果佳。给予阴部神经联合奇神经节脉冲射频治疗，调节会阴部神经功能，并配合药物口服，尽量长期改善患者会阴部不适。

3. **随访到位**　分别在出院 1 个月、3 个月对患者进行随访，患者疼痛偶有反复，疼痛持续好转，定时排二便，生活基本自理。

（郑拥军　程志祥　刘伯龄　郑小斌　孙雪华　王祥瑞）

参考文献

［1］徐昆,郝佳颖,杜元良,等.臀上、臀中皮神经松解联合神经妥乐平封闭治疗腰椎间盘突出症术后残余神经痛的效果[J].广东医学,2017,18(2)：188－192.

［2］文泽贤,储卫华,叶信珍,等.显微填塞治疗症状性骶管囊肿的长期疗效[J].中国微侵袭神经外科杂志.2017,22(4)：172－175.

［3］修波,李萃萃,林和璞,等.脂肪块封堵囊颈术治疗骶管 Tarlov 囊肿[J].中华神经外科杂志.2018,34(11)：1119－1122.

［4］薛青峡,李武强,宋宏博,等.经脱位的尾骨 1/2 间隙行奇神经节穿刺阻滞治疗会阴痛 1 例[J].中国疼痛医学杂志,2018,24(12)：84－86.

［5］文泽贤,储卫华,叶信珍,等.显微填塞治疗症状性骶管囊肿的长期疗效[J].中国微侵袭神经外科杂志,2017,22(4)：172－175.

［6］修波,李萃萃,林和璞,等.脂肪块封堵囊颈术治疗骶管 Tarlov 囊肿[J].中华神经外科杂志,2018,34

(11)：1119 - 1122.

［7］ Gupta V，Agarwal N，Baruah B. Magnetic resonance measurements of sacrococcygeal and intercoccygeal angles in normal participants and those with idiopathic coccydynia［J］. Indian Journal of Orthopaedics，2018,52(4)：353 - 357.

［8］ Gonnade N，Mehta N，Khera PS，et al. Ganglion impar block in patients with chronic coccydynia ［J］. Indian J Radiol Imaging. 2017,27(3)：324 - 328.

［9］ Sharma M，SirDeshpande P，Ugiliweneza B，et al. A systematic comparative outcome analysis of surgical versus percutaneous techniques in the management of symptomatic sacral perineural (Tarlov) cysts：a meta-analysis［J］. J Neurosurg Spine，2019,8：1 - 12.

［10］ Labat，JJ，Riant，T，Ploteau，S. Authors reply：Adding corticosteroids to the pudendal nerve block for pudendal neuralgia：a randomised，double-blind，controlled trial［J］. BJOG，2017,124(7)：1123 - 1123.

［11］ Gonnade N，Mehta N，Khera PS，et al. Ganglion impar block in patients with chronic coccydynia ［J］. Indian J Radiol Imaging，2017,27(3)：324 - 328.

第六章

其他脊柱源性疼痛

脊柱源性疼痛是一类由于各种脊柱原因导致的疾病或综合征的总称，常见的病因包括颈椎源性疼痛、胸椎源性疼痛、腰椎源性疼痛、骶尾椎源性疼痛，这些脊柱疾病大多因为脊柱本身的退变，导致解剖结构的改变，刺激或压迫脊柱附近的脊神经及感受器，进而引起了相应节段的症状。相对于这些常见的脊柱源性疼痛，也有脊柱外部的病变作用于脊柱椎体骨质，以及相应的脊神经，进而引起相应节段的疼痛。此外，一些系统性疾病，如强直性脊柱炎、骨质疏松症、脊柱感染、脊柱肿瘤等，也有可能表现为脊柱源性疼痛，但在病因、发病机制、临床表现等方面，均与常见的脊柱源性疼痛有所不同，在临床实践中应提高警惕。以下章节将会介绍其他脊柱源性疼痛。

第一节　强直性脊柱炎

一、定义

强直性脊柱炎(ankylosing spondylitis, AS)是一种病因不明的与 HLA-B27 相关的慢性炎症性疾病，包括中轴骨、外周关节的炎症性病变和非骨性结构的病变，主要侵犯骶髂关节、脊柱骨突、脊柱旁软组织以及外周关节，并可伴有急性前葡萄膜炎、主动脉炎、心脏传导阻滞和肺纤维化等关节外表现，严重者可发生脊柱畸形或强直，是血清学阴性脊柱关节病中最常见的疾病。

二、病因

AS 是一种自身免疫性疾病，归属于风湿病的范畴，其病因及发病机制尚未明确。一般认为，本病的发生涉及遗传、感染、免疫、环境、创伤、内分泌等因素。

（一）遗传因素

AS 具有遗传倾向，遗传基因在其发病中起了主导作用，人类主要组织相容性复合体(MHC)基因中的 *HLA-B27* 基因的表达与强直性脊椎炎有高度相关性，超过 90% 的 AS 患者的 HLA-B27 抗原为阳性，而普通人群中仅 5%～10% 为阳性，但是约 80% 的 HLA-B27 阳性者并非本病患者，约 10% 的本病患者却表现为 HLA-B27 阴性。HLA-B27 阳性率在正常人群中因种族和地区不同差异很大,虽然 AS 患者 HLA-B27 阳性率达 90％以上,但无诊断特异性。

（二）感染因素

AS 的发病与慢性感染有一定的关系。慢性牙周炎在 AS 患者中的发病率大约是正常人的 2 倍。耶尔森菌和沙门菌的表面蛋白与 HLA-B27 有同源性,肠道感染是发病的诱因之一。引起炎性肠病的一些特定细菌可以诱发本病。

（三）免疫因素

AS 患者存在多种抗体和细胞免疫改变,具有自身免疫性特征。患者的 TNF-α 表达量高于正常人,是发病机制中一种重要细胞因子,同时也是使用 TNF-α 拮抗剂治疗本病的主要依据之一。人白介素 27(IL-27)和 T 细胞刺激因子 CD154 在 AS 患者血清中的表达要明显高于非本病患者,T 细胞亚群比例失衡。HLA-B27 二聚体通过激活免疫机制的 Th17 通路而启动自身免疫反应,Th1/Th2 比例失衡,与 AS 的发生有关。活动期 AS 患者血清 IgG、IgM,尤其是 IgA 水平经常增高,提示该病涉及体液免疫。

（四）其他因素

外源性因素可能诱发 AS,包括寒冷潮湿、外伤等因素。

三、病理

AS 主要病理部位在附着点或肌腱、韧带囊嵌入骨质处,附着点炎症导致 AS 典型病变的发生,如韧带骨赘形成、椎体方形变、椎体终板破坏及足跟腱炎。

四、临床表现

（一）症状

1. 一般症状 起病缓慢而隐匿,早期可有低热、厌食、乏力、消瘦等症状。

2. 中轴关节表现 隐匿起病的腰背部或骶髂部疼痛和(或)发僵,半夜痛醒,翻身困难,晨起或久坐后起立时腰部发僵明显,但活动后减轻。可有臀部钝痛或骶髂关节剧痛,偶向周边放射。疾病早期疼痛多在一侧呈间断性,数月后疼痛多在双侧呈持续性。随病情由腰椎向胸颈部脊椎发展,则出现相应部位疼痛、活动受限或脊柱畸形,服用 NSAIDs 可使疼痛减轻。

3. 外周关节表现 以膝、髋、踝和肩关节居多,肘及手和足小关节偶有受累。以非对称性、少数关节或单关节及下肢大关节的关节炎为特征。髋关节受累者表现为局部疼痛,活动受限,屈曲挛缩及关节强直,其中大多数为双侧受累。膝关节和其他关节的关节炎或关节痛多为暂时性,极少或几乎不引起关节破坏和残疾。

4. 关节外表现 眼部受累多见,有时是本病的首发症状,可出现虹膜炎或葡萄膜炎,发生率达 25％～30％。心血管系统受累少见,病变主要包括升主动脉炎、主动脉关闭不全和房室传导障碍。肺实变是少见的晚期关节外表现,以缓慢进展的肺上段纤维化为特点。肾脏受累较少,以淀粉样变及 IgA 肾病为主。

（二）体征

骶髂关节和椎旁肌肉压痛为本病早期的阳性体征,随病情进展可见腰椎前凸变平,脊柱

各个方向活动受限,胸廓扩展范围缩小及颈椎后凸。用于检查骶髂关节压痛或脊柱病变进展的检查方法包括:

1. 枕墙距　患者靠墙直立、双足跟贴墙、双腿伸直背贴墙,收颌眼平视,测量枕骨结节与墙之间的水平距离。正常为 0,>0 即枕部触不到墙为异常。

2. 颈椎旋转度　患者坐位,挺直上身,收颌,双手平放于膝,用一量角器向患者鼻尖方向置于患者头顶,令患者向左右旋转颈部,分别测量两侧旋转角度,计算平均值。

3. 颌柄距　患者下颌贴向胸骨柄,测量两者间的距离。正常为 0,>0 即下颌触不到胸骨柄为异常。

4. 指地距　患者直立,弯腰、伸臂,测量指尖与地面的距离。

5. Schober 试验　患者直立,在背部正中线髂嵴水平做一标记为零,向下 5 cm 做标记,向上 10 cm 再做标记,然后令患者弯腰(注意保持双膝直立),测量两个标记间的距离,此增加值(cm)即为 Schober 值。<4 cm 提示腰椎活动度降低。

6. 胸廓活动度　患者直立用刻度软尺测量其第 4 肋间隙水平(妇女为乳房下缘)深呼气和深吸气之胸围差。<5 cm 者为异常。

7. 侧位腰椎活动度　患者直立,双臂贴紧体侧自然下垂,双手指伸直,测量中指距地的距离,然后令患者向左侧、右侧弯腰(保持双膝直立),分别测量计算左右两侧中指距地的距离差,左右两侧的平均值为最后值,单位 cm。

8. 骨盆按压试验　患者侧卧,从另一侧按压骨盆可引起骶髂关节疼痛。

9. "4"字征　患者仰卧,一侧下肢伸直,另侧下肢以"4"字形状放在伸直下肢近膝关节处,并一手按住膝关节,另一手按压对侧髂嵴上,两手同时下压。下压时,骶髂关节出现疼痛者和(或)曲侧膝关节不能触及床面为阳性。

（三）实验室检查及影像学

1. 实验室检查　活动期患者可见血沉(ESR)增快,C 反应蛋白(CRP)增高及轻度贫血。类风湿因子(RF)阴性和免疫球蛋白轻度升高。AS 发病和 HLA - B27 密切相关,并有明显家族遗传倾向。AS 患者 HLA - B27 阳性率达 90% 左右,但大约 90% 的 HLA - B27 阳性者并不发生 AS,以及大约 10% 的 AS 患者为 HLA - B27 阴性。

2. X 线检查

（1）骶髂关节 X 线片:AS 最早的变化发生在骶髂关节,该处的 X 线片显示软骨下骨缘模糊,骨质糜烂,关节间隙模糊,骨密度增高及关节融合。病变程度分为 5 级:0 级为正常;1 级为可疑;2 级有轻度骶髂关节炎;3 级有中度骶髂关节炎;4 级为关节融合强直。

（2）脊柱 X 线片:表现有椎体骨质疏松和方形变、椎小关节模糊、椎旁韧带钙化以及骨桥形成。晚期可有严重的骨化性骨桥表现,呈"竹节样变"。

（3）髋关节 X 线片:髋关节受累者可表现为双侧对称性关节间隙狭窄、软骨下骨不规则硬化,髋骨和股骨头关节面外缘的骨赘形成,还可出现骨性强直。

（4）其他部位 X 线片:骨盆、足跟等部位 X 线片可见耻骨联合、坐骨结节和肌腱附着点(如跟骨)的骨质糜烂,伴邻近骨质的反应性硬化及绒毛状改变,可出现新骨形成。

3. CT　对于病变处于早期的患者 X 线片表现为正常或可疑的骶髂关节,CT 检查可以增加敏感性且特异性不减。

4. MRI 脊柱和骶髂关节 MRI 可以更清晰地显示 AS 患者慢性炎症病变,如硬化、侵蚀、脂肪沉积、骨桥强直等,还可以显示 AS 急性炎症病变,如骨髓水肿、滑囊炎、滑膜炎、附着点炎等的程度,对评价疾病的急性炎症活动度和慢性炎症病变的程度有较高的价值,尤其适合早期 AS 诊断。

五、诊断

(一)临床表现

(1)腰痛、发僵 3 个月以上,活动改善,休息无改善。

(2)腰椎屈伸和侧屈活动受限。

(3)胸廓活动度低于同年龄和性别的正常人(<5 cm)。

(二)放射学标准

双侧骶髂关节炎≥2 级或单侧骶髂关节炎 3～4 级。

(三)分级

1. 肯定 AS 符合放射学标准和至少 1 项临床标准。

2. 可能 AS 符合 3 项临床标准,或符合放射学标准而不具备任何临床标准(应除外其他原因所致骶髂关节炎)。

六、鉴别诊断

AS 常见症状,如腰痛、僵硬或不适等在很多临床疾病中普遍存在,需注意和类风湿关节炎、骨关节炎、Reiter 综合征、银屑病关节炎、髂骨致密性骨炎、腰肌劳损等疾病相鉴别。

七、治疗

AS 呈慢性病程,目前尚无根治的方法。及早诊断、合理治疗、控制症状并改善预后。治疗方法主要有非药物治疗、药物治疗与手术治疗。治疗目前主要依据 2015 年 ACR(American College of Rheumatology)AS 治疗指南。

(一)非药物治疗

对患者及其家属进行疾病知识宣传教育,有助于患者主动参与治疗。劝导患者合理进行体育锻炼,首选常规普通有氧锻炼方式。日常活动中保持正确的站姿和坐姿。

(二)药物治疗

1. NSAIDs NSAIDs 发挥最大疗效是在服药 2 周后,因此应持续规则使用至少 2 周,如一种药物治疗 2～4 周疗效不明显,可改用其他类别的 NSAIDs,避免同时使用两种以上 NSAIDs。

2. 改善病情药物(disease modifying anti-rheumatic drug,DMARD)

(1)柳氮磺吡啶:该药可改善 AS 的关节疼痛、肿胀和发僵,并可降低血清 IgA 水平及其他实验室活动性指标,适用于改善 AS 患者的外周关节炎,并对本病并发的前葡萄膜炎有预防复发和减轻病变的作用。但该药对 AS 的中轴关节病变的治疗作用缺乏证据。通常推荐用量为每日 2.0 g,分 2～3 次口服。剂量增至 3.0 g/d,疗效虽可增加,但不良反应也明显增多。本品起效较慢,通常在用药后 4～6 周。为了增加患者的耐受性,一般以 0.25 g 每日 3

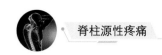

次开始，以后每周递增 0.25 g，直至 1.0 g，每日 2 次，或根据病情及患者对治疗的反应调整剂量和疗程，维持 1～3 年。为了弥补柳氮磺吡啶起效较慢及抗炎作用欠强的缺点，通常选用一种起效快的抗炎药与其并用。本药的不良反应包括消化系统症状、皮疹、血细胞减少、头痛、头晕以及男性精子减少及形态异常（停药可恢复）。

（2）沙利度胺：该药有特异性免疫调节作用，选择性地抑制正常单核细胞产生 TNF‑α，协同刺激人 T 淋巴细胞、辅助 T 细胞应答，抑制血管形成和黏附因子活性。

（3）其他改善病情药物：如甲氨蝶呤、来氟米特、雷公藤片等对外周关节病变为主的 AS 患者具有一定疗效，但对于中轴脊柱关节为主的 AS，目前研究尚未发现对于 AS 有确切疗效。

3. 糖皮质激素　　AS 患者出现虹膜睫状体炎可选择局部使用，合并外周关节炎可关节腔内注射，不推荐全身用药。

4. 生物制剂　　肿瘤坏死因子抑制剂用于治疗活动性或对抗炎药治疗无效的 AS，治疗后患者的外周关节炎、肌腱末端炎及脊柱症状，以及 C 反应蛋白均可得到明显改善。但其长期疗效及对中轴关节 X 线病变的影响如何，尚待继续研究。常用 TNFi 有依那西普，每周 50 mg，分 1～2 次皮下注射；英夫利西单抗，每次 3 mg/kg，第 0、2、6 周各 1 次，之后每 1～2 个月 1 次皮下注射；阿达木单抗，每 2 周 40 mg，1 次皮下注射。TNFi 疗程较长，疗效至少要在用药 3 个月后才会出现，长期使用可减慢患者脊柱新骨的形成，延缓病程的进展，改善预后。该类药最主要的不良反应为注射部位局部反应和免疫力降低，感染发生率增加，患者易合并呼吸道感染、结核、病毒性肝炎等。用药期间需定期复查血尿常规、胸片、肝肾功能等。

（三）局部阻滞或针法治疗

根据病情，下腰部疼痛剧烈者，可行骶髂关节内糖皮质激素注射，每年以 3 次以下为宜；膝关节红肿热痛，活动受限者，可选用双膝关节内糖皮质激素注射，每年以 3 次以下为宜；中晚期脊柱活动受限者，可选用微创松解治疗（拨针、针刀）；脊柱过度屈曲、功能严重障碍者，可行脊柱矫形术治疗。

（四）外科手术

1. 治疗目的　　医生在为患者制定治疗计划及与患者交代病情时应明确，AS 累及脊柱是脊柱的关节韧带均已骨化融合，手术治疗后的脊柱不能变成活动的节段，只能将处于非功能位的畸形脊柱通过手术变成近似功能位的脊柱，然后再融合。因此矫正畸形后的脊柱仍然没有活动节段。但经过手术矫正畸形后，使头部抬高，两眼可平视或向上看，躯干直立可改善步态及站立姿势，也可改善生活质量和劳动能力，同时也可增加患者的心肺功能，减轻或消除神经根刺激症状。

2. 适应证

（1）寰枢椎不稳，伴有疼痛及中度神经功能障碍。

（2）颈椎后凸畸形，出现下颌顶住胸部，头部不能抬高，双眼不可平视。

（3）腰椎后凸，出现头不能抬起，眼不能平视，上半躯干前弯，形成严重驼背。

（4）脊柱骨折伴假关节形成。

八、预防

（1）给患者详细解释病情，以消除紧张情绪，积极配合治疗。

（2）饮食应清淡，避免进食刺激性食物，应戒烟戒酒。

（3）根据体力状况适当锻炼身体，增加户外活动，深呼吸和有氧运动有助于保持胸廓的弹性，如条件允许可经常游泳，有助于保持脊柱、颈部、肩和髋部的灵活性，还能增加肺活量。

（4）避免传染病、流行病入侵，预防感冒和腹泻及生殖卫生。

（5）使用外用药时，注意皮肤过敏情况。急性期以休息为主，鼓励患者作床上关节锻炼，随着病情缓解逐渐加大运动量。

九、典型病例

（一）诊治过程

一般情况 患者女性，33 岁，家庭主妇。

主诉 腰骶部疼痛 5 年。

病史 患者自述 5 年前渐起下腰部及骶尾部疼痛，夜间痛及晨起痛明显，活动后缓解，自服用布洛芬能缓解疼痛，近半年来疼痛逐渐沿脊柱向胸背部发展，药物治疗效果不佳。

查体 "4"字征阳性，骶髂关节和椎旁肌肉压痛，脊柱活动无明显受限，枕墙距正常，Schober 试验正常，胸廓活动度正常，外周关节无明显红肿。

诊断 强直性脊柱炎。

治疗方案 入院完善相关检查，查 HLA - B27 阳性，血沉、C 反应蛋白明显升高，骶髂关节 X 线片示双侧骶髂关节炎，胸腰段脊柱无明显骨质增生，胸片（一）。入院后予以静滴非甾体类消炎镇痛药控制症状，排除结核、肝炎等疾病后，给予重组人 Ⅱ 型肿瘤坏死因子受体-抗体融合蛋白 25 mg 皮下注射，每周 2 次，治疗 4 周后症状明显缓解出院。

随访 出院后继续予重组人 Ⅱ 型肿瘤坏死因子受体-抗体融合蛋白 25 mg 皮下注射，每周 2 次，治疗 2 个月后改为每月皮下注射 1 次，半年后症状完全缓解，复查血沉、C 反应蛋白正常后停药。

（二）诊疗分析

1. **诊断明确** 患者年轻女性，下腰部及骶尾部疼痛，具有晨起痛和夜间痛的典型表现，活动后明显缓解，结合影像学检查和 HLA - B27 阳性，诊断明确。

2. **治疗**

（1）患者诊断明确，AS 患者首选药物治疗。

（2）非甾体类消炎镇痛药能明显缓解急性期和进展期的疼痛症状，口服效果不佳时考虑静滴非甾体类消炎镇痛药控制疼痛，同时进行生物制剂治疗效果理想。

（3）如果患者骶髂关节炎症状明显或者合并外周关节症状时，可行局部阻滞治疗或者关节内灌注治疗。

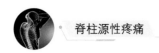

（4）晚期脊柱畸形严重影响日常生活者可建议外科手术治疗。

十、总结与思考

AS是与遗传有关的慢性炎症性疾病，疾病发展缓慢，治疗主要是及早诊断并合理治疗，控制症状并改善预后。目前采用中西医结合治疗，能够有效地控制疼痛症状，延缓疾病的进展。

第二节　骨质疏松性椎体压缩性骨折

一、定义

骨质疏松（osteoporosis，OP）是一种以全身骨密度降低和骨质量下降为主要特征的内分泌与代谢疾病。其主要特征是以单位体积内骨量丢失、骨脆性增加及骨微结构退化，在轻微外力作用下易发生骨折的疾病。骨质疏松性椎体压缩性骨折（osteoporotic vertebral compression fractures，OVCF）是指因为骨质疏松症而发生椎体骨组织内钙的逐渐丢失，进而导致骨密度和骨强度的降低，并产生椎体单发或多发压缩性骨折的严重并发症。骨质疏松症对老年患者的身体健康构成了严重的威胁，患者可因疼痛不能行走、活动，严重影响患者的生活质量，也增加了经济负担。

二、病因

（一）骨的结构

骨分为骨密质与骨松质。骨板紧密排列构成骨密质，骨板由骨胶原纤维平行排列于钙质化死亡基质中而成。外环骨板为排列在骨表面的骨板，内环骨板为围绕骨髓腔排列。内外环骨板间有许多同心圆排列的哈氏骨板，中心是哈氏管。哈氏管与骨的长轴平行，形成许多网状结构，其内有血管、神经通过。骨板形成较大空隙的网状结构为骨松质，网孔内与骨髓，长骨的骨端、短骨和不规则骨的内部是骨松质存在的部位。

（二）骨组织的力学特性

1. 各向异性　即不同方向的力学性质不一。这是由骨组织的多孔介质夹层结构所致。

2. 弹性和坚固性　骨的有机成分使其具有弹性和抗张性，而无机成分使其具有坚固性和抗压性。

3. 应力强度方向性　因不同部分的骨结构不一样，导致骨的承受力不一，其各向异性对应力量的反应在不同方向也不同。

三、发病机制

（一）骨组织的力学特性变化

当骨正常组织和结构发生了变化，导致骨的力学特性被改变，即使轻微外力或体重本身均可导致骨折发生。

（二）骨量的变化

骨量降低是骨折发生的主要原因，含大量骨松质的骨组织（如脊柱骨椎体）在机体衰老的过程中骨量的丢失较多，骨组织的结构易破坏，因此更易发生骨折。随着年龄的增大，骨质的脆性加大，抗冲击力降低，这是骨质疏松性骨折的主要原因。

（三）骨结构的改变

除了骨量的减少，骨结构的改变也是骨质疏松性骨质的一个因素。骨质疏松患者的骨小梁变细、数量减少，使骨小梁的强度降低。这种骨结构的改变导致骨的力学性能发生改变，骨的强度也随之降低。因此，在轻微外力作用下即可发生骨折。

四、临床表现

（一）症状

疼痛是椎体压缩性骨折发生后的主要症状，疼痛的部位与骨折椎体位置相关，病变刺激脊神经可引起脊神经走行区域放射性疼痛，单侧或双侧对称性分布，常翻身及起床时疼痛明显加重。

（二）体征

身高改变和驼背畸形：椎体发生骨折后常常可出现患者身高降低。当胸、腰椎椎体骨折时可发生驼背。

（三）影像学检查

1. X 线　X 线是诊断椎体压缩性骨折的基本手段（图 6-1）。X 线常表现为楔形变、双凹形、挤压变形等。但是由于脊柱的结构复杂，在 X 线片上结构相互重叠，常不易发现细微病变，也无法将新鲜骨折与陈旧性骨折进行鉴别。

2. CT　CT 能更好地了解骨折的程度及椎体周围的变化，避免了 X 线结构重叠的缺点。

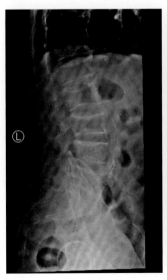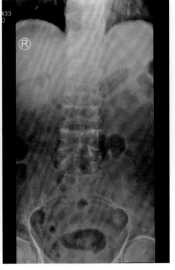

▲ 图 6-1　腰骶椎 X 线正、侧位片

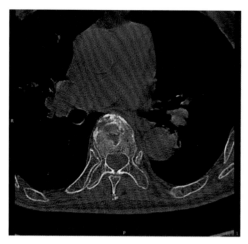

▲ 图6-2　椎体骨折及椎管受累情况

CT 矢状位图像常呈现为楔形变和鱼尾形变等改变，以椎体中部高度减低最为明显，可见骨折线，邻近椎间盘的改变，在横断图像上可显示椎体骨折及椎管受累的情况（图6-2）。

　　3. MRI　可直接区分急性骨折和陈旧性骨折，还能用于排除其他疾病（图6-3），对周围软组织具有更好的分辨率和多轴位成像能力。急性期 T1 加权像可呈椎体内形状、范围不等的低信号；T2 加权像呈相应形状的等信号或高信号，抑脂相呈高信号。后期因骨折的修复及水肿等的吸收，其信号可与正常椎体相似。

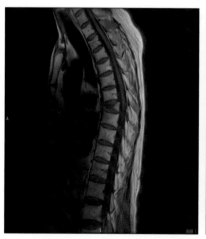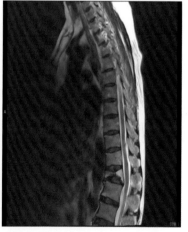

▲ 图6-3　磁共振下脊柱矢状面

　　4. 骨扫描　通过放射性核素检测骨组织的形态或代谢异常。其检测骨异常的敏感性接近 100%，但特异性不高，较 X 线检测低。放射性核素骨扫描的敏感性高，因放射性浓聚区持续时间不定而不适用于随访观察。在不能行 MRI 检查的患者，骨扫描对判断责任椎体及新鲜骨折有重要意义。

五、诊断

（一）病史

多见于骨质疏松症、年龄较大、跌倒史、搬重物史、长期使用皮质类固醇（每日超过 5 mg，连续 3 个月）或其他药物、饮酒、吸烟、缺乏维生素 D 和抑郁症等。

（二）临床表现

急性压缩性骨折患者可能会因位置变化、咳嗽、打喷嚏或突然站立而引起剧烈的疼痛。脊柱后凸和脊柱中线压痛。除了脊柱后凸之外，慢性压缩性骨折患者还可能会出现身高下降的情况。

（三）影像学表现

椎体压缩骨折在 X 线片上可显示为骨小梁间隙变大，骨密度小，皮质薄，首选 X 线检查进行初步诊断。MRI 诊断原发性骨质疏松椎体压缩性骨折可表现为椎体形态的改变和椎体信号的异常。

六、鉴别诊断

（一）椎体血管瘤

好发于下胸段、上腰段；大多无症状，严重者可表现为局部酸胀痛，脊柱僵直，活动受限，累及脊神经时可表现为所支配区域的疼痛，当血管瘤压迫脊髓时可表现为进行性截瘫，MRI检查基本能明确。

（二）梨状肌综合征

由于梨状肌肿胀卡压坐骨神经引起下肢的放射性疼痛及麻木，通常臀部梨状肌处有明显压痛点，该患者有轻度压痛，待相关检查后，与之鉴别。

（三）第三腰椎横突综合征

为腰椎管外病变，该横突尖部软组织因损伤而引起一系列的病理变化，并导致腰痛或腰臀痛。多发于青壮年、腰背部肌较弱者，男性多见，有外伤史和长期工作姿势不良者。主要表现为腰部及臀部疼痛，活动时加重，俯卧位检查时可触及一侧或两侧竖脊肌轻度痉挛及压痛，可在第三腰椎横突末端扪及硬结和条索状物，触痛明显，直腿抬高试验（-），无神经根刺激症状，化验及影像学检查无特殊异常。

（四）椎体结核

如病灶压迫脊髓硬膜囊及神经根，患者可有四肢麻木无力及脊髓损伤等临床症状，但多伴有低热、盗汗、身体消瘦等结核中毒症状，影像学可发现椎体破坏，椎旁脓肿等，可进一步检查鉴别。

（五）椎体转移瘤

最早出现病变平面的胸痛或腰背痛，呈间歇性，常发生在夜间；病理性压迫，肿瘤侵犯神经后出现神经痛，侵犯脊髓后出现肌张力改变，运动功能障碍，进一步 MRI 检查明确。

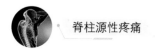

七、治疗

(一) 术前宣教

患者对 OP 认识不足是导致其诊疗率低下、预防椎体骨折措施落实不到位的重要原因。因此,术前宣教尤为重要,让患者及家属充分认识 OP 的特点及发生的高危因素,规范抗 OP 治疗,正确认识脊柱压缩性骨折的微创手术治疗,除此之外还要重视预防再次骨折。

(二) 手术治疗

1. 经皮椎体成形术(percutaneous vertebroplasty,PVP)　主要用于 OVCF、椎体骨髓瘤、椎体血管瘤及椎体转移性肿瘤等(图 6-4)。帮助患者缓解疼痛,早日恢复生活自理能力,但该手术只能治疗骨折椎体,对全身 OP 无治疗作用。

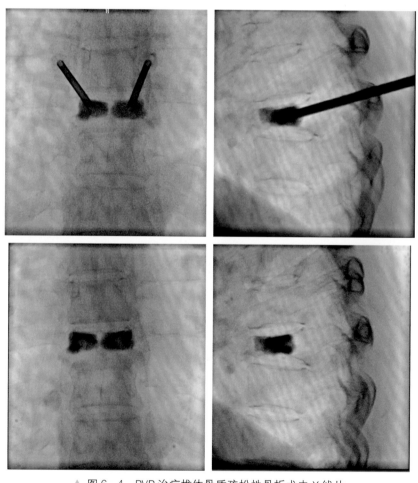

▲ 图 6-4　PVP 治疗椎体骨质疏松性骨折术中 X 线片

2. 经皮椎体后凸成形术(percutaneous kyphoplasty,PKP)　是在 PVP 基础上发展而成的手术方式(图 6-5)。除了可以缓解患者疼痛之外还能部分恢复椎体高度。其与 PVP 手术方式基本相同,但是其手术更为安全可靠,和 PVP 一样对全身 OP 无治疗作用。

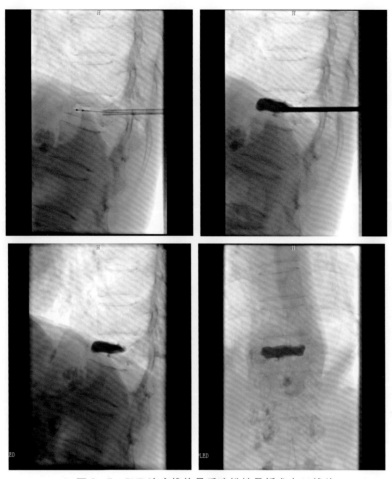

▲ 图 6-5　PKP 治疗椎体骨质疏松性骨折术中 X 线片

3. 前路钢板或后路椎弓根螺钉内固定术　可用于骨质疏松性胸、腰椎椎体爆裂性骨折。

（三）抗 OP 治疗

1. 一般治疗　改变不良的生活方式，采取健康的生活方式，戒烟、酒，避免大量饮用咖啡及碳酸饮料，多食牛奶等高钙、低盐饮食，尽量避免使用影响骨代谢的药物。术后在医生的指导下可早期开始适量运动，能减少肌肉萎缩、改善骨骼血液循环、促进骨折愈合等。户外阳光下活动，并可增强维生素 D 的吸收与合成。

2. 预防再次跌倒　日常生活中加强照料、增加手扶及减少障碍物等预防跌倒所致的脊柱压缩性骨折。

3. 维生素 D 和钙剂　OVCF 患者是维生素 D 和钙剂缺乏的高危人群。钙剂和维生素 D 应作为抗 OP 过程中的基础补充剂使用。在我国老年人每日钙摄入量为 1 000 mg，每日从饮食中获取的钙约为 400 mg，需每日额外补充元素钙量 500～600 mg。维生素 D 能促进钙吸收，降低骨折发生，在治疗 OP 时，剂量可为 800～1 200 U。

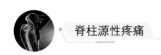

4. 药物治疗 双膦酸盐类药物能抑制破骨细胞功能,促进患者骨量增加,降低骨质疏松性椎体及非椎体骨折的风险,临床常使用阿仑膦酸钠片和唑来膦酸注射液。降钙素作用于破骨细胞上的特异性降钙素受体,抑制破骨细胞的活性,阻止骨量丢失,增加骨量,同时降钙素还可升高脑内 β-内啡肽缓解疼痛。雌激素类药物可通过抑制破骨细胞来实现抗 OP 作用,绝经后妇女合理使用雌激素类药物预防 OP 总体安全有效,使用雌激素类药物前,应严格把握适应证及禁忌证。特立帕肽注射液能刺激骨形成和骨吸收,并可减少绝经后妇女骨折的发生率,根据给药方式的不同,还能提高或降低骨密度。

八、预防

(一)健康的生活方式

戒烟、减少饮酒,富含钙质、低盐和适量蛋白质的均衡膳食,减少咖啡和碳酸饮料的摄入,多晒太阳和适当户外运动,慎用不利于骨健康的药物等。同时,应避免过度负重和身体过度扭曲等。

(二)预防跌倒

跌倒是导致骨质疏松性骨折的重要原因,避免跌倒是预防骨折的有效措施,包括识别跌倒的危险因素(如环境因素、健康因素、神经肌肉因素等)及采取预防跌倒的相关措施(如改善视力、减少或避免服用影响神经功能的药物、在容易滑倒的地点增加扶手、使用保护器等)。

(三)预防骨质疏松

口服钙剂、维生素 D 的同时需要与抗骨质疏松药物联合应用。

九、典型病例

(一)诊治过程

一般情况 患者女性,89 岁。

主诉 腰背部疼痛 4 个月。

病史 患者 4 个月前跌倒后腰背部疼痛,疼痛为持续性存在,翻身、起床时加重。

查体 L1 腰椎棘突及椎旁压痛,伴叩击痛,双下肢感觉、肌力明显减退,余检查因患者疼痛不能配合,VAS 评分:7 分。

诊断 椎体压缩性骨折。

治疗方案 入院完善相关检查,腰椎 CT 及 MRI 均提示 L1 椎体压缩性骨折,相应椎管狭窄。给予神经阻滞、经皮穿刺椎体成形术等治疗后症状明显缓解出院。

随访 出院后嘱患者口服阿仑磷酸钠 70 mg,每周 1 次。分别于术后 1 个月、3 个月、6 个月复查 CT 及 MRI。

(二)诊疗分析

1. 诊断明确 该患者具有典型的病史、临床症状、体征和影像学表现,患者疼痛部位、查体压痛、叩击痛部位与 MRI 显示患病椎体相符,因而 L1 椎体压缩性骨折诊断明确。

2. 治疗得当 患者骨质疏松明确后发生椎体骨折,疼痛明显,生活自理能力受限,但经过止痛及手术治疗,患者疼痛明显缓解,生活自理能力大大提高。

3. 随访到位 分别在出院后 1 个月、3 个月、6 个月对患者进行随访,患者疼痛已经明显缓解,复查 CT 及 MRI,骨水泥填充良好,未发生渗漏,患者疼痛明显缓解,生活自理。

4. 重视预防 术后抗骨质疏松治疗非常重要,该患者若在术后坚持抗骨质疏松治疗,预后将会更加乐观。

第三节 脊柱手术后疼痛综合征

一、定义

脊柱手术后疼痛综合征(post spinal surgery pain syndrome, PSSPS)是指在一次或多次脊柱手术后,因术前评估偏差,或术中对骨、韧带及脊柱周围软组织等正常结构的损伤和改变,或术后愈合过程中发生的瘢痕粘连及肌肉、关节功能退变等多种原因,导致的患者原有疼痛未缓解或术后出现新发的疼痛或间隔一段时间后再次出现疼痛的一类症候群。

该症候群以往被称为背部手术失败综合征(failed back surgery syndrome, FBSS),因"失败"二字会产生歧义,且未能全面、准确地表达此类症候群的内涵和外延,建议用 PSSPS 取代之。2015 年法国医生 P. Rigoard 也发表文章阐述了建议用"post operative persistent syndrome(POPS)"取代 FBSS,以便更好地对此类问题进行研究。

目前,国外报道 FBSS 发生率为 10%～40%,如此宽泛的发生率是因为数据来源于多种出版物,代表了多个总体样本特点。

二、病因

脊柱手术后疼痛综合征的病因尚未完全明确,它往往是多因素作用的结果,可以将病因分为术前因素、术中因素和术后因素。

(一) 术前因素

1. 患者方面因素 患者事先存在心理方面问题如焦虑、抑郁、疑病等,或者存在社会问题如劳务纠纷、法律诉讼等情况。这些因素可能对手术结果造成不利影响,但不应成为拒绝手术的理由,如果患者存在明确的手术适应证,适当的手术会消除患者的躯体症状从而改善情绪问题。

2. 手术选择或设计方面因素 手术适应证选择不当;手术方案存在缺陷,如对于多节段病变的责任病变区域确定不准确,评估不全面,翻修手术等。在术前因素中,手术适应证选择不当是最主要和常见因素,外科医生往往关注影像学资料所显示的结构方面的问题,而忽视了结构异常与患者症状之间的因果关系,而患者对于手术的期望是症状缓解,所以临床上会出现一种患者不满意的"完美手术"的现象。

(二) 术中因素

1. 手术技术因素 手术技术问题是一个主要因素,大约有 25%～29% 的病例是由此造成的。常见的情况包括:脊柱侧间隙或椎间孔区域减压不充分;螺钉或融合器放置位置不恰当;操作过于粗暴对神经保护不够或血管、软组织损伤过大;术中止血不充分等,甚至存在手

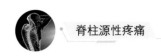

术节段定位错误的情况。

2. 手术部位　当手术涉及脊柱的关节突关节。双侧小关节面破坏各自超过 33％，单侧关节面破坏超过 100％，可将导致脊柱不稳而引发运动性疼痛。

3. 手术范围　手术节段过多势必造成脊柱的灵活性和稳定性下降，引起相邻节段代偿性活动增加，从而加速退变过程引发疼痛。

（三）术后因素

1. 疾病相关因素

（1）椎间盘突出复发，可发生于同一节段或相邻节段，复发的时间从术后 1 周至数年不等，多数是由于不恰当的姿势或外力作用而诱发。

（2）邻近节段病（adjacent segment disease，ASD），椎体融合手术后相邻节段椎体及椎间关节活动代偿性增加，加速退变所致的新发临床症状。国外报道其发生率约为 27％，是再次手术的主要原因。

（3）椎管狭窄，尤其是侧隐窝及椎间孔狭窄，椎间盘摘除后两椎体间隙变窄使椎间孔相应变窄，容易造成神经卡压而引发疼痛。

2. 手术后并发症

（1）近期并发症：①感染；②血肿；③神经损伤；④硬脊膜损伤及假性脊膜膨出等。

（2）远期并发症：①内固定失败，如发生椎弓根钉棒折断、移位导致脊椎再次失稳；②硬膜外瘢痕形成，可能造成神经根卡压、血栓或影响神经根部位的脑脊液回流及血液供应而引发神经根性痛；③椎旁肌筋膜炎，一方面术后早期因手术直接牵拉刺激可引起脊柱周围疼痛；另一方面，更为常见的是由于手术后制动或脊神经后支损伤造成椎旁肌筋膜挛缩而引发轴性疼痛，这一方面的问题正在逐渐受到重视。

三、发病机制

脊柱手术后疼痛因不同病因而发病机制各异。本章所讨论的脊柱手术不包括肿瘤和感染类疾病，主要以退行性改变和外伤引起的疾病为主，因此，无论是术前还是术后疼痛的来源主要包括神经、关节、终板、肌肉韧带等组织。所发生的病理改变主要表现为：机械性卡压，无菌性炎症，微循环障碍导致组织处于慢性缺血状态，肌肉张力异常导致的挛缩、纤维化或废用性萎缩等。

另外，作为一种慢性、失能性疾病，随着病程的延长还可能发生神经病理性疼痛或复杂性区域疼痛综合征等与解剖结构改变关系不密切的疼痛症状，以及心理因素相关性疼痛，慢性疼痛会引发大脑情绪相关区域的结构和功能改变，这部分的变化又加重疼痛症状，临床上也将其称之为"非器质性体征"，英文文献中又称为"Waddell signs"。在评估和治疗时，要对此类症状进行识别。

四、临床表现

脊柱手术后疼痛综合征的临床表现千差万别，因为其中病因各不相同，在询问病史时一定注意区分症状与手术的关系，以便于准确地分析病因，进行恰当的治疗。

（一）症状

1. 脊柱轴性疼痛　　是脊柱手术后最为常见的症状，围绕脊柱出现酸胀痛、刺痛等，通常活动加重，休息有缓解，严重时可表现为静息痛。疼痛多与椎间关节、椎间盘的终板及脊柱周围肌肉的结构和功能改变相关，是严重影响患者运动功能和生活质量的症状。

2. 神经根性疼痛　　疼痛沿神经走行区域分布，呈酸胀样或串电样疼痛，可伴有或不伴有麻木，疼痛程度通常与体位相关。

3. 麻木和凉感　　通常由于周围神经受到压迫或牵拉出现营养障碍造成的，脊柱手术后有多种原因可造成神经非离断性损伤，急性期通常表现为疼痛，慢性阶段因神经结构可能发生改变而出现感觉减退或感觉异常。椎管狭窄脊髓传导束受到压迫也可以引发感觉异常。

4. 脊柱姿态异常　　疼痛可以引起脊柱姿态异常，常见有：脊柱生理曲度消失、脊柱在冠状位及矢状位姿态异常、骨盆投射角度改变等。

（二）体征

脊柱手术后相关性疼痛的病因往往是多重的，查体非常重要，正确的诊断需要建立在症状、体征及影像学检查结果相互符合的基础上，一定避免单凭影像学检查结果做出诊断。

1. 脊柱姿态异常及活动功能受限　　通过三指触诊法确定脊柱是否存在侧弯畸形，嘱患者在站立位下做前屈、后伸，左右侧屈及旋转动作以明确脊柱运动功能受限的类型和程度。

2. 压痛点　　按照棘突、棘突旁、肌肉及患者主诉的疼痛区域的顺序去寻找压痛点，压痛点检查有助于疾病定位。

3. 疼痛、麻木、肌肉萎缩　　按照患者主诉的病变区域进行脊神经的感觉、运动及反射的检查以明确患者是否存在周围神经或中枢神经的损伤。

（三）辅助检查

影像学检查是主要手段包括：X线、CT及核磁共振检查。肌电图对于周围神经及肌肉的病变有鉴别作用。

1. 脊柱X线　　脊柱常规摄正、侧位片，颈椎通常加双侧斜位片，脊柱X线片最大优势是空间分辨率高，可以从整体上显示脊柱的骨骼形态，还可以通过动力位像检查观察脊柱的稳定性。

2. CT　　CT能显示脊柱骨性结构的细节，发现椎体附件骨的隐匿性骨折或骨裂，显示关节突关节退变的程度，显示脊柱内固定物的位置。对于椎间盘和韧带的病变也很敏感。但对于脊髓，神经根和软组织的分辨率不如核磁共振清晰。

3. MRI　　MRI对于软组织及神经系统成像非常清晰，但对骨及钙化组织成像不如CT敏感。常规做矢状位和横断面成像，在鉴别椎体和椎管内病变时可增加冠状面成像。

4. 肌电图　　通过检测神经和肌肉生物电变化特点而发现疾病，临床常用于鉴别神经、肌肉及神经肌肉接头部位的病变，对周围神经损伤的部位有鉴别作用。

五、诊断

脊柱手术后疼痛综合征泛指一组与脊柱手术相关的疼痛综合征，其中包含了多种疾病，每种疾病有各自的诊断标准，对于此类患者诊断的重点在于，在多种混杂因素中识别出引起

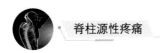

患者疼痛的关键因素,为此应遵循以下的原则和方法。

（一）诊断的原则

症状、体征与辅助检查结果相吻合,具体诊断流程见图 6-6。

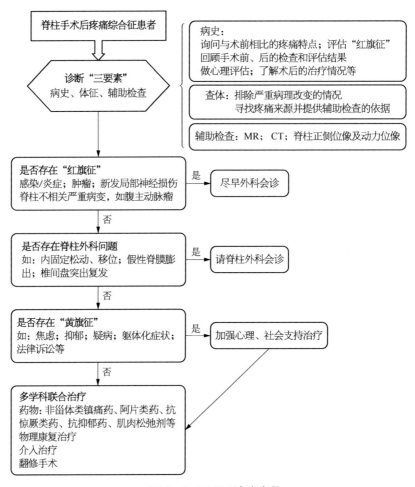

▲ 图 6-6　PSSPS 诊治流程

（二）诊断方法

对于常见疾病遵循相应的诊断标准,对于复杂病例通过多学科（脊柱外科、疼痛科,康复科,精神医学科等）会诊方式解决,有些病例也可以进行诊断性阻滞。

（三）诊断内容

除了原有的病因诊断以外,诊断内容还应包括疼痛程度（VAS 评分）,疼痛类型如伤害感受性疼痛、神经病理性疼痛、混合性疼痛等内容。必要时进行心理量表评估。

六、鉴别诊断

脊柱手术后疼痛综合征的鉴别诊断包括：排除危险疾病（如肿瘤、感染、动脉瘤等）；识别非器质性体征。

七、治疗

（一）药物治疗

对于任何类型的急/慢性疼痛，当疼痛程度达到中度以上水平时都应给予镇痛药物治疗。

1. 非甾体抗炎镇痛药（nonsteroidal antiinflammatory drugs，NSAIDs） 传统的 NSAIDs 类药物包括乙酰水杨酸、布洛芬、双氯芬、洛索洛芬，氟比洛芬、美洛昔康等；选择性 COX‐2 抑制剂包括塞来昔布、依托考昔、帕瑞昔布等。此类药物可单独用于轻至中度疼痛，也可与阿片类药物联合用于中至重度疼痛的治疗。目前，有许多复方镇痛药就是非甾体抗炎镇痛药与阿片类药物的合剂，比如氨酚曲马多、氨酚羟考酮、氨酚待因、萘普待因、洛芬待因等。

2. 阿片类镇痛药 阿片类药物主要通过与中枢神经系统中的阿片受体结合而发挥镇痛作用，常见的不良反应包括头晕、恶心、呕吐、口干、便秘、尿潴留、谵妄等，除便秘反应以外，其他不良反应随时间推移多可耐受。根据镇痛强度不同此类药物可分为弱阿片类药物，如可待因、曲马多、丁丙诺啡、地佐辛、布托啡诺等，以及强阿片类药物如吗啡、羟考酮、芬太尼透皮贴等。

3. 辅助镇痛药 此类药物又分为抗惊厥类药物和抗抑郁类药物，对神经病理性疼痛有效。抗惊厥类药物通过调节神经系统的钠离子通道（如卡马西平），以及钙离子通道（如加巴喷丁、普瑞巴林）而发挥镇痛作用。抗抑郁类药物通过增强神经系统中下行抑制性调控作用而减轻痛觉感受，常用药物包括度洛西汀、文拉法辛等。

4. 肌肉松弛剂 脊柱手术后疼痛并伴有肌肉痉挛的患者可以选择肌肉松弛剂，如巴氯芬、硫秋水仙苷、盐酸托哌酮等，此类药物作用机制不完全相同，但都可以在脊髓水平降低单突触和多突触反射的兴奋性，从而缓解肌肉痉挛和疼痛。

（二）体育锻炼、理疗和康复治疗

这些方法适用于症状轻微，同时患者存在核心肌肉力量薄弱，脊柱姿态轻度异常导致身体在前/后或左/右方向上受力不均衡而造成的疼痛。这些治疗以往不受重视，近几年得到快速发展并越来越专业化，针对不同部位的脊柱病变及手术的类型都建立了规范的评估方法和有针对性的运动处方锻炼。

（三）微创介入治疗

脊柱手术后疼痛综合征微创介入治疗常用的靶点包括椎间关节、脊神经后支、椎间孔、硬膜外腔、椎间盘、骶髂关节等。常用的微创介入治疗技术包括药物注射术、脉冲射频术、射频热凝术、低温等离子射频消融术、椎间孔镜技术、脊髓电刺激术及鞘内药物输注系统植入术等。微创介入治疗的优势在于微创、精准，对于药物保守治疗无效且没有严重结构性问题时（如内固定物松动或位置异常、脊柱不稳、广泛的椎管狭窄、巨大的血肿或感染病灶等）都可以采用微创介入治疗的方法。

1. 药物注射术 糖皮质激素能够减轻无菌性炎症和粘连反应，可用于椎间关节退变、硬膜外粘连、神经根无菌性炎症及骶髂关节炎等的注射治疗。激素注射治疗后，如果有效，可

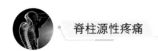

每间隔1~2周重复注射,原则上每年不超过3次,糖皮质激素的混悬剂不建议用于颈椎周围及椎管内注射,有可能造成血管栓塞或硬膜外腔粘连,这些部位建议选择水溶性激素如地塞米松棕榈酸酯注射液。对于高血压及糖尿病患者,糖皮质激素可以引起一过性血压或血糖升高,注意监测及管理。

2. 射频技术　射频技术通常包括脉冲射频和射频热凝两种模式。

(1)脉冲射频:常用于神经痛的治疗,其原理尚未明确,推测脉冲电流通过物理及生物学效应干扰了神经的传导功能而发挥镇痛作用,脉冲射频的常用参数:脉宽30 ms,脉冲频率30 Hz,温度42~50 ℃,时间2~15分钟。不同部位的脊神经射频参数略有不同。

(2)射频热凝:是通过加热的方式有限度地对部分细小神经分支进行毁损的治疗,该方法常用于脊神经后支的毁损,对于激素注射治疗有效但疗效不持久的脊柱轴性疼痛的患者可采用,该方法治疗的有效率随着时间延长而下降。

3. 低温等离子射频消融术　该技术常用于椎间盘内的减压,其工作原理是利用刀头产生的强射频电场使周围组织的形态发生变化,在低温状态下即可使 NaCl 形成等离子薄层,并使这些自由带电粒子具备足够能量打断分子键,使靶组织细胞以分子为单位解体,工作过程中刀头周围温度在40~70 ℃之间,因此对周围组织不会产生热效应伤害。该技术的优势是安全,不足之处是治疗的效应低。

4. 脊柱内镜技术　是一种可视化的脊柱微创介入治疗技术,最初用于腰椎间盘突出治疗,随着技术成熟目前对于胸椎及颈椎间盘突出也可采用该技术,并且除椎间盘病变以外,对于椎间孔狭窄,韧带增生钙化等问题也可以通过脊柱内镜技术解决。文献报道显示对于复发的腰椎间盘突出患者,采用脊柱内镜技术有一定优势。

5. 脊髓电刺激术　脊髓电刺激术(spinal cord stimulation,SCS)是将电极置入硬膜外腔后间隙,通过适宜的电场刺激脊髓背柱干扰疼痛信号的产生和传递而发挥镇痛作用。其原理尚未明确,目前公认的是"闸门控制学说"。该技术在美国主要用于脊柱手术后疼痛综合征的治疗,这部分患者是药物治疗无效且没有脊柱外科手术适应证的人群。虽然永久脊髓电刺激植入术的费用较高,但与长期服用镇痛药物的费用和其潜在的损伤及患者的治疗感受相比,该项技术更值得采用。

(四)脊柱外科手术治疗

针对药物治疗或介入治疗无效的患者,且存在诸如内固定物松动、脊椎不稳定、脊髓或神经根严重受压等情况时,建议尽早请脊柱外科医生会诊确定治疗方案。

八、预防

从脊柱手术后疼痛综合征的病因来看,预防工作应从术前、术中和术后三方面入手,加强各环节的规范操作。

(一)术前预防

坚持症状、体征与影像学检查三吻合的诊断原则,准确把握适应证,术前与患者进行充分的沟通,争取在对疾病的认识及疗效方面医患之间取得共识,必要时对患者进行相应的心理评估。

（二）术中预防

完善入院后相关检查，制订明确的手术方案，严格遵守手术分级制度，保证手术医生的技术水平与手术级别相匹配。

（三）术后预防

脊柱手术通常会在一定时间和程度上影响患者的运动功能，而术后缺少专业的训练和指导，导致患者存在过度休息或不恰当运动而引发相关疼痛症状。为此，应加强患者术后宣教，鼓励患者尽早接受专业的康复训练和指导。

九、典型病例

（一）诊治过程

一般情况　患者男性，72岁，退休工人。

主诉　反复腰臀部疼痛5年，加重6个月。

病史　患者反复腰臀部疼痛，向双侧大腿后外侧放散，不超过膝关节，疼痛呈酸胀痛，有跳动感，行走及久坐加重，平卧可缓解，翻身加重。双足有轻微麻木感。二便正常。曾服用过乐松镇痛，后来效果不好改为曲马多，50 mg 每天2次口服，后来剂量增至100 mg 每天2次口服。曾行超短波理疗及中药熏蒸等治疗可短时间缓解。曾行2次双侧L3、L4、L5后内侧支射频热凝术，每次疼痛可缓解3个月左右。

既往史　2013年行腰椎管狭窄椎板切开减压内固定术（双侧 L3、L4、L5 椎弓根钉内固定术）。

查体　患者站立位脊柱略前倾，腰椎前屈90°，后仰10°可诱发疼痛，左右侧屈20°，旋转20°。俯卧位，下腰部可见约10 cm手术切口，L4、L5 棘突缺如，L3～S1 中线旁开2 cm有广泛压痛，双侧臀上皮神经处压痛阳性，双侧骶髂关节表面无压痛。仰卧位，双侧直腿抬高试验阴性，双侧"4"字征阴性。

诊断　①下背痛；②脊柱手术后疼痛综合征。

治疗方案　入院后完善相关检查，排除手术禁忌证，由于患者长期服用镇痛药效果欠佳，且曾于疼痛科行脊神经后支热凝术2次，症状缓解时间短，经与患者及家属沟通拟行脊髓电刺激术治疗。

手术操作分两步，第一步手术，植入电极及延长导线，进行为期5天的测试，根据效果决定是否植入永久脉冲发生器。患者取俯卧位，在DSA 显影机引导下，选择L1～L2 间隙进行穿刺，沿中线植入两根8触点电极，顶端植入到 T11 椎体上缘，经测试电流覆盖双侧腰及臀部疼痛区域，在穿刺点局部纵向切开6 cm达背部筋膜层，固定好电极，并经皮下隧道放置延长导线，从左侧髂嵴上方穿出皮肤，进行固定，缝合好背部切口。患者术后卧床48小时，以防止电极移位。在测试期间，患者停止服用镇痛药，VAS 评分3分，原有痉挛样疼痛，跳痛消失。第二步手术，在局麻下取出延长导线，在左侧髂嵴后下方，臀大肌表面做4 cm×5 cm 皮下囊袋，植入永久脉冲发射器，连接电极，测试发生器运行正常，电流覆盖位置良好，彻底冲洗囊袋，缝合切口。术后患者切口愈合良好，9天拆线。电极位置稳定。

随访　分别于出院后1周、1个月进行电话随访，出院后2个月时患者回病房进行一次

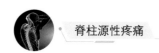

电刺激参数调整,目前每半年随访一次。出院后1周,患者以卧床休息为主,切口处轻微疼痛伴刺痒感,未出现腰臀部疼痛,电刺激参数未变,夜间睡眠时减少电量。出院后1个月随访,患者手术部位无不适,腰臀部有不适感但疼痛明显减轻,未服用镇痛药。出院后2个月,患者自觉站立位电流不明显,右侧臀部及大腿外侧电流覆盖不明显,行走距离远时出现疼痛,经过调整电极触点位置及参数后,站立位腰臀部电流强度适中,覆盖良好,嘱咐患者腰部活动幅度及速度要控制,每日适当增加行走时间,进行腰背肌力量锻炼。

（二）诊疗分析

患者诊断符合症状、体征、辅助检查三吻合原则。行腰椎管狭窄减压术前,患者存在间歇性跛行,手术后下肢症状明显改善,但腰臀部逐渐出现跳痛,痉挛样疼痛,向下肢放射不超过膝关节。行腰椎MRI及3D-CT检查,可见内固定物位置良好,未见腰椎不稳征象。患者接受的治疗是按照从简单到复杂的过程进行的,脊髓电刺激术严格按照测试—植入流程进行,治疗后效果理想。

十、总结与思考

脊柱手术后疼痛综合征,预防非常重要,应该严格遵循诊疗规范合理选择适应证。术中遵守手术分级制度控制手术质量。术后积极做好康复运动宣教。对于脊柱手术后疼痛,一方面寻找病因,进行有针对性的治疗;另一方面通过药物、微创介入等手段积极控制患者症状,对于不存在严重结构性问题和病理改变的患者,脊髓电刺激治疗对于控制疼痛症状,减少长期药物使用,改善功能具有明确的效果。

第四节 脊柱肿瘤

一、定义

凡发生在骨内或起源于各种骨组织成分的肿瘤,无论是原发性、继发性还是转移肿瘤统称为骨肿瘤,脊柱肿瘤占全身骨肿瘤的6%～10%,其中主要为转移性肿瘤,约占90%。

二、病因

（一）原发肿瘤的生物学特点

细胞生长失控是肿瘤最基本的生物学特点。原位浸润和远隔转移是恶性肿瘤常见的病因,其中容易发生远隔转移的器官包括:肺脏、肝脏和脊柱。容易发生脊柱转移的原发肿瘤包括乳腺癌、肺癌、前列腺癌、肾癌、甲状腺癌、黑色素瘤等,转移途径为血行转移。

（二）脊柱的解剖结构和生理学特点

正常脊椎静脉系统位于硬脊膜和脊髓周围的无瓣静脉丛,它既独立于腔静脉、门静脉、奇静脉和肺静脉而成为专门体系,又有交通支与上、下腔静脉联系,同时脊椎静脉系统内血液流动缓慢,为血行播散的癌细胞提供了滞留与生长的场所。

三、发病机制

恶性肿瘤脊柱转移的发病机制尚未明确,主要存在两种学说:Paget 等提出"种子与土壤"学说,即转移癌只有在适宜于其生长的环境中才能生长,而脊柱则提供了这一环境;而 Recklinghausen 等提出循环动力学说,认为脊柱血窦内缓慢流动的血液为血行播散的癌细胞提供了滞留与生长的场所。这两种学说互为补充,一方面脊椎骨属于骨松质内含红骨髓,具造血功能,血供丰富,血流速度具有多样性。红骨髓本身特殊的血流动力学特点及其血管的显微解剖结构,为肿瘤细胞生长提供了适宜的环境;另一方面脊椎静脉系统无静脉瓣,且与上、下腔静脉相沟通,为血行播散的肿瘤细胞提供了相应的途径。

四、临床表现

(一)症状

1. 疼痛　约有 70% 的患者以疼痛为首发症状。疼痛常表现为进行性持续性加剧,夜间痛明显,制动多无效,疼痛严重者服止痛药也无效。大约有 50% 的胸椎转移患者出现脊髓压迫症状。疼痛因病灶部位不同而不同。腰椎转移可表现为腹痛。上颈椎转移常伴有枕大神经分布区域的放射痛。对于上颈椎转移应注意由于上颈椎椎管相对较宽,早期患者并没有脊髓压迫症状,此时疼痛是唯一的症状。凡有恶性肿瘤病史者,不明原因的脊柱部位疼痛,应高度怀疑是否有椎体转移。

2. 脊髓压迫症状　转移瘤常很快出现神经根或脊髓的压迫症状。由于脊柱转移瘤主要位于椎体,往往从前方压迫锥体束或前角细胞,故常表现为运动功能损害。与其他脊髓病损类似,括约肌功能损害往往提示预后不良。研究表明术前 Flank 分级低常与预后不良或并发症增多有关。

3. 活动受限　如上颈椎转移瘤累及寰枕关节或寰枢关节会引起头颈部的活动受限、僵硬。部分患者可出现斜颈,长期斜颈导致头面部发育不对称。

4. 病理性骨折　有轻微外伤或根本没有任何诱因,可发生椎体压缩性骨折,此时疼痛加剧,可很快出现截瘫等。

(二)体征

脊柱转移瘤中,多数患者以转移为首发症状,原发病灶部位没有出现任何临床表现,而疼痛又是常见的临床症状,规范的查体减少漏诊及误诊率。

1. 叩痛及压痛　按照棘突、棘突旁、肌肉及患者主诉的疼痛区域的顺序去寻找痛点,由于脊柱转移肿瘤常累及椎体,因此疼痛部位常较深,叩痛比压痛更常见。

2. 脊柱姿态异常及活动受限　利用三指触诊法确定脊柱是否存在侧弯畸形,嘱患者在站立位下做前屈、后伸,左右侧屈及旋转动作以明确脊柱运动功能受限的类型和程度。

3. 疼痛、麻木、肌肉萎缩　按照患者主诉的病变区域进行脊神经的感觉、运动及反射的检查以明确患者是否存在周围神经或中枢神经的损伤。

4. 全身症状　有原发肿瘤表现者,全身情况差,常有贫血、消瘦、低热、乏力等症状。

(三)辅助检查

影像学检查包括 X 线、CT、MRI 及核素骨扫描(ECT)等。肿瘤标志物化验检查可作为

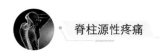

肿瘤筛查的一种方法。病理检查是确诊肿瘤的手段。

1. 影像学检查

（1）X线：大部分椎体转移患者早期X线检查通常无特异性表现，可能仅表现为骨松质的稀疏，椎体发生压缩性骨折后，病椎的上、下椎间隙保持不变。脊柱转移瘤X线可有三种表现：溶骨型、成骨型和混合型。直肠癌、结肠癌、前列腺癌易发生腰椎转移，主要表现为溶骨性破坏。X线片上如显示椎弓根的破坏，称为椎弓根阳性，对于诊断椎体转移具有很大意义。

（2）CT：CT主要的优点在于可明确骨皮质及小梁的微小破坏，能准确显示椎体的溶骨性或成骨性病灶以及肿瘤侵入硬膜外腔或椎旁软组织，肿瘤边缘多无硬化，基质钙化亦不多见。可为选择治疗方案提供依据。

（3）MRI：是诊断脊柱转移瘤的重要手段。MRI的敏感性可以和同位素骨扫描相媲美。MRI显示多发椎体跳跃性受累、椎间盘嵌入征、椎间隙扩大征及附件受累。MRI能反映转移灶的分布、数目、大小及与毗邻组织的关系。局灶性溶骨性病变在T1加权像一般表现为低信号，在T2加权像由于出血、坏死或炎性反应而常表现高信号或高低混杂信号，但信号变化缺乏特异性。局灶性硬化的病变在T1和T2加权像均表现为低信号。增强MRI扫描有助于鉴别肿瘤的性质，同时对于界定肿瘤的反应区有重要意义，为手术切除范围提供依据。

（4）骨ECT：该方法通过检测骨骼系统中放射性核素代谢情况而发现肿瘤转移病灶，对于早期诊断肿瘤骨转移具有重要意义，同时该方法可以进行全身骨骼检查，对于全面评估肿瘤转移情况有重要作用。

2. 病理活检　取病理对于诊断和后续治疗至关重要，活检主要分为切开活检和穿刺活检。目前，对于椎体转移病灶多数采用穿刺活检，可以在活检前行增强CT检查以评估穿刺的风险，必要时行切开活检。活检结果对于识别肿瘤的组织来源有帮助，如甲状腺癌、肝细胞癌等。

3. 实验室检查

（1）肿瘤标志物：检测血清中肿瘤标志物的水平对于原发肿瘤的诊断和活性判断有一定的帮助。目前，临床常用的肿瘤标志物包括：①血清癌胚抗原（CEA）；②甲胎蛋白（AFP）；③前列腺特异抗原（PSA）；④绒毛膜促性腺激素（HCG）；⑤糖类抗原125（CA125）；⑥糖类抗原153（CA153）；⑦糖类抗原19-9（CA19-9）等。

（2）生化标志物：通过检测骨代谢标志物对于骨质疏松及骨肿瘤等疾病有诊断和监测的作用。其中，Ⅰ型胶原交联氨基末端肽（NTx）和Ⅰ型胶原交联羧基末端肽（β-CTx）可以作为溶骨性骨代谢指示剂。与成骨反应有关的骨代谢标志物有骨钙素、骨碱性磷酸酶等。

五、诊断

脊柱转移性肿瘤的诊断应遵循病史、辅助检查与病理学检查相结合的原则，争取做到早期定性诊断并进行脊柱肿瘤局部病灶的分期诊断和患者全身评估。对于病情复杂患者，建议行多学科会诊。

（一）诊断依据

1. 临床表现　以疼痛为主，通常无明显诱因并渐进性加重，有静息痛；疼痛部位围绕脊柱周围,可以伴有或不伴有神经根性放射痛或麻木感;疼痛部位常有压痛或叩痛,体位变化可能影响疼痛;可能伴有全身症状;既往有或没有肿瘤病史。

2. 辅助检查 脊柱 MRI 或增强 MRI,对诊断脊柱转移肿瘤价值很大,全身骨 ECT 扫描具有时间和空间优势,对于早期病变敏感度高,并且能显示全身骨骼状态。CT 扫描对明确病灶骨质破坏形态、范围、成骨或溶骨及鉴别诊断有较大意义。

3. 病理学检查 CT 引导下的穿刺活检阳性率为 94.60%,手术后病理证实活检符合率为 95.62%,因此,病理学检查阳性结果可作为定性诊断的金标准,但是一次检查的阴性结果不能排除肿瘤的诊断。

（二）脊柱转移肿瘤的分期

目前,临床常用的脊柱转移肿瘤的分期方法有日本的 Tomita 分期法和意大利的 Weinstein-Boriani-Biagini(WBB)分期法,这些方法对于治疗方案的选择和判断预后具有重要作用。

（三）脊柱转移肿瘤全身评估

目前,常用的脊柱转移肿瘤患者的全身评估方法有 Tomita 评分系统（见表 6-1）和修正的 Tokuhashi 评分系统,在此以 Tomita 评分系统为例,说明全身评估在脊柱转移肿瘤治疗中的重要地位。

表 6-1 脊柱转移瘤的 Tomita 评分

大项	小项	分值
原发肿瘤的部位及恶性程度	原发于乳腺、甲状腺、前列腺、睾丸等生长较慢的恶性肿瘤	1
	原发于肾脏、子宫、卵巢、结直肠等生长较快的恶性肿瘤	2
	原发于肺、胃、食管、鼻咽、肝、胰腺、膀胱、黑色素瘤、肉瘤(骨肉瘤、尤因肉瘤、平滑肌肉瘤等)等生长快的恶性肿瘤、其他少见的恶性肿瘤以及原发灶不明者	4
内脏转移情况	无内脏转移灶	0
	内脏转移灶可通过手术、介入等方法治疗者	2
	内脏转移灶不可治疗者	4
骨转移情况(以全身同位素骨扫描为准)	单发或孤立脊柱转移灶	1
	多发骨转移(包括单发脊柱转移灶伴其他骨转移、多发脊柱转移伴或不伴其他骨转移)	2
总分		

Tomita 评分系统根据原发肿瘤的恶性程度、脏器转移及骨转移情况进行评价,最高分10,分值越高病情越重,Tomita 评分 2~3 分者,预期寿命较长,外科治疗以长期局部控制脊柱转移瘤为目的,对肿瘤椎体采取广泛性或边缘性肿瘤切除术;4~5 分者,以中期局部控制肿瘤为目的,可行边缘性或囊内肿瘤切除术;6~7 分者,以短期姑息为目的,可行姑息减压稳定手术;8~10 分者,以临终关怀支持治疗为主,不宜手术。

六、鉴别诊断

（一）脊柱感染性疾病

1. 脊柱结核　多有低烧、盗汗等慢性中毒症状,病变多侵蚀椎间盘与相应椎体缘,椎旁寒性脓肿有助于鉴别诊断。

2. 脊柱布氏杆菌感染　有明确的诊断依据：①肛温>38 ℃；②血培养或经皮椎弓根脊柱周围病变软组织细菌培养阳性；③标准血清试管凝集法,滴度≥1：160；④相关的临床特点（休息后不能缓解的腰、胸背及颈部疼痛等）；⑤MRI 显示相应脊柱病变。

3. 脊椎化脓性炎症　发病前患者多有皮肤疖肿或其他化脓灶,表现为急性起病、体温高、受累部疼痛明显、活动受限、局部软组织肿胀和压痛。化验检查：血常规、C 反应蛋白、血沉及降钙素原等指标有助于感染性疾病的诊断。

（二）脊柱退行性疾病

1. 脊柱结构退行性变　常见椎间盘突出、韧带增生或钙化、椎小关节骨关节炎；脊椎滑脱等,此类疾病,病程多为缓慢发病,症状稳定,少有进行性加重,静息状态下症状有缓解,患者全身状况良好。

2. 骨质疏松症　见于老年人,通过双能 X 线检查腰椎或髋关节骨密度,T 值≤−2.5。可以通过 MRI 平扫或增强 MRI 扫描结合病史和其他辅助检查多可进行鉴别诊断。

（三）其他

AS、脊柱原发性肿瘤、脊髓肿瘤通过影像学检查、相关辅助检查和病理学检查多可鉴别。

七、治疗

脊柱转移性肿瘤的治疗应遵循综合治疗的原则。在充分评估基础上选择治疗方案,评估即诊断的过程。针对脊柱局部病灶的治疗方法包括微创介入治疗、放射治疗、手术治疗及这些方法之间的联合治疗。

（一）微创介入治疗

1. 放射性粒子植入术　^{125}I 是人工合成同位素,半衰期 59.4 天,衰变过程中释放出低能 γ、χ 射线,能量为 28 keV,可作用于肿瘤细胞的 DNA 合成期,延缓肿瘤细胞增殖的周期进展。对放疗敏感的脊柱肿瘤均可采用放射性粒子置入近距离照射治疗。该方法的适应证：①手术切除困难,肿瘤术中未能完全切除者；②失去手术治疗机会的患者；③多发转移瘤、机体无法耐受手术者；④小的复发性肿瘤患者等。禁忌证：①对放疗不敏感者；②肿瘤坏死严重,粒子置入后易移位、丢失者；③血管源性恶性肿瘤患者；④粒子置入后有可能移位至椎管内者。

2. 经皮椎体成形术（percutaneous vertebroplasty，PVP）　是指在影像引导下,将骨水泥（聚甲基丙烯酸甲酯 PMMA）缓慢注入到椎体病灶中,灭活肿瘤并限制肿瘤在局部进一步生长,同时稳固椎体防止塌陷。该方法主要适用于溶骨性骨转移瘤,主要并发症为骨水泥渗漏。

3. 射频消融　射频消融是将电极针插入肿瘤病灶内,通过裸露的电极针使其周围组织产生高速离子振动和摩擦继而转化为热能,当温度达到一定靶温时,使局部组织细胞发生热凝固性坏死和变性,达到消融目的。射频消融的方法常用于实质性器官内的肿瘤治疗,在治疗脊柱转移性肿瘤时常与骨水泥治疗联用以提高治疗效果。

(二)放射治疗

放疗可有效缓解肿瘤疼痛,一般止痛效果可持续 6 个月。单纯放疗后会出现以下并发症:15%后凸加重,50%椎体压缩骨折。如骨质破坏已引发椎体压缩骨折、出现畸形,导致疼痛进行性加重和/或神经损害,放疗等治疗往往无效。

(三)手术治疗

手术目标包括:①通过减压改善或维持神经功能,预防截瘫;②缓解疼痛;③重建脊柱稳定性,避免或矫正畸形;④对于放疗以及化疗和激素治疗不敏感的肿瘤,可减瘤或彻底切除转移瘤;⑤切除孤立的、单发的、有生长可能的、对放疗无效的转移灶。经典的治疗方法是姑息性加压、稳定手术。近年来少数学者行根治性全脊椎切除术,其适应证及远期效果有待进一步观察。

八、典型病例

(一)诊治过程

一般情况　患者女性,58 岁。

主诉　腰痛 3 个月,加重 1 周。

病史　患者无明显诱因出现腰部疼痛呈酸胀痛,不向双下肢放散,坐位加重,平卧缓解,近 1 周加重,夜间偶有痛醒,自行口服镇痛药及热敷症状未见缓解,饮食、二便正常,无发热。患者 1 年半前曾行左乳腺癌根治术,入院前胸椎及腰椎 MRI 检查提示:T6 及 L3 椎体异常信号,肿瘤转移不除外(见图 6-7)。全身骨 ECT 检查提示:左侧第 3、第 5 肋骨后缘,T6 及 L3 核素异常浓聚,疑似肿瘤转移。

查体　腰椎活动度正常,L3~L5 棘突有压痛并叩痛,双下肢查体未见阳性体征。

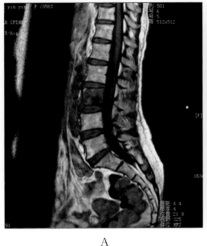

A   B

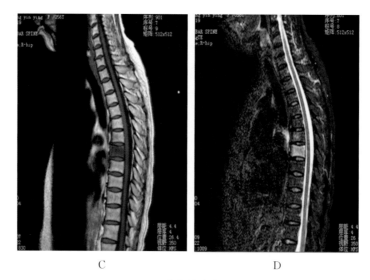

C   D

▲ 图 6-7 治疗前胸椎及腰椎 MRI

A. 腰椎 MR TWI;B. 腰椎 MR 抑脂序列;C. 胸椎 MR TWI;D. 胸椎 MR 抑脂序列。

诊断　乳腺癌；多发骨转移。

治疗方案　入院完善相关检查,经与患者及家属协商后,拟行 L3 椎体射频热凝联合椎体成形术,同时进行乳腺癌化疗。

随访　术后 8 个月随访,患者腰部疼痛缓解,但出现背部疼痛,行胸椎及腰椎 MRI 检查提示：L3 椎体可见骨水泥信号影,椎体轮廓完整,椎旁未见异常软组织影;T5、T6、T7、T8 椎体可见异常信号,肿瘤转移不除外(图 6-8)。患者再次接受了微创介入治疗,行 T5、T8 射频消融联合 T6、T7 椎体成形术。

距离第一次治疗 1 年后随访,行胸椎及腰椎 MR 检查提示：L3 椎体信号与第一次复查时比较无明显变化;T6 及 T7 椎体内可见骨水泥信号,椎体周围信号异常,结合临床;T8 椎体内可见骨水泥信号,椎体边缘清晰(图 6-9)。患者有轻微背痛,可以耐受。

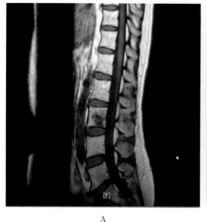
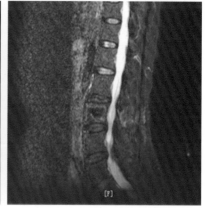

A   B

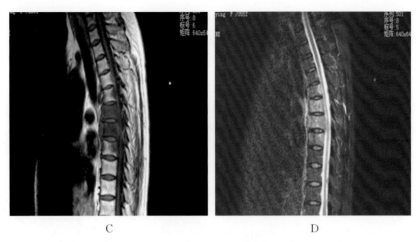

C D

▲ 图 6-8 治疗 8 个月后胸椎及腰椎 MRI

A. 腰椎 MR TWI；B. 腰椎 MR 抑脂序列；C. 胸椎 MR TWI；D. 胸椎 MR 抑脂序列

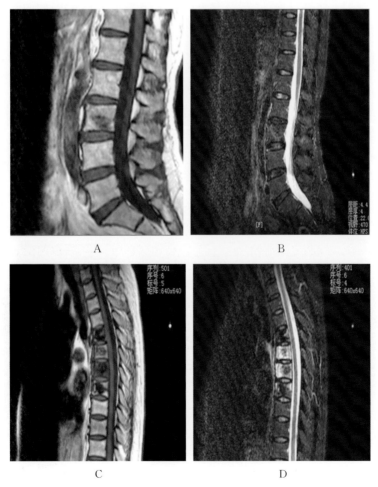

A B

C D

▲ 图 6-9 治疗 1 年后胸椎及腰椎 MRI

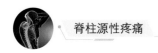

（二）诊疗分析

1. 诊断明确 患者有乳腺癌病史，行胸椎及腰椎 MRI 检查可见多处脊柱骨异常信号，信号改变符合骨转移特点，同时全身骨 ECT 检查提示相应部位核素浓聚。

2. 治疗得当

（1）患者第一次治疗前，以腰痛为主，体征方面及脊柱 MRI 检查均无脊柱不稳和神经损伤改变，同时椎体病变部位超过 1 处，优先选择微创介入治疗。

（2）患者经过第一次治疗后腰痛立刻缓解，同时辅助全身化疗，因 T6 部位未出现疼痛遂未予治疗。

3. 随访到位 分别于治疗后 8 个月和 1 年进行了随访，接受 L3 椎体射频热凝联合椎体成形术，椎体病情稳定，未见肿瘤复发，同时在 8 个月随访时发现了其他椎体病变发展，因为第一次治疗过程没有明显痛苦，患者随即接受了第二次微创介入治疗，1 年后随访，椎体病情稳定。

4. 加强综合评估和治疗 肿瘤作为易复发性疾病，在病情出现复发时，应做好全身评估，并尽量采取微创手段进行治疗，同时为了提高疗效应加强联合治疗，包括全身的治疗和局部的多种微创手段的联合应用。

九、总结与思考

随着老龄化社会的来临，肿瘤的发病率呈高发态势，转移是恶性肿瘤最重要的特性之一，约 70% 的癌症患者出现不同部位的转移。脊柱是骨转移最常见的部位，据统计恶性肿瘤转移至脊椎概率仅次于肺和肝脏，居第 3 位。肿瘤脊柱转移而引发的疼痛常作为首发症状表现出来，在门诊诊断时需给予重视，避免漏诊。

脊柱转移性肿瘤所引发的疼痛和神经功能障碍对患者造成巨大影响，目前的治疗手段很多，但在面临着诸如创伤、疗效、功能、预计生存期、花费等方面问题时，要制订出一个完美的治疗计划还需要建立更完善和细致的评估体系，以及多学科参与的会诊机制。

第五节　骨质疏松性脊柱痛

一、定义

骨质疏松性脊柱痛是指由骨质疏松症（osteoporosis，OP）及骨质疏松后一些病理生理改变导致的脊柱区疼痛，以腰背痛最为多见，亦是骨质疏松性骨痛最常见的表现形式，约占骨质疏松性疼痛的 70%～80%。

OP 是一组最常见的骨代谢性疾病，其特征是骨量减少和（或）骨组织微结构破坏，导致骨强度下降、骨脆性增加。可发生于任何年龄，但多见于绝经后女性和老年男性。OP 分为原发性和继发性两大类。原发性 OP 包括绝经后 OP（Ⅰ型）、老年 OP（Ⅱ型）和特发性 OP（包括青少年型）。

本节内容主要讨论原发性 OP 所致的骨痛和脊柱痛。

二、病因

OP的病因并未完全阐明，人体正常的骨代谢有赖于正常的骨重建功能，即成骨与破骨活动之间的相互依赖、相互影响和制约。一般认为在OP中，由于各种因素的影响，成骨细胞与破骨细胞成熟与凋亡的速度发生改变，破坏骨平衡，导致骨强度和脆性发生改变。

（一）骨吸收异常

骨吸收主要由破骨细胞介导，破骨细胞来源于造血干细胞的髓样细胞，属于单核/巨噬细胞系统。破骨细胞形成后具有骨吸收能力。骨吸收分为3个阶段，即破骨细胞吸附于矿化骨组织，破骨细胞极化，破骨细胞吸收骨组织和终止骨吸收过程。在破骨过程中多种其他细胞在激素和局部介质的作用下，参与破骨过程的调控。激素和一些介质水平的变化导致了骨吸收的异常。

1. 雌激素　雌激素主要抑制骨吸收，绝经后女性由于雌激素的缺乏，可造成骨吸收增强，从而导致骨量的快速丢失，这也是OP在绝经后女性人群中高发的原因之一。

2. $1,25-$二羟维生素D_3　$1,25-$二羟维生素D_3即$1,25-(OH)_2D_3$，是维生素D在体内的活性形式。$1,25-(OH)_2D_3$可促进小肠对钙的吸收，提高血钙水平。$1,25-(OH)_2D_3$的缺乏可导致血钙水平下降，同时增强骨钙动员，促进骨吸收。生理剂量的$1,25-(OH)_2D_3$还可刺激成骨细胞活性和骨基质的生成，防止骨质疏松的发生。但在大剂量下，破骨细胞被过度激活，导致骨吸收增加。

3. 降钙素　破骨细胞上有降钙素受体，是降钙素的靶细胞。降钙素可直接抑制破骨细胞的活性，并抑制破骨细胞的生成，从而抑制骨吸收、降低血钙。

4. 甲状旁腺素（PTH）　PTH通过作用于成骨细胞，促进多种骨吸收因子的释放而激活破骨细胞，促进破骨细胞的作用。

（二）骨形成异常

骨形成由成骨细胞介导，由多潜能间质干细胞分化成熟而来。它不但能分泌大量的骨胶原和其他骨基质，而且能分泌一些重要的细胞因子和酶，从而启动骨形成过程，同时也能通过这些因子将破骨细胞耦联起来，控制破骨细胞的生成、成熟及活化。成骨细胞经历增殖、分化、成熟、矿化等各个阶段后，被矿化机制包围或附着于骨基质表面，逐步趋向凋亡或变为骨细胞、骨衬细胞。骨形成由遗传、营养、生活方式、激素等多种因素的影响。

1. 生活方式　适量的力学刺激和负重有利于维持骨形成，修复骨骼微损伤。运动过少或运动过度均易导致骨质疏松。吸烟、酗酒、高蛋白质饮食、嗜咖啡、光照过少等均是OP的危险因素。

2. 钙摄入不足　钙是骨质的矿物基础，足量的钙摄入可为骨形成提供充足的物质基础。

3. 激素　生长激素（GH）促进合成代谢的作用用于骨形成，GH还可影响骨矿物质的沉积。雄激素可作用于成骨细胞促进骨形成，并还可抑制破骨细胞的分化。皮质类固醇激素过多可抑制成骨细胞，减少骨形成，诱发OP。

4. 药物　除糖皮质激素类药物外，过多甲状腺激素、抗癫痫药、肝素、化疗药和长期锂治疗等均为OP的危险因素。

5. 遗传因素　患OP的风险：白种人高于黄种人，而黄种人高于黑种人，从而提示OP

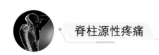

的形成可能有遗传因素的参与。

三、发病机制

OP 被认为是一种"沉默的疾病",疼痛特别是腰背痛虽然不是 OP 的特有症状,但却是导致患者前往就医的最常见原因。除脆性骨折、骨骼畸形、关节不稳定及肌肉紧张导致的疼痛外,OP 还通过其他途径直接或间接地导致疼痛的产生。

(一)外周机制

骨组织有丰富的神经支配,虽然骨量和骨强度随年龄的增长而下降,但骨组织中的感觉神经纤维并不会减少,因此骨神经的"密度"随年龄而增加。骨中的交感神经纤维可以调节骨破坏、骨形成、血管扩张、血管收缩、巨噬细胞浸润和骨组细胞功能。在骨骼损伤后,交感神经纤维可以调节感觉神经纤维的功能,这种感觉神经纤维和交感神经纤维之间的病理相互作用可能在复杂区域疼痛综合征(CRPS)中发挥作用。事实上有几项研究正在探索 β 肾上腺素能受体阻滞剂在绝经后 OP 中的应用,但目前仍存较大争议。

此外,破骨细胞活动亢进和骨吸收旺盛可造成周围环境的酸度增高,导致低 pH 敏化的伤害性感受器过表达。同时酸性环境亦激活酸敏感伤害感受器,如酸敏感离子通道-3(ASIC-3)和瞬时受体电位香草酸-1(TRPV-1)等,直接产生炎性疼痛。虽尚无研究阐明破骨活动与骨质疏松骨痛之间的关系,但这种机制在骨癌骨痛中已被证实,而破骨活动的增强在 OP 和骨癌中同样存在。

因此,可能存在以下几种机制有助于产生和维持 OP 中的疼痛:①老年人骨感觉神经纤维密度增加。②骨交感纤维与感觉纤维在骨损伤后的相互作用。③在 OP 病理生理过程中低 pH 敏化的伤害性感受器过表达。

(二)中枢敏化

N-甲基-D-天冬氨酸(NMDA)受体和小胶质细胞的激活是中枢敏化的主要原因。中枢敏化可能在 OP 疼痛的维持和慢性化中起到至关重要的作用。及时治疗可以从神经敏化和疼痛中恢复。但由于 OP"沉默的疾病"的特点,使得 OP 的疼痛从急性到慢性转变的可能性大大增加。

(三)生物力学机制

随着骨量减少、骨组织微结构遭到破坏,骨强度降低和骨脆性增加,使得微骨折和脆性骨折发生的风险大大增加,尤其是在脊柱。发生骨折之后,机械刺激、炎性介质和神经病理性因素共同导致急性疼痛。而椎体结构破坏导致的脊柱后凸或直接的脊髓激惹,脊柱周围肌肉、小关节、韧带的持续性应力异常。这种机体正常力学关系的破坏,诱导骨骼肌肉疼痛的产生,并可能通过外周机制和中枢敏化机制发生慢性化,因此这种疼痛往往在骨折愈合后依然存在。

四、临床表现

(一)疼痛

疼痛是 OP 患者最常见、最主要的主诉,可以出现反复的腰背部疼痛或全身疼痛。疼痛通常在翻身、坐起等体位变化和长时间行走后出现,夜间或负重活动时疼痛加重,并可能伴有肌肉痉挛,甚至活动受限。

(二) 骨折

骨折发生的常见部位为椎体(胸、腰椎)、髋部(股骨近端)、前臂远端和肱骨近端;其他部位如肋骨、跖骨、腓骨、骨盆等部位亦可发生骨折。骨质疏松性骨折发生后,再骨折的风险显著增加。除导致长时间的疼痛和活动受限外,因椎体压缩性骨折,可出现身高变矮或驼背等脊柱畸形加重腰背部的疼痛。多发性胸椎压缩性骨折可导致胸廓畸形,甚至影响心肺功能。严重的腰椎压缩性骨折可能会导致腹部脏器功能异常,引起便秘、腹痛、腹胀、食欲减低等不适。

(三) 心理状态和生活质量

OP 及其骨折所致疼痛对患者心理状态的危害常被忽略,主要的心理异常包括恐惧、焦虑、抑郁、自信心丧失等。自主生活能力下降,以及骨折后缺少与外界接触和交流,均会给患者造成巨大的心理负担。应重视和关注 OP 患者的心理异常,并给予必要的治疗。

五、诊断

OP 的诊断基于全面的病史采集、体格检查、骨密度测定、影像学检查及必要的生化测定。临床上诊断原发性骨质疏松症应包括两方面: 确定是否为骨质疏松症和排除继发性骨质疏松症。

(一) 骨量测定

骨矿含量(BMC)和骨密度(BMD)测量可判断降低骨量,是评价骨丢失率和诊断 OP 的最重要指标。目前临床和科研常用的骨密度测量方法有双能 X 线吸收检测法(DXA)、定量计算机断层照相术(QCT)、外周 QCT(pQCT)和定量超声(QUS)等。目前公认的骨质疏松症诊断标准是基于 DXA 测量的结果。我国已经将骨密度检测项目纳入 40 岁以上人群常规体检内容。

基于 DXA 测定,将 OP 的诊断标准定为骨密度值低于同种族、同性别健康成人的骨峰值的 2.5 个标准差。1998 年世界卫生组织(Geneva)标准规定: 骨密度通常以 T 值表示,即 T 值≥−1.0 为正常,−1＞T 值＞−2.5 为骨量减少为骨质疏松,T 值≤−2.5 可诊断为严重骨质疏松。

(二) 骨转换标志物

骨转换标志物是骨组织本身的代谢产物,在正常人不同年龄段,以及不同疾病状态时,血循环或尿液中的骨转换标志物水平会发生不同程度的变化,代表了全身骨骼代谢的动态状况。这些标志物的测定有助于鉴别原发性和继发性 OP、判断骨转换类型、预测骨丢失速率、评估骨折风险、了解病情进展、选择干预措施、监测药物疗效及依从性等。

原发性 OP 患者的骨转换标志物水平往往正常或轻度升高。如果骨转换生化标志物水平明显升高,需排除高转换型继发性骨质疏松症或其他疾病的可能性,如原发性甲状旁腺功能亢进症、畸形性骨炎及某些恶性肿瘤骨转移等。

一般推荐空腹血清 Ⅰ 型原胶原 N -端前肽(procollagen type 1 N-peptide,P1NP)和空腹血清 Ⅰ 型胶原 C -末端肽交联(serum C-terminaltelopeptide of type 1 collagen,S-CTX)分别为反映骨形成和骨吸收敏感性较高的标志物。

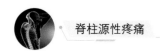

六、鉴别诊断

OP 需与骨软化症、骨髓瘤和骨转移癌等进行鉴别。血、尿钙、磷含量的测定是鉴别疾病的基础。原发性 OP 一般血清钙、磷、镁等无异常。

七、治疗

骨质疏松性脊柱痛的治疗主要包括运动治疗、药物干预和疼痛治疗。

（一）运动治疗

建议进行有助于骨健康的体育锻炼和康复治疗。运动可改善机体敏捷性、力量、姿势及平衡等，减少跌倒风险。运动还有助于增加骨密度。适合于骨质疏松症患者的运动包括负重运动及抗阻运动，推荐规律的负重及肌肉力量练习，以减少摔倒和骨折风险。包括重量训练、行走、慢跑、太极拳、瑜伽、舞蹈、乒乓球等。临床医生应对 OP 患者的运动进行指导，并应强调循序渐进、持之以恒。

（二）抗骨质疏松药物

有效的抗骨质疏松症药物可以增加骨密度，改善骨质量，显著降低骨折的发生风险，抗骨质疏松药物治疗的适应证主要包括经骨密度检查确诊为骨质疏松症的患者；已经发生过椎体和髋部等部位脆性骨折者；骨量减少具有高骨折风险的患者。

抗骨质疏松症药物按作用机制可分为骨吸收抑制剂、骨形成促进剂、其他机制类药物及传统中药。通常首选使用具有较广抗骨折谱的药物（如阿仑膦酸、唑来膦酸、利塞膦酸钠和迪诺塞麦等）。对低、中度骨折风险者（如年轻的绝经后妇女，骨密度水平较低但无骨折史）首选口服药物治疗。对口服不能耐受、禁忌、依从性欠佳及高骨折风险者（如多发椎体骨折或髋部骨折的老年患者、骨密度极低的患者）可考虑使用注射制剂（如唑来膦酸、特立帕肽或迪诺塞麦等）。如仅椎体骨折高风险，而髋部和非椎体骨折风险不高的女性患者，可考虑选用雌激素或选择性雌激素受体调节剂。新发骨折伴疼痛的患者可考虑短期使用降钙素。迪诺塞麦是 RANKL 的抑制剂，为单克隆抗体，尚未上市。中药具有改善临床症状等作用，但降低骨质疏松性骨折的证据尚不足。

1. 双膦酸盐类　双膦酸盐是焦磷酸盐的稳定类似物，是目前临床上应用最为广泛的抗骨质疏松症药物。双膦酸盐与骨骼羟磷灰石的亲和力高，能够特异性结合到骨重建活跃的骨表面，抑制破骨细胞功能，从而抑制骨吸收。目前用于防治骨质疏松症的双膦酸盐主要包括：

（1）阿仑膦酸：10 mg/片，每次 1 片，每天 1 次，口服或 70 mg/片，每周 1 次，口服。应空腹服用，用 200 ml～300 mL 白水送服，服药后 30 分钟内避免平卧，应保持直立体位（站立或坐立）；此期间应避免进食牛奶、果汁等任何食品和药品。

（2）唑来膦酸：5 mg/瓶，每年 1 次，静脉滴注。患者在首次输注药物后可能出现一过性发热、肌肉关节疼痛等流感样症状，多数在几天内缓解，严重者可予以非甾体类解热镇痛药对症处理，不建议预防性使用。

（3）利塞膦酸钠：35 mg/片，每次 1 片，每周 1 次，口服或 5 mg/片，每次 1 片，每天 1 次，口服。应空腹服用，用 200～300 mL 白水送服，服药后 30 分钟内避免平卧，应保持直立体位

（站立或坐立）；此期间应避免进食牛奶、果汁等任何食品和药品。

（4）伊班膦酸钠：1 mg/安瓿，每次 2 mg，每 3 个月 1 次，静脉滴注。

（5）依替膦酸二钠：0.2 g/片，每次 1 片，每天 2 次，口服。两餐间服用，本品需间断、周期性服药，即服药两周，停药 11 周，然后再开始第 2 周期服药，停药期间可补充钙剂及维生素 D；服药 2 小时内避免食用高钙食品（如牛奶或奶制品）、含矿物质的维生素、抗酸药。

2. 降钙素类　降钙素是一种钙调节激素，能抑制破骨细胞的生物活性、减少破骨细胞数量，减少骨量丢失并增加骨量。降钙素类药物的另一突出特点是能明显缓解骨痛，对骨质疏松症及其骨折引起的骨痛有效。目前应用于临床的降钙素类制剂有两种：鳗鱼降钙素类似物和鲑降钙素。

（1）依降钙素：20 U/支，每次 20 U，每周 1 次，肌内注射或 10 U/支，每次 10 U，每周 2 次，肌内注射。

（2）鲑降钙素：4400 U/瓶（鼻喷剂），每次 200 U，每日 1 次或隔日 1 次，鼻喷或 50 U/支，每次 50 U～100 U，每天 1 次，皮下或肌内注射。

3. 激素治疗　能抑制骨转换，减少骨丢失。临床研究已证明包括雌激素和雌、孕激素补充疗法，能减少围绝经期和绝经后妇女的骨丢失，降低骨质疏松性椎体、非椎体及髋部骨折的风险，是防治绝经后骨质疏松症的有效措施。

4. 选择性雌激素受体调节剂　与雌激素受体结合后，在不同靶组织导致受体空间构象发生不同改变，从而在不同组织发挥类似或拮抗雌激素的不同生物效应。如雷洛昔芬（60 mg/片，每次 1 片，每日 1 次，口服）在骨骼与雌激素受体结合，发挥类雌激素的作用，抑制骨吸收，增加骨密度，降低椎体骨折发生的风险；而在乳腺和子宫则发挥拮抗雌激素的作用，因而不刺激乳腺和子宫，有研究表明其能够降低雌激素受体阳性浸润性乳腺癌的发生率。

5. 甲状旁腺素类似物　甲状旁腺素类似物（PTHa）是当前促骨形成的代表性药物，国内已上市的特立帕肽是重组人甲状旁腺素氨基端 1～34 活性片段（rhPTH1-34）。间断使用小剂量 PTHa 能刺激成骨细胞活性，促进骨形成，增加骨密度，改善骨质量，降低椎体和非椎体骨折的发生风险。特立帕肽常用 20 μg/次，每天 1 次，皮下注射，治疗时间不宜超过 24 个月，停药后应序贯使用抗骨吸收药物治疗，以维持或增加骨密度，持续降低骨折风险。

6. 活性维生素 D 及其类似物　目前国内上市用于治疗骨质疏松症的活性维生素 D 及其类似物有 1α 羟维生素 D_3（α-骨化醇）和 $1,25$-$(OH)_2D_3$ 两种。活性维生素 D 及其类似物更适用于老年人、肾功能减退以及 1α 羟化酶缺乏或减少的患者，具有提高骨密度，减少跌倒，降低骨折风险的作用。

7. RANKL 抑制剂　迪诺塞麦是一种核因子 kappa-B 受体活化因子配体（RANKL）抑制剂，为特异性 RANKL 的完全人源化单克隆抗体，能够抑制 RANKL 与其受体 RANK 的结合，减少破骨细胞形成、功能和存活，从而降低骨吸收、增加骨量、改善骨皮质或骨松质的强度。现已被美国 FDA 批准治疗有较高骨折风险的绝经后骨质疏松症。

8. 中医药治疗　根据中医药"肾主骨""脾主肌肉"及"气血不通则痛"的理论，治疗骨质疏松以补肾益精、健脾益气、活血祛瘀为基本治法。中药治疗骨质疏松症多以改善症状为主，经临床证明有效的中成药可按病情选用。可能改善本病证候的，且药物有效成分较明确

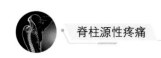

的中成药主要包括骨碎补总黄酮、淫羊藿苷、人工虎骨粉等。

（三）疼痛专科治疗

除上述某些抗骨质疏松药物可直接改善疼痛或通过调节破骨与成骨活动而缓解疼痛外，亦应积极采取以下专科治疗措施缓解 OP 患者疼痛症状，以防治疼痛转向慢性化，甚至产生抑郁和（或）焦虑状态。

1. 物理治疗　脉冲电磁场、体外冲击波、全身振动、紫外线等物理因子治疗可增加骨量。超短波、微波、经皮神经电刺激、中频脉冲等治疗可减轻疼痛；对骨质疏松骨折或者骨折延迟愈合可选择低强度脉冲超声波、体外冲击波等治疗以促进骨折愈合。神经肌肉电刺激、针灸等治疗可增强肌力、促进神经修复，改善肢体功能。

2. 镇痛药物　在谨慎评估患者疼痛程度、性质及全身状况后，包括非甾体类消炎镇痛药、阿片类镇痛及抗抑郁药、抗癫痫药、抗焦虑药在内的不同机制的镇痛药物均可用于改善骨质疏松所致的疼痛。

3. 微创治疗　对于药物控制效果不佳、慢性疼痛伴神经病理性疼痛的患者可采取神经阻滞疗法，包括感觉神经组织和交感神经阻滞。另外也可应用脉冲射频技术进行神经功能调控。OP 脊柱压缩性骨折的治疗将在其他章节详细阐述。

需要注意的是以上治疗虽可有效控制疼痛症状，但只能作为规范的基础治疗和抗骨质疏松治疗的补充手段，不可本末倒置。

八、预防

包括调整生活方式和骨健康的基本补充剂。

1. 加强营养，均衡膳食　建议摄入富含钙、低盐和适量蛋白质的均衡膳食，推荐每日蛋白质摄入量为 0.8～1.0 g/kg，并摄入牛奶 300 ml 或相当量的奶制品。

2. 充足日照　每周 2 次尽可能多地暴露皮肤于阳光下晒 15～30 分钟，以促进体内维生素 D 的合成，但需注意避免暴晒以防灼伤皮肤。

3. 改变不良生活方式　戒烟、戒酒，避免引用过量咖啡和碳酸饮料，尽量避免或少用影响骨代谢的药物。

4. 钙剂与维生素 D

（1）钙剂：充足的钙摄入对获得理想的骨峰值、减缓骨丢失、改善骨矿化和维护骨骼健康有益。2013 版中国居民膳食营养素参考摄入量建议，成人每日钙推荐摄入量为 800 mg（元素钙），50 岁及以上人群每日钙推荐摄入量为 1 000～1 200 mg。尽可能通过饮食摄入充足的钙，饮食中钙摄入不足时，可给予钙剂补充。营养调查显示我国居民每日膳食约摄入元素钙 400 mg，故尚需补充元素钙约 500～600 mg/d。应选择含元素钙量高、吸收率高、不良反应少的钙剂。在骨质疏松症的防治中，钙剂应与其他药物联合使用，目前尚无充分证据表明单纯补钙可以替代其他抗骨质疏松药物治疗。

（2）维生素 D：充足的维生素 D 可增加肠钙吸收、促进骨骼矿化、保持肌力、改善平衡能力和降低跌倒风险。同时补充钙剂和维生素 D 可降低骨质疏松性骨折风险。维生素 D 不足还会影其他抗骨质疏松药物的疗效。2013 版中国居民膳食营养素参考摄入量建议，成人推荐维生素 D 摄入量为 400 U/d；65 岁及以上老年人因缺乏日照，以及摄入和吸收障碍常有维生素 D 缺乏,推荐摄入量为 600 U/d;可耐受最高摄入量为 2 000 U/d;维生素 D 用于骨质疏松症防治时,剂量可为 800~1 200 U/d。

不推荐使用活性维生素 D 纠正维生素 D 缺乏,不建议 1 年单次较大剂量普通维生素 D 的补充。

九、典型病例

（一）诊治过程

一般情况 患者女性,55 岁,退休职工。

主诉 反复腰背痛 5 年,加重 1 周。

病史 患者无明显诱因出现反复腰背部疼痛 5 年余,加重 1 周,为阵发性钝痛、酸胀痛。每次持续数小时至数天,疼痛时难以活动,卧位休息后可缓解,坐起和站立时加重,疼痛不牵涉下肢。当地医院诊断为"腰椎病",曾行药物、理疗等治疗(具体不详),疼痛有好转但反复。1 周前登山后出现疼痛加重,以腰部为重,难以站立。

查体 腰椎生理曲度稍变直,T12~L4 棘突及棘旁压痛,双侧直腿抬高试验(-)、加强试验(-),腰椎活动受限,VAS：5 分。

辅助检查 胸腰椎 MRI 示：T12 椎体压缩性改变(考虑陈旧性骨折)、胸腰椎退行性改变,DXA：T 值-2.3。

诊断 骨质疏松症。

治疗方案 门诊完善相关检查,排除禁忌证后,予塞来昔布、碳酸钙维生素 D_3 口服;硬膜外注射消炎镇痛液及臭氧一次;并予低能量体外冲击波治疗松解腰背痛棘旁软组织,每周 1 次,共 3 次。建议患者接受抗骨质疏松治疗,并坚持适当日晒及锻炼。3 周后患者接受唑来膦酸注射液 5 mg,1 年 1 次,静脉滴注。

随访 初诊后一周患者疼痛明显缓解,仅长时间活动后感隐痛,VAS：2 分。第三周患者注射唑来膦酸 2 天后,因全身酸痛前往门诊,嘱患者口服塞来昔布 2 天后全身酸痛症状消失。一年后患者门诊复诊,无腰背痛复发,并感生活质量提高。

（二）诊疗分析

1. **诊断明确** 患者为绝经后女性,DXA 检查-1＞T 值＞-2.5,且考虑 T12 椎体陈旧性压缩性骨折,为典型的骨质疏松症并致脊柱区疼痛,因而诊断明确。

2. **治疗得当** 患者疼痛症状反复多年,近 1 周来疼痛加重且明显影响生活质量,故采用口服镇痛药物、体外冲击波物理治疗配合硬膜外注射的微创治疗手段,及时缓解疼痛症状。同时针对骨质疏松症特点进行运动治疗、骨健康补剂添加和抗骨质疏松治疗,兼顾对症治疗和对因治疗。

3. **随访到位** 疗程中于每次患者接受体外冲击波治疗时及 1 年后进行随访,疼痛无复发,生活质量提高。

4. **重视预防** 除接受治疗外,加强营养、均衡膳食,适当运动、接受日照,改变不良生活方式等都是重要的预防骨质疏松和延缓病情进展的重要手段,影响患者强调以上预防手段

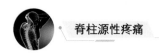

的重要性。

十、总结与思考

随着人口老龄化日趋严重,骨质疏松症已成为我国面临的重要公共健康问题。骨质疏松症的诊断与鉴别诊断并不复杂,治疗手段也相对成熟有效。但由于疾病早期症状不明显,患者就诊时往往已有严重腰背部疼痛或全身疼痛症状,甚至已有多节段的椎体压缩性骨折。临床工作者应加强相关知识的科普教育,提高人民群众对骨质疏松症的认知,并对高危人群早期干预,延缓其病程进展,避免严重后果。

第六节 脊柱结核

一、定义

脊柱结核是由结核分枝杆菌侵入脊柱而引起的一种继发性感染性疾病,是临床上最常见的肺外结核病变,具有较高的发病率,病程较长,好发部位依次为腰椎、胸椎、颈椎。

二、病因

(一)血行传播

原发病灶在尚未接受有效治疗和机体抵抗力下降时,大量结核杆菌进入血流,以血行播散的方式到达全身的组织和器官,形成结核病灶。机体抵抗力强并得到有效的治疗时,病灶可被纤维包绕、机化和钙化;反之,可形成慢性、活动性病灶。

(二)淋巴传播

腹腔淋巴结结核病灶可通过淋巴管将菌栓运送到脊柱并且发展为脊柱结核。

(三)局部蔓延

脊柱邻近组织,如胸膜、淋巴结等结核病灶破溃,结核菌可直接蔓延到椎体形成脊柱结核。

三、发病机制

脊柱结核表现一般分为三种类型:椎体中央型、椎体边缘型、椎间盘周围型。

(一)椎体中央型

椎体中央型结核位于椎体中央,以后可能引起椎体中央塌陷和脊柱畸形,常被误认为椎体肿瘤。病椎压缩后可产生病理压缩性骨折,椎体前缘压缩较多,因而在 X 线片上常呈楔形,但与两个椎弓根相连。

(二)椎体边缘型

病变也可发生在椎体上下缘的左右侧和前后方,早期的边缘型病变多位于前纵韧带的骨膜下,以后可向椎体的深处发展。边缘型病变以溶骨性破坏为主,死骨较小或无死骨。

（三）椎间盘周围型

此型结核通常始于椎体骨骺的前缘，以后破坏邻近的椎体终板，通过前纵韧带扩散到邻近椎体。

四、临床表现

（一）症状

脊柱结核发病较隐匿，其症状和程度各不相同。早期表现为脊柱疼痛和活动受限。疼痛程度与病变程度成正比，疼痛性质不定，可为钝痛、酸痛或隐痛，以轻微隐痛较为常见。患者常有全身不适、疲惫乏力、食欲减退、身体消瘦、午后低热、潮热盗汗等结核中毒症状。

（二）体征

患者由于肌肉痉挛可引起某些姿势异常，可见拾物试验阳性，即嘱患者从地上拾物时，患者不能弯腰，需挺腰屈膝屈髋下蹲才能取物。

脊柱结核最常见的畸形为后凸畸形，其机制有：病变椎体受压后塌陷；受累椎间隙狭窄或消失；椎体的二次骨化中心被破坏，椎体的总线生长受到破坏；后凸畸形发生后，躯干重心前移，椎体前缘的压力增大。

（三）影像学

1. X线　用来确定结核病灶部位、侵犯范围、有无死骨等一般情况。其主要表现为骨质减少，在邻近椎体及椎间盘受累时，由于骨质破坏可显示椎间隙狭窄、终板侵蚀；多节段脊柱前方受累时，可显示椎体前方骨质破坏甚至继发塌陷、脊柱后凸等特征。但这些典型表现在脊柱结核早期很难被发现，X线摄影检查对于脊柱结核早期病变的诊断作用十分有限。

2. CT　与X线平片相比，CT能够早期显示骨质破坏，对确定软组织脓肿的形状和钙化更为有效。同时，CT能更好地显示不规则溶骨性病变、硬化、椎间盘塌陷等细节，特别是对腰大肌脓肿的诊断有独特的价值。在对死骨及钙化的显示方面，CT优于MRI。CT能够更早发现病变部位及病变细节，对于脊柱结核早期诊断具有重要价值。

3. MRI　MRI是评价软组织侵犯范围、结核病灶范围及神经压迫情况最有效的检查手段。MRI在结核炎性浸润早期即可显示异常信号，能清楚地显示脊柱结核椎体骨炎，椎间盘破坏，椎旁脓肿及脊髓神经有无受压和变性，对脊柱结核具有早期的诊断价值。

五、诊断

脊柱结核的诊断要点是发病年龄较轻，有结核病史或接触史，临床上有结核中毒症状，实验室检查找到结核杆菌，影像学有相邻椎体破坏、椎间盘破坏、椎间隙消失或狭窄、椎旁脓肿形成等表现。

六、鉴别诊断

随着影像学的快速发展，影像学对于脊柱结核的早期诊断、鉴别诊断具有重要意义。对于不典型脊柱结核如单椎体结核、多椎体跳跃式结核或棘突单独受累等，影像学表现缺乏特征性，易导致误诊，需与强直性脊柱炎、化脓性脊椎炎、腰椎间盘突出症、脊柱肿瘤、嗜酸性肉芽肿、退行性脊椎骨关节病等鉴别。

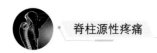
七、治疗

(一) 非手术治疗

1. **支持治疗**　注意休息,避免劳累,合理加强营养。

2. **抗结核药物治疗**　有效的药物治疗是杀灭结核杆菌、治愈脊柱结核的根本措施,绝大多数的脊柱结核采用全身营养支持和合理的抗结核药物治疗可获得治愈。药物治疗应遵循早期、联合、适量、规律、全程的原则。

目前常用的一线抗结核药物为:异烟肼(INH)、利福平(RFP)、吡嗪酰胺(PZA)、链霉素(SM)、乙胺丁醇(EMB)。主张联合用药,2 种或 3 种药物同时使用,以增强疗效、降低毒性、缩短病程。异烟肼与利福平为首选用药。INH 的剂量为每日 300 mg,RFP 每日 450～600 mg,PZA 每日 20～30 mg/kg,EMB 每日 750 mg,SM 每日 0.75 g。对于脊柱结核,疗程一般不少于 12 个月,必要时可延长至 18～24 个月。方案可用:①2HRZS/10HRE,即强化期:异烟肼、利福平、链霉素(或乙胺丁醇)每日 1 次,共 2 个月;巩固期:异烟肼、利福平、乙胺丁醇每日 1 次,共 10 个月。②3HRZS/9HRE,即强化期:异烟肼、利福平、链霉素(或乙胺丁醇)每日 1 次,共 3 个月;巩固期:异烟肼、利福平、乙胺丁醇每日 1 次,共 9 个月。

3. **制动**　在病变活动期应卧床休息,减少体力消耗,也可避免脊髓及神经根受压的加重。

4. **矫形治疗**　躯干支具、石膏背心、石膏床等可限制脊柱活动,减轻疼痛。

(二) 手术治疗

1. **适应证**　经非手术治疗效果不佳者、病灶内有较大的死骨或寒性脓肿存在、窦道经久不愈、骨质破坏严重致脊柱不稳定者、出现脊髓和马尾神经受压症状或截瘫者、严重后凸畸形。

2. **手术原则**　术前 4～6 周规范抗结核化疗,控制混合感染;术中彻底清除病灶,解除神经及脊髓压迫,重建脊柱稳定性;术后继续完成规范化疗全疗程。

3. **手术方法**

(1) 植骨融合:脊柱结核患者行手术治疗,病灶清除后不可避免地存在骨缺损问题,往往通过植骨融合来重塑脊柱的稳定性并部分矫正脊柱后凸畸形,包括自体骨移植、同种异体骨移植和金属置入物。但金属植入物如钛网存在易导致植入物失败和病情复发的争议。自体骨是最佳的植骨材料,主要来自自体髂嵴、肋骨和腓骨。相对于异体骨和人工骨,自体骨具有更好的生物相容性,免疫排斥反应较低。

(2) 内固定:脊柱结核患者植骨后尚需行内固定术以增加节段稳定性,促进植骨融合和防止结核复发。目前内固定方式主要有长节段固定(跨越患椎上下至少各 2 个运动单元固定)、短节段固定(对患椎上下各 1 个运动单元固定)。单节段固定保留了更多的脊柱运动功能。当前,椎弓根螺钉技术在脊柱结核后路内固定中被广泛应用,在增加植骨稳定性的同时还可矫正脊柱后凸畸形,缩短了患者愈合及卧床时间,提高了脊柱结核手术治愈率。

(3) 微创手术:经单纯药物治疗后症状并未缓解且椎管没有受压的活动期脊柱结核患者可采取微创手术治疗。近年来,脊柱微创技术发展迅速,借助脊柱内镜、胸腔镜或腹腔镜进行经皮穿刺,应用微创的方法对结核病灶进行清创、药物灌注、植骨融合和内固定等手术方式近年来也有报道,其具有微创、安全和并发症发生率低等优点。

八、预防

近年来,脊柱结核的发病率逐年上升。脊柱结核绝大多数都是原发病灶血行传播而来。预防脊柱结核最重要的是预防肺结核以及肺结核的早期发现及有效治疗。

九、典型病例

(一)诊治过程

一般情况　患者男性,55 岁,个体经营者。

主诉　反复腰疼 50 余天。

病史　患者诉于 50 天前无明显诱因出现腰部,呈间歇性疼痛,伴低热、盗汗,劳累后加重,平卧休息后可缓解。患者未予重视,未予诊治。之后反复出现腰部疼痛,劳累后明显加重。于 20 天前至医院就诊,查相关检查,核磁共振示:脊柱侧弯,L3、L4 椎体及椎旁软组织内异常信号灶:给予口服抗结核药物治疗,症状无明显缓解。

查体　脊柱向右侧侧凸畸形,第 3、4 腰椎及棘突间压痛。右下肢肌肉萎缩严重,双侧肌力减弱。

检查结果　①血沉 120 mm/h;②T-SPOT.TB 阳性;③腰椎 X 线片:腰椎以 L2 为中心向右侧凸;④MRI:L3、L4 椎体内及其椎旁软组织内异常信号灶考虑结核。

诊断　腰椎结核(L3、L4 椎体)、腰椎退行性变,脊柱侧弯。

治疗方案　入院完善相关检查,排除手术禁忌证,于全麻下行"腰椎后路内固定术＋骨折复位＋腰椎后路椎体间融合术＋腰椎椎管扩大减压神经根管减压术"。术后继续予以抗结核治疗,定期复查肝肾功能。卧床休息 1 个月,1 个月后戴外支具固定保护下活动,注意活动四肢,合理功能锻炼。

随访　分别于术后 1 个月、半年、1 年进行电话随访,术后 3 个月行门诊回访。术后 1 个月患者可佩戴支具下床活动,腰部轻微疼痛。术后 3 个月,患者腰部疼痛基本消失,双下肢肌力恢复正常,复查腰椎 MRI,手术后改变。术后半年,患者恢复良好,继续抗结核治疗。术后 1 年,患者查相关检查,结核已治愈,停止抗结核治疗,恢复良好,活动正常。

(二)诊疗分析

1. **诊断明确**　患者具有低热、盗汗等结核中毒症状,再根据实验室检查和影像学表现可诊断脊柱结核。

2. **治疗措施**　患者病史 50 余天,开始未予重视,之后症状加重后予以规范抗结核治疗,但无明显缓解,且有骨质破坏及脊柱侧弯情况,已压迫脊髓神经,选择了手术治疗,术中彻底清除病灶,解除神经及脊髓压迫,重建脊柱稳定性。术后规范抗结核治疗。卧床休息 1 个月,1 个月后戴外支具固定保护下活动,注意活动四肢,合理功能锻炼。

3. **随访到位**　分别在术后 1 个月、3 个月、半年、1 年对患者进行随访,恢复良好,结核已

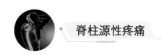

治愈，无腰痛，双下肢肌力基本正常。

4. 重视早期治疗　患者在早期腰痛时未予重视及治疗，导致病情加重。应该早期治疗，以防止病情扩散蔓延。

十、总结与思考

多数脊柱结核在经过规范化的结核化疗后可治愈，应遵循早期、适量、全程、规律、联合的化疗原则。在对脊柱结核患者要采取手术治疗时，要掌握好术前结核化疗时间，灵活把握手术时机，术后要继续规范抗结核治疗。

第七节　脊柱椎体骨骺炎

一、定义

脊柱椎体骨骺炎，是早在 80 多年前由 Scheuermann(1921 年)描述的一种常见于青少年的胸椎或胸腰段的僵硬型脊柱后凸(驼背)畸形，也称为休门病(Scheuermanns disease)、青少年驼背症、脊椎骨软骨炎、锥骺炎等。这种特有畸形是以胸椎椎体为主要部位的骨骺环发育明显不规则造成的胸腰椎后凸畸形，该病严重危害了青少年的生长发育，对青少年的身体素质造成严重影响。脊柱椎体骨骺炎在人群中总发病在 0.4%～8.3%，男性多于女性，约为(3～4):1。多在 10 岁左右发病，随着青春期生长发育的加快而在 12～15 岁出现典型临床表现。多出现在胸段脊柱，有家族史倾向可能。

二、病因

(一)脊柱内在异常

早期研究者认为是由椎体生长发育异常所致。Scheuermann 认为与椎体环形骨骺的缺血性坏死有关，若此环形骨骺发生缺血坏死，那么椎体前部的纵向生长就会发生障碍，最终导致椎体发生楔形变，并认为病变发生在椎体和骺环之间的生长区。但以后的研究发现，椎体的纵向生长主要发生在椎体上下的骺软骨板，骺环与脊柱生长的骺板无关，不影响椎体的垂直生长；也就是说，骺环前方生长受到干扰并不是椎体楔形改变的原因，即不会导致胸椎后凸增加进而出现畸形。

1930 年，Schmorl 首先发现椎间盘突入椎体的现象，后来将这种改变称为 Schmorl 结节。有人推测是由于椎间盘形成结节突入椎体导致椎间高度降低，使椎体前柱压力增大和椎体的软骨内成骨紊乱，导致椎体前部高度降低而引起椎体楔形变。然而，Schmorl 结节是胸腰椎间盘的常见影像学表现，但并非都出现 Scheuermann 病征象。

青春期前和青春期持续存在椎体前部血管槽，并认为血管缺损造成了椎体的薄弱点，引起楔形变和脊柱后凸。组织学观察骨、软骨、椎间盘环状骨突未发现肯定的缺血坏死。也有研究发现后纵韧带增厚并在后凸的顶点形成弓弦状，椎间盘被挤入韧带下，椎体严重压缩，椎间隙变窄或认为直立姿势时脊柱前纵韧带紧张力学因素导致后凸畸形。还有研究者提出骨质疏松可能与 Scheuermann 病有关。

（二）遗传因素

虽然尚未最终证实 Scheuermann 病是基因遗传性疾病，但已明确对于某些患者，遗传因素的确是疾病发生的基本条件，并与影像学严重程度相关。

（三）创伤

一般认为，脊柱反复超负荷运动时，前纵韧带同样反复紧张、松弛。如此会前拉椎体前缘的骨骺，导致骨骺反复损伤，发生出血、炎症、坏死及增生等反应、从而影响椎体生长。

（四）姿势因素

脊柱长期异常、复杂姿势可导致骨骺终板应力性营养不良、周围组织慢性炎症，甚至缺血性坏死，引起椎体终板不平整、椎体楔形性变等。

（五）内分泌因素

Scheuermann 病患者身高高于正常人，而且生长激素增多，但未发现性激素的异常。

三、发病机制

病变发生在椎体的第 2 骨化中心，即椎体上、下面的骺板。由于各种原因骺板血液供应减少软骨板变薄抗压力降低，在过多的负荷下出现碎裂髓核在破裂处突入椎体内，形成所谓的 Schmorl 结节。脊柱胸段向后弯曲，使椎体前方承受的压力大于后方，前方骨骺的坏死影响了前半椎体高度的发育。随着年龄的增加和机体的生长，后半椎体的高度越来越大于前半椎体的高度，椎体形成楔形，数个楔形的椎体使胸椎的后凸加大形成驼背（图 6 - 10）。

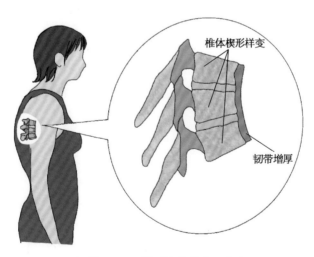

▲ 图 6 - 10 楔形胸椎椎体示意图

四、临床表现

（一）症状

（1）患者主诉中下部背痛或者出现姿势异常，通常家长认为是由于学习时坐位姿势不正确造成的，从而耽误了早期诊断和治疗。

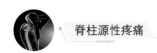

（2）后凸畸形加重之后可引起疼痛，主要在背部，活动、站立过久、持续坐位会加重，通常随生长结束畸形加重趋势明显减缓。

（3）局部畸形在胸背而疼痛位于腰部，如果出现持续腰痛，则应该考虑发生峡部裂的可能性。

（二）体征

（1）胸椎后凸最常见，通常成弧形，俗称圆背畸形，如果在下胸椎和胸腰段后凸，则腰椎代偿性前凸加大。后凸畸形角度过大，俯身伸展试验不能矫正。胸段后凸部下方的腰椎前凸通常较柔软，向前弯腰即可矫正。

（2）胸肌肌张力增加。

（3）脊柱侧凸前屈试验时，有轻度结构性脊柱侧凸的患者多达 30％。

（4）通常无神经压迫症状，如果出现下肢无力、反射亢进、感觉变化或其他的神经性改变，应该行后凸部位的 MRI 检查。

（三）影像学

1. X 线　终板应力性营养不良造成骨骺出现迟缓并呈疏松、分节或密度增高，轮廓不清，形态不规则，正常骺板与椎体间的透明线不规则增宽，特别是椎体前三分之一更明显，是本病早期诊断依据。椎间盘疝入相邻椎体形成 Schmorl 结节，表现为椎体上、下缘向内的蝶形凹陷，边缘较致密。多个椎体楔形变，从而使脊柱呈典型圆驼状后突。部分患者椎体前部上下缘变薄，有局限性凹陷，呈阶梯状，部分椎间隙轻度狭窄。

2. CT　终板下骨质密度不均匀，Schmorl 结节形成，表现为椎体上缘或下缘中 1/3 部有多发或单发、类圆形或不规则形与椎间盘密度相似的低密度灶，并围以宽度不一的骨硬化带，定位片及重建可显示椎体楔形变及脊柱后突畸形。

3. MRI　常表现为脊柱后凸畸形、多个椎体的楔形变、椎体前缘不规则，典型者表现为椎体前缘呈阶梯状改变，少数可表现为椎体后部楔形变，多个椎体内 Schmorl 结节形成，结节周围可有长 T1、长 T2 信号水肿带，代表结节周围慢性炎症反应。此外，椎间隙前方可加宽，也可正常或变窄，少数患者可有椎间盘膨出或突出，严重者可引起椎管狭窄、脊髓受压。

五、诊断

（一）诊断标准

1964 年 Sorenson 提出了至今被广泛接受的诊断标准（Sorenson 标准）。

（1）3 个或 3 个以上连续椎体楔入 5°以上（楔形角度的测量方法是：在患者站立侧位 X 线片上，沿每一个椎体的上下终板划直线，测量交角）（图 6－11）

（2）脊柱后凸＞40°。

（二）第二征象

（1）脊柱终板不规则和 Schmorl 结节形成。

（2）椎间盘间隙变窄或退变。

（3）脊柱侧凸。

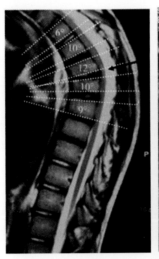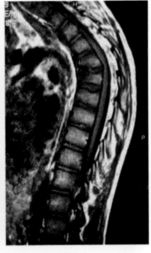

▲ 图 6-11　楔形角度示意图

1987 年 Blunmenthal 提出了腰椎 Scheuermann 病的概念,该病常见于男性运动员和重体力劳动者。表现为反复发作的下腰痛,而影像学表现主要包括腰椎椎体轻度楔形变、终板不规则,伴有 Schmorl 结节,但不存在明显的后凸畸形。对于此型 Scheuermann 病尚无公认的诊断标准。

六、鉴别诊断

此病需与椎体压缩性骨折、脊柱结核、姿势性脊柱后凸、先天性脊柱后凸、成骨缺陷延迟、强直性脊柱炎等疾病进行鉴别。

七、治疗

建议患者采取锻炼、理疗、佩戴支具等方法进行保守治疗。

（1）局部热疗,锻炼、非甾体类消炎镇痛药。

（2）阿片类药物缓解急性疼痛;阿片类药物无法缓解的疼痛可采取硬膜外注射消炎镇痛药。

（3）对脊柱后凸＜75°,椎体楔形变＜10°的骨骼未发育成熟患者,建议采取佩戴支具治疗。

（4）若保守治疗无效,病情持续进展或存在明显神经损害症状时可采取手术治疗。

（5）对于顽固性腰痛的腰椎 Scheuermann 病患者,采用椎间盘射频热凝可取得较好疗效。

八、典型病例

一般情况　患者女性,16 岁,中学生。

主诉　腰背部疼痛 4 年,加重半年。

病史　患者自述 4 年前渐起腰部疼痛,为间歇性酸胀痛,活动后加重,平躺可缓解。近半年来疼痛逐渐沿脊柱向胸背部发展,药物治疗效果不佳。

查体 胸腰背部皮肤未见明显异常,脊柱胸腰后凸畸形明显,双侧皮肤感觉正常,巴宾斯基征(一),直腿抬高试验及加强试验(±),双侧膝腱反射(一),双侧跟腱反射(一),屈髋膝试验(一),腰骶关节屈曲(一)。T10~T12 及 L1~L3 棘间韧带,棘突压痛明显,叩痛明显,脊旁韧带无明显压痛,余无特殊。

辅助检查 CT 见图 6 - 12。

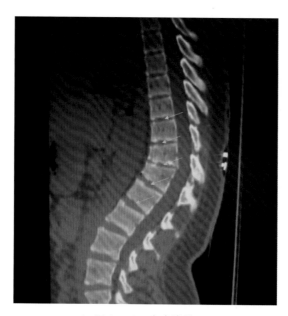

▲ 图 6 - 12　患者脊柱 CT

诊断 Scheuermann 病。

诊断依据 患者为 16 岁青少年女性;X 线片见 T11、T12、L1 三个连续椎体楔入角分别为 18°、25°、15°;脊柱后凸>70°;CT 见 Schmorl 结节及椎体前缘不规则(图 6 - 12)。

治疗方案 以理疗及支具治疗为主,若效果不佳或出现神经受累应予外科手术治疗。

随访 分别于出院后 1 周、1 个月进行电话随访,出院后 2 个月时患者回院进行 X 线片,目前每半年随访一次,直到骨骼发育成熟。在支具治疗过程中,应自始至终进行姿势性伸展运动和腘绳肌的牵张运动。支具治疗至少应坚持至骨骼成熟后 2 年。在支具治疗的最后一年,仅需晚上配戴支具即可。

九、总结与思考

从人群总体发病率来看 Scheuermann 病并不算罕见,在临床工作中遇到青少年以腰背痛就诊的除了考虑排除姿势不良、强直性脊柱炎及运动劳损以外,还应想到此病。该病的关键就在于早发现、早诊断、早治疗,早期接受合适的治疗预后良好,可避免出现严重的后凸畸形,从而避免对青少年往后的身心发展产生不可逆的影响。

第八节　布鲁杆菌性脊柱炎

一、定义

布鲁杆菌病简称布病，又称地中海弛张热、马耳他热、波浪热或波状热，是由布鲁菌引起的人畜共患性变态反应性传染病。其病菌侵及人体脊柱引起的感染性病变称为布鲁杆菌病性脊柱炎（brucellosis spondylitis，BS）。BS 好发于腰椎，其次为胸腰段。BS 以局灶性和弥漫性的形式存在，在布病中的发生率为 2%～65%，男性发病率高于女性。

二、病因

布鲁杆菌可通过直接接触破溃皮肤、黏膜或摄入被污染的食物传播给人。人感染布杆菌后，病菌在人体中产生菌血症和毒血症，累及各个器官，慢性期多侵及脊柱，发展为布鲁杆菌病性脊柱炎。

三、发病机制

患者通过摄入感染布鲁杆菌的食物或与感染的动物直接接触等进行传播。布鲁杆菌是一种胞内寄生菌，其自皮肤或黏膜等侵入人体后随淋巴液达淋巴结，被吞噬细胞吞噬，病菌可在巨噬细胞内生长繁殖，形成局部原发病灶。不能被清除的细菌大量繁殖，导致巨噬细胞破裂，大量细菌进入血液和淋巴液形成菌血症，随血液流至全身各处，形成多发性病灶，累及各个器官，使组织因此广泛受损。布鲁杆菌通常侵袭骨和关节，脊柱是布鲁杆菌最常见的受累组织。

四、临床表现

（一）症状

表现为弛张型低热、乏力、夜间出汗、体重减轻及多关节痛等。腰椎最常受累，受侵部位常出现持续性腰痛及下背痛，于固定姿势。当局部淋巴结破溃后，可出现腰大肌脓肿，甚至可因硬膜外脓肿而致截瘫。病变在脊柱不同部位表现相应神经根放射痛或脊髓受压症状。

（二）体征

腰背部可呈局部压痛，叩击痛，伴肌肉痉挛，常伴有脊柱活动受限。脊柱不同部位的病变可表现相应体征。

（三）影像学检查

1. X 线　由于布鲁杆菌脊柱炎是慢性进展性疾病，只有约 25% 的患者 X 线片会表现出异常，主要有椎体骨赘，椎间隙变窄，不规则虫蚀状破坏，前、后纵韧带骨化及小关节间隙变窄、模糊等表现。

2. CT　在骨质炎性破坏显示上能够显示椎间盘、椎管及椎旁肌的病理变化而优于 X 线片。布鲁杆菌脊柱炎在 CT 上呈现：①骨改变，多为 1～2 个椎体受累，病灶多为直径 2～

5 mm 的多发圆形、类圆形或斑片状低密度灶,周边有明显的增生硬化带,一般多为椎体边缘破坏。新生骨中可见新破坏灶,继续发展可累及半个甚至整个椎体,无死骨,此为布氏杆菌病的特征性表现之一,可用于与脊柱结核鉴别。②椎间盘改变,椎间盘可被破坏,骨关节面增生、硬化。③椎旁脓肿,椎旁软组织影与椎体破坏区相连,形态不规则,界限清楚,推压邻近的腰大肌。④骨膜改变,椎体骨膜可增肥,椎体呈不均匀密度增高,椎体边缘骨膜增生肥厚钙化,形成"唇状"骨赘,新生骨赘加上其间的破坏灶构成"花边椎"特征性表现,但钙化的骨膜和椎体间仍清晰可辨。⑤韧带改变,前纵韧带和棘间韧带可表现钙化。

3. MRI　是脊柱感染患者诊断和随访的最佳成像方法,较其他成像方法具有更高的灵敏度和特异性。MRI 可以发现疾病早期骨和周围累及的软组织的异常信号,并发现椎间隙狭窄,椎体不均匀信号,发现椎管内硬膜外脓肿、破坏的椎间盘或炎性肉芽组织突入椎管,相应水平脊髓受压情况及椎旁脓肿为界限不清的脊柱旁异常信号等,可见厚而不规则增强的脓肿壁,并可与脊柱结核相鉴别。

五、诊断

据患者农牧区病畜接触史、含菌标本接触的实验室工作人员及饮用未经消毒灭菌达标的乳品或食用未熟的牛、羊肉的人群,临床症状及体征,进一步根据影像学检查资料及实验室检查,如病原体分离、试管凝集试验、补体结合试验等可以帮助确诊及鉴别诊断。

六、鉴别诊断

注意与脊柱结核和化脓性脊柱炎进行鉴别,三者临床表现均有发热、乏力、持续性腰痛、下背痛及放射性疼痛等。但布鲁杆菌脊柱炎表现为张弛热,脊柱结核为低热、盗汗,化脓性脊柱炎则呈现为高热。其次布鲁杆菌脊柱炎患者一般有农牧区病畜接触史,或者为含菌标本接触的实验室工作人员及饮用未经消毒灭菌达标的乳品或食用未熟的牛、羊肉的人群。其次影像学表现也存在差别,脊柱结核的 MRI 特点是跳跃病灶、薄而光滑强化的脓肿壁,以及界限清楚的椎旁异常信号。化脓性脊柱炎椎体病变可发生在椎体边缘或中心部,起初为溶骨性破坏,进展迅速,继而出现骨硬化增生。

七、治疗

(一) 非手术治疗

1. 适应证　全身症状为主,脊柱局部症状较轻,椎间盘炎性改变但不存在破坏、椎体骨破坏灶或脓肿较小无神经功能障碍且脊柱稳定者,一般单纯药物治疗可以取得良好的疗效。

2. 一般治疗　急性期应卧床休息,补充营养,避免水电解质紊乱,降温、止痛等对症支持治疗。

3. 抗菌药物　主要包括四环素、利福平、强力霉素、链霉素等,用药方案有四环素和链霉素联合使用、多西环素联合利福平、链霉素、多西环素联合利福平等多种方案。应依据药物敏感试验结果选择抗生素治疗,治疗原则为"长期、足量、联合、多途径给药"。目前治疗的一线用药包括:强力霉素,0.1 g,2 次/天,首剂加倍,连服 56 天;利福平,0.6 g,1 次/天,连服56 d;磺胺甲噁唑,1.0 g,2 次/天,首剂加倍,连服 56 天。以强力霉素+利福平+磺胺甲噁唑为首选,符合 Sanford《抗微生物治疗指南》中的首选用药。二线用药包括:左氧氟沙星 0.5 g,1 次/天,连服 56 天;链霉素 0.75 g,肌内注射 1 次/天,21 天;以强力霉素+利福平+左氧氟沙星或多西环素+利福平+链霉素为次选用药。应用此方案,一般 2 个疗程,每次间隔 7 天,用药直到且虎红平板凝集试验阴性后再继续应用 2 周,注意复查肝肾功能,防治并发症。

(二)手术治疗

1. 手术目的　清除局部病灶,对受压的脊髓和神经根进行减压,重建脊柱的稳定性。

2. 适应证　经非手术治疗后腰背疼痛症状仍无法缓解、椎体破坏灶较大、神经根受压较明显的布鲁杆菌性脊柱炎患者应采用手术治疗。

3. 手术方式

(1) 外科手术:①植骨融合术:病灶清除后进行植骨融合维持脊柱稳定性;②内固定术:对脊柱不稳定的患者可实施内固定增加节段稳定性。

(2) 微创手术:CT 引导下病灶内穿刺、置管、引流、灌注冲洗。微创手术治疗相较于传统外科手术具有创伤小、更安全及并发症少等优势,但对于单纯微创治疗后,脊柱不稳定的患者,仍应行内固定方法治疗稳定脊柱。

八、预防

对牧区和作业人员做到管理传染源,做好个人防护切断传播源,保护易感人群及家畜。

九、典型病例

(一)诊治过程

一般情况　患者男性,46 岁,农民,既往从事养殖业(养羊)3 年。

主诉　腰背部疼痛 4 月余。

病史　患者 4 个月前无明显诱因出现腰背部疼痛,疼痛呈阵发性剧烈胀痛,久站久坐后疼痛加重,并牵扯至双下肢,感发热,午夜盗汗,以夜间为重,伴双下肢麻木。

查体　脊柱生理弯曲正常,腰椎活动受限。腰椎各棘突及椎旁无明显压痛、叩痛,双下肢麻木,双下肢肌力正常。左侧直腿抬高试验(+),仰卧挺腹试验(+),双下肢 4 字试验(-)。

诊断　腰部疼痛原因:布鲁杆菌病? 结核? 肿瘤? 腰椎间盘突出,椎体成形术后。

治疗方案　入院后完善相关检查,行 T-SPOT、PPD、腰椎 MRI 及肿瘤标志物等,并邀感染科会诊,高度疑诊布鲁杆菌病,抽血查布鲁杆菌病抗体阳性,确诊为布鲁杆菌性脊柱炎并上报传染科,予出院就诊于传染病医院继续后续治疗。

随访　出院后电话随访患者治疗后续情况。每 3 个月后门诊复查腰椎 MRI,患者恢复良好。

(二)诊疗分析

1. 诊断明确　患者腰背部疼痛,午夜盗汗,既往从事养殖业(养羊)。再根据实验室检查和影像学表现可诊断布鲁杆菌性脊柱炎。

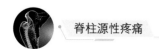

2. 治疗措施　入院后完善相关检查,行 T‑SPOT、PPD、腰椎 MRI 及肿瘤标志物等,不能完全排除结核和肿瘤,并邀感染科会诊,高度疑诊布鲁杆菌病,抽血查布鲁杆菌病抗体,并上报传染科。就诊于传染病专科医院继续后续系统治疗。

3. 随访到位　出院后电话随访患者后续治疗情况,并每 3 个月后门诊复查腰椎 MRI,患者恢复良好。

4. 加强综合评估和治疗　注意患者职业、否有农牧区病畜接触史,或者为含菌标本接触的实验室工作人员及饮用未经消毒灭菌达标的乳品或食用未熟的牛、羊肉的人群。注意与脊柱结核和化脓性脊柱炎进行鉴别。治疗上急性期应卧床休息,补充营养,止痛等对症支持治疗,依据药物敏感试验结果选择抗生素治疗。应当尽早系统治疗,防止病情扩散蔓延。

十、总结与思考

多数布鲁杆菌性脊柱炎需与脊柱结核和化脓性脊柱炎行仔细鉴别。应仔细追问患者的接触史,排除其他疾病后早期依据药物敏感试验结果选择抗生素治疗,应"长期、足量、联合、多途径给药"。对于经非手术治疗后腰背疼痛症状仍无法缓解、椎体破坏灶较大、神经根受压较明显的布鲁杆菌性脊柱炎患者应采用手术治疗。

第九节　脊柱侧凸

一、定义

脊柱侧凸(scoliosis),是指脊柱一个或数个节段向侧方弯曲,并伴有椎体旋转。用 Cobb 角法测量,其脊柱在正立位 X 线片上的侧弯>10°(国际脊柱侧凸协会定义),可诊断为脊柱侧凸。

二、病因与分类

脊柱侧凸主要分为是先天性、特发性、退变性、神经肌肉性和其他原因。先天性脊柱侧凸是指因脊柱畸形而引起的脊柱侧凸,如半椎骨和无节的脊柱侧凸,可分为形成障碍、分节不良或混合异常;退变性脊柱侧凸是指由于椎间盘退变后继发小关节退变,椎管和神经根管容积变化以及脊柱失稳、畸形、侧凸等病理改变,以疼痛和神经压迫为主要症状的疾病。神经肌肉性脊柱侧凸是指患有任何已知神经或肌肉疾病的儿童的脊柱侧凸,例如脑瘫或肌肉营养不良,以及脊髓损伤导致脊髓侧凸;特发性脊柱侧凸不像先前提到的两种类型的脊柱侧凸,没有已知的原因,可以根据发病年龄细分,其中以青少年特发性脊柱侧凸较为多见。

三、发病机制

各种类型脊柱侧凸病因不同,其发病机制也并不相同。目前研究认为特发性脊柱侧凸的发病机制包括遗传因素、结缔组织异常、神经生理学遗传缺陷、生物力学异常等。如果父母双方都患有特发性脊柱侧凸,则遗传因素与脊柱侧凸的发展和进展有关。与一般人群相比,特发性脊柱侧凸儿童需要脊柱侧弯治疗的可能性是一般人群的 50 倍。有学者认为脊柱侧弯是一种多基因障碍,具有多种遗传模式。但其确切的发病机制尚不明确,还需要进一步的研究退变性脊柱侧凸的发病机制主要是由于椎间盘退变后继发小关节退变,椎管和神经根管容积变化以及脊柱失稳、畸形、侧凸等。先天性脊柱侧凸一般认为发生于妊娠前 6 周,一般认为,大多数先天性脊柱侧凸是非遗传性,是由于胚胎发育时的环境因素引起的,叶酸缺乏可能是其主要原因。

（一）椎体棘突锥板及小关节的改变

侧凸凹侧椎体楔形变,并出现旋转,主侧弯的椎体向凹侧旋转,棘突向凹侧旋转。凹侧椎弓根变弯、变窄。椎板略小于凸侧。棘突向凹侧倾斜,使凹侧椎管变窄。凹侧小关节增厚并硬化而形成骨赘。凸侧增宽。

（二）肋骨的改变

椎体旋转导致凸侧肋骨移位向背侧,使后背部突出,形成隆突,严重者形成"剃刀背"（razor-back）。凸侧肋骨互相分开,间隙增宽。凹侧肋骨互相挤在一起,并向前突出,导致胸部不对称。

（三）内脏的改变

严重胸廓畸形使肺脏受压变形,严重者可引起肺源性心脏病。

四、临床表现

早期的畸形无明显症状和表现。随着生长发育和（或）疾病的进展,脊柱畸形表现为身高比同龄人低,双肩及胸廓不对称,严重者可出现"剃刀背"畸形,从而影响心肺发育,出现神经系统牵拉或压迫的症状（图 6-13）。特发性脊柱侧凸很少引起明显的疼痛,因此,严重的疼痛应该对其他可能的病因进行评估,如神经疾病患者应考虑神经功能障碍。退变性脊柱侧凸患者常有腰背部疼痛以及神经压迫症状,核磁共振检查可以发现神经压迫征象。

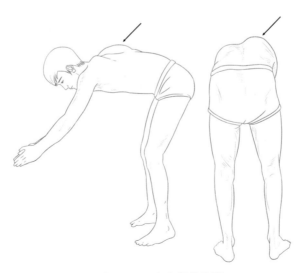

▲ 图 6-13　患者脊柱畸形

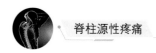

五、诊断

患者可以多种原因到医院接受脊柱侧凸的评估,包括筛查及本人、家人注意到的畸形。病史应该包括脊柱出现曲率的开始年龄、脊柱侧凸家族史、月经初潮状态、疼痛和神经功能改变、肠或膀胱功能障碍。脊柱侧弯是一种排除诊断,因此需要排除脊柱侧凸的继发原因。

借助 X 线片了解脊柱侧凸的病因、类型、位置、大小、范围,初步确立诊断。一般脊柱侧凸患者的诊断需检查脊柱全长正侧位片及 Bending 位片。特殊的影像检查还包括脊髓造影、CT、MRI 等,有助于排除其他诊断。

严重的脊柱侧凸患者需通过肺功能检查,了解脊柱侧凸对肺的通气和换气功能的影响。

电生理检查了解是否合并神经肌肉的病变,在诊断神经肌肉性脊柱侧凸时,有助于明确脊柱侧凸的病因。

六、鉴别诊断

Cobb 角>10°可诊断脊柱侧凸,脊柱侧凸的鉴别诊断主要在于脊柱侧凸不同类型之间的鉴别。

七、治疗

脊柱侧凸常由多种病因引起,疾病由病因分类后对因治疗才真正能解决或改善该疾病引起的各种临床表现和症状。对于特发性脊柱侧凸,早期多无明显症状,Cobb 角<20°,一般采取的治疗策略为长期观察,后期可使用肢具以及手术治疗。脊柱侧凸的患者疼痛表现严重者可对症治疗。脊柱侧凸的治疗目的是矫正畸形,保持脊柱的稳定性,维持身体平衡。

(一)运动疗法

并不是每一个患有脊柱侧凸的成年人都需要外科治疗。事实上,绝大多数患有脊柱侧凸的成年人并没有任何残疾症状。而运动的目的是加强腹部和背部的核心肌肉,提高灵活性。特异性锻炼对核心肌肉力量的影响最大,结构畸形也得到改善。保守治疗青少年特发性脊柱侧凸(adolescent idiopathic scoliosis,AIS)采用物理治疗性脊柱侧凸特异性锻炼(physiotherapeutic scoliosis-specific exercises,PSSE),PSSE 一词是用于一些专门治疗脊柱侧凸的背部运动,这种运动具有相似和显著的特点。这些特异性训练措施是:强调个体化,适应患者曲线部位、曲线大小和特征的练习;其治疗目的是减少畸形并防止其进展;稳定所取得的改善,最终减少矫正支撑或手术的需要。

(二)非手术治疗

非手术治疗主要目的在于缓解患者的疼痛,这对脊柱侧凸的患者很重要。NSAIDs、麻醉性镇痛药和肌肉松弛剂等药物可以缓解疼痛,但有镇静作用,其使用引起争议。同时有不良反应,如胃肠功能障碍和胃肠道消化系统疾病。使用慢性麻醉镇痛药时应谨慎,因为这可能加速发展,形成一种不可逆转的慢性疼痛综合征。三环类抗抑郁药可以帮助治疗夜间疼痛。加巴喷丁可能有助于减轻神经源性疼痛,并且在老年人中一般有很好的耐受性。使用腰骶矫形器或胸腰骶矫形器可以暂时缓解疼痛,但长期使用会导致肌肉松弛,对曲线进展没有影响。针对慢性背痛和神经根性症状患者,使用皮神经电刺激装置进行疼痛缓解。硬膜外注射、小关节注射、选择性神经根阻滞和触发点注射可能有助于治疗和诊断。

(三) 支具治疗

使用支具的主要目的是抑制脊柱弯曲的进展,而不是治疗脊柱侧凸。Cobb角>25°并且每年进展>5°或Cobb角在30°~40°之间,应该使用支具。一般根据患者身材量身定做。目前的支具类型有密尔沃基、威明顿、斯宾-科尔和波士顿等型。支具治疗后应拍摄脊柱全长正侧位片,观察若侧弯矫正率超过50%,则效果满意,应该规范使用。

(四) 手术治疗

一般情况下,Cobb角>40°的患者应该通过手术治疗。支具治疗不能控制,侧凸进展迅速者以及有神经压迫症状的患者也需要手术治疗。脊柱侧凸手术主要包括两个方面:侧凸矫形和脊柱融合。随着医学的发展,脊柱侧凸的手术治疗在分型、椎弓钉技术、非融合技术、脊柱截骨等方面已取得进步。脊柱侧凸的矫形已经发展到三维矫形和固定。

(五) 其他治疗方式

通常是经验性的,如理疗、水疗、按摩、瑜伽等,这些都是用于缓解疼痛,舒缓局部肌肉的张力,都是早期治疗或其他治疗方式前的选择。

八、预防

(1) 从事长时间弯腰或长期伏案工作的人员,应保持正确的姿势,减少腰椎间盘内的压力,并定期伸展腰部。建议学习或工作60分钟后应活动10分钟,缓解疲劳的肌肉。

(2) 加强腰背肌肉及腹部肌肉锻炼,因为强健的腰背肌及腹肌对腰椎有维持和保护作用,有助于缓解脊柱侧弯进展的速度。

(3) 生活中学会合理用力。当我们需要弯腰搬重物或突然扭腰时,都有可能损伤腰部肌肉以及脊柱的稳定性。

(4) 脊柱侧凸是危害青少年和儿童的常见病,如不及时发现和治疗,可发展成非常严重的畸形,并可影响心肺功能,严重者可导致瘫痪。

九、典型病例

(一) 诊治过程

一般情况 患者女性,14岁。

主诉 发现双肩不等高、背部不平1年余。

病史 患者1年前无明显诱因下发现双肩不等高、背部不平,一开始未予重视,一年来患者背部不平愈发明显,遂来门诊就诊,查体:双肩不等高、剃刀背畸形,查脊柱全长X线正、侧位片示脊柱侧凸(图6-14),为求进一步治疗收治入院。

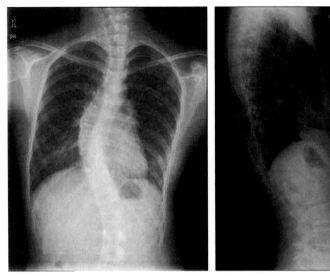

▲ 图 6-14　脊柱全长 X 线正、侧位片示脊柱侧凸

查体　脊柱屈伸及侧弯活动无明显受限,双肩不等高,背部不平,剃刀背畸形,双下肢肌力 V 级,双下肢感觉对称,双侧膝反射、跟腱反射对称,双侧直腿抬高试验(一),双侧 Babinski 征(一)。

诊断　青少年特发性脊柱侧凸。

治疗方案　脊柱侧凸矫形手术治疗。

(二)诊疗分析

(1)诊断明确:女性,14 岁,发现双肩不等高、背部不平 1 年余,结合影像学检查,诊断为青少年特发性脊柱侧弯。

(2)Cobb 角 40°:侧弯进行性加重,符合外科矫形手术的手术指征,脊柱侧凸矫形手术,治疗方法正确。

十、总结与思考

脊柱侧凸病因及分类复杂,该疾病不仅引起脊柱畸形,影响患者美观,还带来神经的压迫和牵拉引起的疼痛与不适,严重者更是影响脏器及机体的正常功能,严重影响患者的生活质量。对于明确病因的脊柱侧凸根本治疗在于对因治疗,但大多数的脊柱侧凸的病因至今不明。因此,适当的对症治疗改善患者的症状,通过手术治疗或非手术治疗改善患者的侧凸,提高生活质量就显得尤为重要。

第十节　脊柱源性腹痛

一、定义

由于脊柱前方、脊柱本身或脊柱后方解剖异常及脊柱病变引起的腹痛称为脊柱源性腹痛。脊柱病变造成的腹痛通常表现为深部钝痛,由于患者不表现典型的脊髓、神经根受压症状,因此容易产生误诊。腹痛是临床最常见的症状之一,通常是由腹部脏器疾患所引起,也是诊断过程中首先要考虑的因素。有些腹痛患者临床上腹部脏器无器质性病变表现,腹部影像学或内镜检查结果不能合理解释腹痛症状,这部分患者常常反复就诊,并且疗效不佳。

二、病因

(一)脊柱骨折、错位或受伤损伤

脊柱的胸腰段容易发生骨折,因为胸腰结合段是脊柱两个弯曲结合点,是应力集中的地方。当发生脊柱骨折后,脊神经节段会受到影响,下位胸椎骨折产生的神经根痛在上腹部及季肋区,骨质疏松或外伤产生的胸腰段椎体压缩性骨折首发症状常常表现为急性腹痛。

(二)腰三横突综合征

腰三横突是腰椎活动的枢纽,它的横突长且呈水平位突出,因此容易损伤。横突尖端附近有腰脊神经穿过,同时腹内外斜肌通过腰背筋膜与腰三横突相连,所以当腰部软组织损伤时可直接影响腹壁组织,导致较剧烈的腹痛。

(三)脊柱肿瘤或结核

脊柱肿瘤包括自发性骨肿瘤和椎体转移瘤,脊柱肿瘤常可压迫脊神经引起腹痛症状。脊柱结核患者其疼痛常常不表现在脊柱区域,而是相应神经根支配区域,多为无明显诱因的以脐周为主的反复腹痛,体位变动或咳嗽等腹压增加时腹部疼痛加重,疼痛程度与腹部体征不平行。腰椎结核 MRI 见图 6-15。

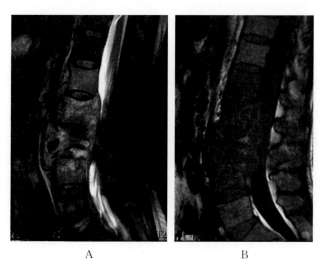

▲ 图6-15 腰椎结核

MRI 提示 L2～L4 椎体受累,椎间隙变窄,腰椎管狭窄

(四)椎间盘病变

椎间盘病变引起腹痛通常发生在低位胸椎和高位腰椎。在高位腰椎间盘突出的患者,

腰痛的同时可伴有腹部胀痛。可能是因为高位椎间盘突出压迫神经根及硬膜囊,同时刺激腰交感神经节,使交感神经持续兴奋,结肠蠕动缓慢,从而引起腹部胀痛。低位胸椎间盘疾病也可引起腹痛,影像学显示94%的胸椎间盘突出位于椎管内,6%的椎间盘病变位于椎间孔内或更外侧位置。中央型突出常引起脊髓受压症状,下胸段的远外侧椎间盘由于缺乏典型神经压迫及脊柱疼痛症状,常常会引起误诊,例如T10/T11椎间盘突出可能出现类似急性输尿管疼痛的症状。

(五) 后纵韧带钙化(OPLL)

后纵韧带骨化的部位和程度不同,患者的临床表现有很大差异。后纵韧带钙化可压迫到脊髓和神经根,因而可以引起单侧腹痛或全腹痛。对于病因不明的下腹痛患者,OPLL应该是被认为是潜在的原因。腰椎OPLL CT见图6-16。

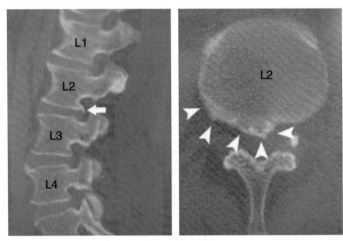

▲ 图6-16 腰椎OPLL

CT示后纵韧带钙化

(六) 胸椎小关节病

胸椎小关节病可能是由于小关节的炎症变性、创伤所引起。症状的程度与小关节病程程度相关。疼痛的表现从钝痛到刺痛均有可能,典型的疼痛部位通常位于病变小关节椎旁区域,也可表现为病变同侧的胸壁或上腹部疼痛,旋转或拉伸躯体时疼痛症状加重,弯腰时可缓解。一般根据患者病史、体格检查,旋转或拉伸时疼痛加重可诊断胸椎小关节病。一般在病变小关节区域有明显压痛,疼痛不过中线。研究显示,脊柱小关节病变约占所有脊柱疼痛的6%。由于X线、CT和MRI均不能明确指示与临床症状相对应的病变,该疾病容易漏诊、误诊。

(七) 脊柱皮样囊肿

脊柱皮样囊肿很少发生于胸部及颈部,神经系统症状表现为感觉异常、感觉麻痹,常伴有尿潴留或尿失禁。慢性腹痛症状不是常见症状,腹痛的发生与脊髓或胸神经根受压有关。脊柱皮样囊肿MRI图像见图6-17。

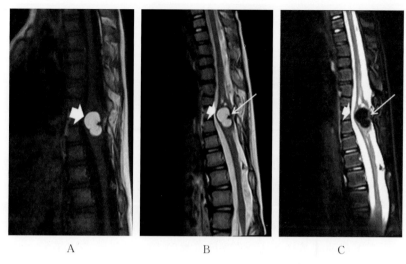

▲ 图 6-17　脊柱皮样囊肿 MRI

A. T1 加权像显示硬膜内高密度病变；B. T2 加权像显示局部低信号区；C. 抑脂像显示病变低密度信号。

三、发病机制

目前，对于脊柱引起的牵涉痛可能存在三种理论。①轴突反射弧理论认为初级感觉神经元的轴突支配着身体和内脏靶点，导致传入活动来源的混乱；②汇聚理论认为来自一个区域的传入神经与来自另一个区域的传入神经会聚在脊髓中，形成一个共同的二级神经元，这使得中枢神经系统对疼痛源的误解成为可能；③超兴奋性理论表明，所指的疼痛是通过供应不同区域的二级神经元之间的交叉连接发生的，但只有当输入达到一定阈值时才会发生。

腹部神经分布有脊神经和内脏感觉神经。脊神经分布于腹壁及腹膜的壁层，其神经来源于 T6～L1 脊髓节段。内脏感觉神经分布于腹腔内器官及脏层腹膜，内脏神经与脊神经之间有感应性联系(表 6-2)。

表 6-2　牵涉痛的体壁部位及脊髓节段关系

疼痛的脏器	所牵涉的体壁部位	内脏痛觉纤维进入脊髓的节段
心	胸壁心前区	T1～T4
肝、胆囊	右侧胸壁及右肩胛骨	T7～T9
胃	腹上部	T7～T9
小肠	腹中部	T9～T11
升结肠	耻骨上部	T12～L1
横结肠、直肠	盆腔深部肛门	S2～S4
肾	腰及腹股沟	T10～L1

续表

疼痛的脏器	所牵涉的体壁部位	内脏痛觉纤维进入脊髓的节段
膀胱底	耻骨上部	T11～L1
膀胱颈	阴茎及会阴部	S2～S4
子宫底	耻骨上部	T11～L1
子宫颈	会阴部	S2～S4

腹壁组织(腹内外斜肌、腹横肌)多起源于腰部软组织,所以腰部软组织病变常可引起腹部疼痛。另外腹痛的产生与腰部软组织劳损性病变引起的交感神经紊乱有关。

脊源性腹痛的发生与腰交感神经和腹腔自主神经丛有明显关系。腰内脏神经由穿经腰交感神经节的节前纤维组成,交感神经节前纤维是随同相应的脊神经前根通过椎间孔,在腹主动脉丛和肠系膜下丛的副节内换元,其节后纤维分布于结肠左曲以下的消化道和盆腔脏器,两侧交感干之间有交通支。

四、临床表现

(一)腹痛

是首发且必然出现的症状,起病可分为急性(约占病例数70%)和慢性(30%)。疼痛的性质和部位与发病原因及侵犯神经位置有关。

(二)腰背痛

大约22%患者出现腰背部症状,但大部分病例仅表现为腹部症状而无腰背部疼痛。

(三)伴随症状

约11%患者伴有恶心、呕吐、腹泻、便秘等临床表现。

(四)查体

少数病例(约为7%)出现腹部体征,如压痛、反跳痛,绝大多数病例无腹部体征,即腹部症状重而体征轻。约50%病例出现腰背部体征。

五、诊断与鉴别诊断

脊柱源性腹痛的临床表现各异,常常因腹部检查未见异常而误诊,误诊率高达67.6%。因为脊柱源性腹痛除了腹痛这一临床表现外,腰背痛出现症状的概率低,因而腹痛常常不会往脊柱相关疾病考虑。仔细询问病史,详细查体,结合腹部辅助检查可以排除腹部疾病。常见的腹部检查包括腹部B超、X线、CT及内镜检查,腹部检查未发现与腹部症状相符的阳性病变。胸腰部常见检查包括X线、CT、MRI检查。有近35%病例有阳性表现,而大部分病例脊柱无阳性发现(65%),但近2/3病例有腰背部体征。

必须首先进行腹部脏器疾病的系统诊断过程,在排除腹部疾病的情况下,方可考虑脊柱源性腹痛。有时可行诊断性阻滞治疗,治疗后疼痛缓解,对于疾病具有诊断意义。

六、治疗

对于存在明确病因的脊柱相关疾病,如脊柱骨折、肿瘤、结核、椎间盘突出等主要是采取病因治疗。对于非特异性脊柱源性腹痛,首选神经阻滞治疗,另外可采用小针刀治疗、银质针(内热针)治疗、手法整脊、腰背肌功能锻炼等改善胸背部软组织疾患,进而改善腹部疼痛。

(一)神经阻滞治疗

常见神经阻滞治疗包括连续硬膜外阻滞、脊神经后支阻滞、肋间神经阻滞、椎间孔阻滞、腰 3 横突阻滞、腹横肌平面阻滞。

1. 腹横肌平面阻滞　腹横肌平面(TAP)阻滞是一种新的区域麻醉技术,是将局麻药物注射在腹横筋膜平面(腹内斜肌与腹横肌之间的平面),从而对腹壁的肌肉、皮肤等产生阻滞作用。腹横肌平面阻滞示意图见图 6-18。

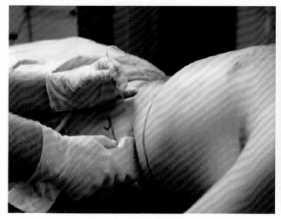
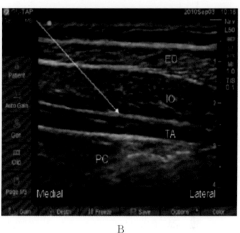

A	B

▲ 图 6-18　超声引导下腹横肌平面阻滞示意图

2. 腹腔神经丛阻滞　腹腔神经丛是由多个来自胃、肝脏、腹腔干、脾、胰腺和肾上腺小的神经节汇聚而成,它的位置相对固定,主要集中于 T12~L2。常见的穿刺路径分为 3 种,分别为腹主动脉旁后入路、腹主动脉旁前入路以及经腹主动脉后入路。腹腔神经丛阻滞是一种对内脏病理相关的慢性腹痛有效的辅助治疗手段,一旦阻滞成功,既可以减轻疼痛,又能减少镇痛药物的用量,降低药物药物相关的不良反应和并发症发生率。

3. 肋间神经阻滞　肋间神经位于肋骨下缘,肋间内肌和肋间外肌之间,在肋间动静脉的下方。最佳阻滞部位为肋角至腋中线的范围内。选定好穿刺点后在相应的肋骨垂直进针,穿刺至肋骨骨面后调整针尖至肋骨下缘,调整针的角度,使针尖滑过肋骨下缘,垂直进针 0.3~0.5 cm。回抽无血、无气,给予 3~5 ml 消炎镇痛剂。

(二)针刀治疗 L3 横突性腹痛

取俯卧位,选择第 2、3 腰椎棘突间隙旁开大约 4 cm 的位置作为进针点,常规消毒、铺巾、局麻后,取针刀平行脊柱进针。在针刀到达第 3 腰椎横突骨质之后,针刀微微朝外,对紧紧贴在横突尖部周缘粘连的所在位置采取横向剥离,并且在明显感受到骨尖和肌肉两者之

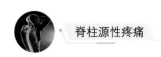

间出现松动后出针,且以棉球对针孔进行短暂地压迫,此后再一次进行局部消毒处理,用创可贴敷贴,持续 3 天。每隔 10 天实施一次小针刀治疗,持续治疗 2 次。

(三) 脊柱手法治疗

具体操作方法是:①患者取俯卧位,施法、推法于胸椎膀胱经两侧,以患者感到酸胀、皮肤潮红为宜,以达到疏通经络、缓解肌肉痉挛的目的。②用弹拨法作用于所触到的条索硬结物,以达到散瘀止痛的作用。③医者双手掌根重叠置于病变椎体横突和胸肋关节突上,令患者全身放松,双手置于身体两侧,并作深呼吸,待呼气时,医者双手掌同时向下用力,作短暂快速的按压内旋复位,在椎体、肋骨间作快速滑动,可听到清脆的弹响声,以达到一次整复的目的。④局部予按揉法 1～2 分钟,结束治疗。以上方法治疗,1 周 1 次,4 次为 1 个疗程,观察治疗结果。

七、预防

脊柱源性腹痛的预防重在改善腰背部软组织疾患。对于存在胸腰部软组织疾患患者,应多加强腰背部功能锻炼,改善腰背部软组织疾患。老年患者应注意补充钙质、预防骨质疏松性胸腰椎压缩性骨折。对于存在肿瘤或结核患者,早期应积极处理原发病灶,避免病灶扩展压迫脊神经而导致脊柱源性腹痛。

八、典型病例

(一) 诊治过程

一般情况 患者女性,52 岁,农民。

主诉 间断性腹部疼痛 1 月余。

病史 患者 1 月余前受凉后出现腹部疼痛,疼痛位于左侧腹外斜肌区域,每次腹痛发作 10 多分钟,可自行缓解,弯腰劳作或咳嗽时腹痛加重。曾就诊于消化内科、普外科,查腹部 CT 及胃肠镜检查未见明显异常。

查体 腹软,无压痛及反跳痛。胸椎脊旁肌肉紧张,左侧腰三横突压痛。

影像 腰椎 DR:腰椎退行性改变,腰椎侧弯。

诊断 脊柱源性腹痛。

治疗方案 给予腰三横突诊断性神经阻滞,腹部疼痛症状缓解。进一步给予腰三横突消炎镇痛药物注射、小针刀松解、密集型银质针胸腰筋膜松解治疗。

随访 分别于术后 1 周、1 个月进行电话随访,术后 3 个月行门诊随访。患者腹部疼痛明显好转。

(二) 诊疗分析

1. 诊断明确 患者腹部疼痛 1 月余,疼痛为间歇性疼痛,可自行缓解。影像学及胃肠镜检查排除腹部脏器相关疾病,诊断性神经阻滞后腹痛明显缓解,因而脊柱源性腹痛诊断明确。

2. 治疗得当 该患者反复腹痛,腹部疼痛症状较重但体征较轻,符合脊柱源性疼痛特点。通常检查排除腹部脏器性疾患,经神经阻滞进一步验证。通过改善胸腰筋膜进而缓解腹内外斜肌紧张引起的腹痛,治疗创伤小、效果佳。

九、总结与思考

脊柱源性腹痛临床表现为腹部疼痛,大部分不伴有其他消化道症状,部分伴有胸腰背部不适。腹部辅助检查常无阳性表现,胸腰部辅助检查阳性表现有助于诊断。该疾病需与腹痛常见病鉴别诊断,在排除腹部脏器性病变的基础上,详细询问病史、查体、辅助检查,进而判断是否与脊柱相关。

（张小梅　白念岳　贺纯静　王秋石　郑拥军　程志祥）

参考文献

［1］ 陈国勇,谢恩,张振兴,等.单纯髓核摘除术治疗腰椎间盘突出症术后复发的多元影响因素分析［J］.中国骨与关节杂志,2018,7(6)：437-441.

［2］ 孙飞虎,何仕诚,杜瑞杰,等.脊柱转移性肿瘤的介入微创治疗现状［J］.东南大学学报,2018,37(1)：174-178.

［3］ 沈兴利,张子凡,孙柏峰,等.脊柱结核手术治疗研究进展［J］.脊柱外科杂志,2018,16(4)：253.

［4］ 吴海光,郭海龙.脊柱结核的早期诊断研究进展［J］.中国防痨杂志,2018,40(5)：531-534.

［5］ 李兆鹏.自体骨植骨联合抗结核药物局部缓释治疗脊柱结核的效果［J］.中国卫生标准管理,2018,9(23)：53-55.

［6］ 夏维波,章振林,林华,等.原发性骨质疏松症诊疗指南(2017)［J］.中国骨质疏松杂志,2019,25(3)：281-309.

［7］ Sebaaly A, Lahoud MJ, Rizkallah M, et al. Etiology, evaluation, and treatment of failed back surgery syndrome［J］. Asian Spine J, 2018,12(3)：574-585.

［8］ Vellucci R, Terenzi R, Kanis J A, et al. Understanding osteoporotic pain and its pharmacological treatment［J］. Osteoporosis international：a journal established as result of cooperation between the European Foundation for Osteoporosis and the National Osteoporosis Foundation of the USA, 2018,29(7)：1477-1491.

［9］ Catalano A, Martino G, Morabito N, et al. Pain in osteoporosis：from pathophysiology to therapeutic approach［J］. Drugs & Aging, 2017,34(10)：755-765.

［10］ Park JH, Jeon HS, Park HW. Effects of the Schroth exercise on idiopathic scoliosis：a meta-analysis［J］. Eur J Phys Rehabil Med, 2018,54(3)：440-449.

［11］ Bettany-Saltikov J, Tumbull D, Ng SY. Management of spinal and evidence of treatment effectiveness［J］. Open Orthop, 2017,12(11)：1521-1547.

［12］ Alanazi MH, Parent EC, Dennett E. Effect of stabilization exercise on back pain, disability and quality of life in adults with scoliosis：a systematic review［J］. Eur J Phys Rehabil Med, 2018,54(5)：647-653.

［13］ Sheehan DD, Grayhack J. Pediatric scoliosis and kyphosis：an overview of diagnosis, management, and surgical treatment［J］. Pedistr Ann, 2017,46(12)：e427-e480.

［14］ Alsharief AN, EI-Hawary R, ScHmit P. Pediatric spine imaging post scoliosis surgery［J］. Pedatr Riadiol, 2018,48(1)：124-140.

第七章

脊柱源性疼痛治疗方法概要

脊柱源性疼痛治疗方法较多,除非急症情况下,均可以采用阶梯治疗的原则。先以保守治疗为主,包括物理治疗、整脊、传统医学、运动疗法、药物治疗和心理治疗等。若保守治疗无明显改善者,需积极建议微创介入治疗甚至手术治疗。

一、保守治疗

常见保守治疗包括卧床休息、药物治疗、针灸推拿、针刀松解、功能训练、整骨正脊等。保守治疗费用少、对患者无损伤或损伤较小,对于新发或病情较轻的脊柱源性疼痛,首先选择保守治疗。

(一)物理治疗

目前的主要方式有推拿、按摩、颈椎牵引、针灸、红外线、高能量激光照射等综合治疗,其治疗机制主要为消炎镇痛、营养神经、扩张血管等。主要用于减轻亚急性、慢性炎症和肌肉痉挛引起的疼痛。小剂量非热超声用于刺激组织修复和减轻水肿,可以提高肌肉的温度、血流量,神经传导速度和结缔组织的伸长性。推拿、整脊和手法治疗是脊柱源性疼痛治疗的重要方法,对于肌筋膜疼痛、脊柱小关节性疼痛,均可采取此类方法治疗。

(二)传统中医中药治疗

刮痧、拔罐、灸法、穴位疗法等,中药内服如补中益气汤等、外敷如通络方等,具有清热利水抗炎、温经散寒、通络止痛作用,促进肿胀及炎症消散,有利于疼痛患者的恢复。

(三)运动疗法

通过运动锻炼来纠正肌肉的不平衡和提高肌肉的耐力,以巩固其他疗法治疗的效果,同时恢复肌肉的柔韧性。运动疗法一般可以分成两类,牵张锻炼和力量训练,特别是核心力量和核心稳定性训练。有效的锻炼是控制疼痛的治疗方法,但需在专业人士指导下进行,运动疗法必须在局部疼痛明显缓解之后,通过反复多次渐进性低阻力进行,否则有可能引起肌肉痉挛,加重原本的肌肉损伤,加重症状。

(四)体外冲击波治疗

体外冲击波治疗是一种新型无创治疗方法,疗效明确。利用冲击波在能量的转化、传递过程中,组织之间能够形成一定的能量梯度,可以松解粘连的组织,解除组织痉挛,改善局部微循环;从而损害痛觉感受器,阻断疼痛神经传导通路;也可以产生止痛物质,缓解疼痛,达到治疗的目的。

（五）药物治疗

目前临床上常用的治疗药物包括镇痛药、镇静药、肌肉松弛药、糖皮质激素、血管扩张药物、抗抑郁药等。对于疼痛程度较轻、病程较短、发作频率较低的患者，非甾体类抗炎药（NSAID）是药物治疗的首选，它们在减轻炎症反应的同时可减轻疼痛。中枢性肌肉松弛药如乙哌立松、盐酸替扎尼定等可通过消除肌肉炎症、缓解肌肉痉挛而发挥治疗作用。病情严重的患者，可使用甘露醇脱水、糖皮质激素等能明显减轻疼痛。若伴有神经病理性疼痛时，也可辅以加巴喷丁、普瑞巴林等抗癫痫药。睡眠障碍或焦虑状态可联合镇静催眠药物、抗抑郁药等。另外，对于存在易感因素例如维生素和矿物质缺乏的患者，积极给予相应的药物补充。

（六）小针刀治疗

小针刀疗法是一种介于手术方法和非手术疗法之间的闭合性松解术。在开放性手术方法的基础上结合针刺方法形成的。小针刀疗法操作的特点是在治疗部位刺入深部，对病变处进行切割、剥离等不同的刺激，以达到止痛祛病的目的。其适应证主要是软组织损伤性病变和骨关节病变。小针刀疗法的优点是治疗过程操作简单，不受环境和条件的限制。治疗时切口小，不用缝合，对人体组织的损伤也小，且不易引起感染，不良反应少，患者也无明显痛苦和恐惧感，术后无需休息，治疗时间短，疗程短，患者易接受。

（七）银质针松解治疗

银质针是由约 85% 的白银掺杂少许铜铬合金熔炼制成。按照人体软组织外科解剖基础和软组织压痛点的分布规律，采用精准、规范的银质针针刺疗法，导入所需的最佳温度，通过消除无菌性炎性反应，松解紧张痉挛的肌肉，解除软组织疼痛，能够达到"以针代刀"的临床效果。银质针疗法已被广泛应用于治疗各种软组织疾病，疗效显著。

（八）富血小板血浆治疗（platelet-rich plasma，PRP）

PRP 是由自身生长因子和细胞因子组成的，在组织再生和修复的临床应用中得到了广泛的应用。通过将提取的富血小板血浆注射到损伤的韧带、肌腱处，可以刺激人体修复受损组织。

二、介入治疗

介入治疗是保守治疗的补充，对于保守治疗无效的脊柱源性疼痛，介入治疗常常起到非常好的效果。介入治疗通常在影像引导下进行，常见的影像引导方式有超声、C 型臂 X 线机、CT、DSA 等。在影像引导下介入治疗，既可保证治疗的安全性，又可提高治疗的有效性。

（一）神经阻滞治疗

神经阻滞治疗通过阻断疼痛冲动的传导，改善病变区域的血液循环，促进局部炎性渗出物和致痛物质的吸收，增强组织新陈代谢，阻断疼痛-肌肉组织缺血-疼痛的恶性循环。神经阻滞治疗常用药物为局部麻醉药复合糖皮质激素，或复合入维生素 B_{12} 制剂（如甲钴胺注射液），可抑制局部炎症，改善微循环，促进细胞代谢，还能通过下调星形胶质细胞再活化和抑制硫酸软骨素蛋白聚糖表达来促进神经修复、促进轴突生长。

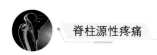
(二）神经毁损术

对于反复治疗效果不佳，疼痛症状严重的患者可采取化学和物理的方法对病变的颈神经后支进行毁损。化学性毁损是在神经旁注入药物，使神经组织变性，结构损伤，传导功能不同程度破坏，从而获得较长时间的镇痛效果。常用的神经破坏药物有乙醇、苯酚制剂、亚甲蓝、阿霉素、高浓度局麻药及甘油等；物理性神经毁损是指通过射频热凝、等离子、冷冻、压迫、切断等方法破坏神经的传导功能，达到止痛的目的。

(三）射频热凝治疗

神经射频热凝治疗是基于射频电流通过一定阻抗的神经组织时在高频电场作用下消耗电能产热，在组织内形成一定范围的蛋白质凝固的破坏灶，局部神经末梢的感觉纤维灭活，达到神经毁损的目的。射频热凝治疗可以对脊神经后支进行毁损，治疗脊神经后支疼痛。也可以通过热效应使椎间盘消融回缩，治疗椎间盘突出疾病。针对椎体肿瘤，射频消融通过裸露的电极针使其周围组织产生高速离子振动和摩擦，继而转化为热能，当温度达到一定靶温时，使局部组织细胞发生热凝固性坏死和变性，达到消融的目的。

(四）脉冲射频治疗

脉冲射频治疗是由射频仪间断发出的脉冲式电流传导至电极尖端的神经组织，射频电流通过在局部组织引起分子移动、摩擦等产生微热量，电极尖端温度一般不超 42℃，且作用机制不是通过蛋白凝固来破坏痛觉传递，而是针对神经突触活性、细胞因子等产生影响，进而通过神经调节达到治疗目的。脉冲射频的优势不会造成神经病理性损毁、不会破坏运动神经功能、可重复应用等，是一种简单、有效的治疗神经性疼痛的方法。

(五）低温等离子技术

等离子体是一种以自由电子和带电粒子为主要成分的物质形态，又称为等离子态。当应用等离子技术治疗时，治疗区域组织的分子链断裂形成等离子态，目标神经组织消融，从而阻断疼痛的传导。

(六）三氧髓核化学溶解术

椎间盘髓核内主要成分之一是蛋白多糖，三氧注入椎间盘后能迅速氧化髓核内蛋白多糖，同时髓核细胞膜和细胞内结构破坏，造成细胞变性坏死，进而导致髓核内渗透压降低、水分流失，椎间盘容量减少，从而减轻对神经根的压迫。三氧髓核化学溶解术主要选择以腰椎间盘膨出及轻中度突出合并神经根症状者。合并严重心肺系统疾病及体质严重低下者、甲亢、葡萄糖-6-磷酸脱氢酶缺乏症、出血倾向为绝对禁忌证。

(七）胶原酶髓核化学溶解术

胶原酶是一种具有催化作用的高度特异性生物催化剂，能在生理 pH 和温度条件下水解天然胶原纤维。当外源性胶原酶以酶原形式大量注入病变椎间盘，胶原分子被分解，椎间盘体积缩小，从而减轻对神经根的压迫。

(八）脊髓电刺激治疗

脊髓电刺激（spinal cord stimulation，SCS）是将电极植入椎管内，通过适宜的电场刺激脊髓背柱干扰疼痛信号的产生和传递而发挥镇痛作用。其原理尚未明确，目前公认的是"闸门控制学说"。目前被广泛应用于慢性顽固性疼痛的临床治疗，成为疼痛治疗中一项重要的镇痛技术。脊髓电刺激疗法目前在脊柱手术后疼痛综合征（PSSPS）、复杂性区域疼痛综合征

（CRPS）、带状疱疹后遗痛、周围神经损伤后疼痛、下肢缺血性疾病等方面应用较为广泛。

（九）经皮椎体成形术（percutaneous vertebroplasty，PVP）

PVP 是指在影像引导下，将骨水泥（聚甲基丙烯酸甲酯，PMMA）缓慢注入椎体病灶中，主要用于骨质疏松性椎体压缩性骨折、椎体骨髓瘤、椎体血管瘤及椎体转移性肿瘤等。能帮助患者缓解疼痛，早日恢复生活自理能力，但该手术只能治疗骨折椎体，对全身骨质疏松无治疗作用。经皮椎体后凸成形（percutaneous kyphoplasty，PKP）是在 PVP 基础上发展而成的手术方式。除了可以缓解患者疼痛而外还能部分恢复椎体高度，其与 PVP 手术方式基本相同，但是其手术更为安全可靠，与 PVP 一样对全身骨质疏松症无治疗作用。

三、手术治疗

对于存在显著椎管狭窄、椎间盘突出、椎体不稳的患者，或者经保守及其介入治疗无效的其他脊柱源性疼痛，以及椎体肿瘤、椎体结核、布鲁菌感染等疾患，手术治疗可能是此类顽固性脊柱源性疼痛的有效治疗方法。

（一）椎间盘切（摘）除术

常见椎间盘切除方式有经椎板开窗椎间盘切除、椎间孔镜下椎间盘摘除术以及显微脊柱内镜下椎间盘摘除术，这些手术方式主要治疗经保守治疗无效的椎间盘突出。经皮椎间孔镜下椎间盘切除术是经后外侧入路，通过椎间孔"安全三角工作区"进入椎间盘及椎管内，进行椎间盘髓核摘除、神经根松解治疗。随着脊柱内镜和手术器械的不断改进和发展，从早期单纯经 Kambin 安全三角区进入椎间盘内进行间接椎间盘减压，发展到当今能从椎间孔直接进入椎管内行神经根松解和减压手术。过去只能做单纯包容性椎间盘突出，发展到如今能完成各种类型椎间盘突出和脱出。该手术具有巨大前景，现在正探索经皮椎间孔镜下椎间融合、髓核置换和干细胞移植等方向发展。显微脊柱内镜（microendoscopic discectomy，MED）是通过一系列扩张导管建立工作通道，利用先进的摄像、录像系统将手术操作视野扩大，进而完成以往传统手术才能完成的椎板开窗、神经根管减压以及椎间盘切除等手术。该手术有效避免脊柱后方骨性关节炎的破坏，最大限度保留脊柱后纵韧带复合结构的完整性，进而降低术后瘢痕粘连及椎体不稳的发生。

（二）椎管扩大成型术

对于存在脊髓受压症状的患者，应及早采取合适椎管减压手术治疗，如全椎板切除术、椎板钻孔减压术、椎板开门术、半椎板切除术等，具体情况根据患者椎管狭窄情况而定，正确的手术方式选择是手术成败的关键。手术方式的选择应根据患者椎管狭窄的类型、骨化组织范围、致压物与脊髓及神经根毗邻关系确定。

（三）内固定融合手术

包括各种椎体间融合术，例如前路椎体间融合术（ALIF）、斜外侧椎体间融合术（OLIF）、侧路椎体间融合术（XLIF）、经椎间孔椎体间融合术（TLIF）、后路椎体间融合术（PLIF）。还包括后外侧横突间融合术、后路椎弓根螺钉固定术。融合包括自体骨移植、同种异体骨移植和金属置入物融合，自体骨是最佳的植骨材料，主要来自自体髂嵴、肋骨和腓骨。相对于异体骨和人工骨，自体骨具有更好的生物相容性，免疫排斥反应较低。